临床新技术精准护理系列

胃肠疾病诊疗新技术精准护理

总主编 高 远
主 编 周 静 邱晓珏 张晓玲

科学出版社
北京

内 容 简 介

本书分上、中、下3篇，共11章，全面介绍了胃肠疾病外科治疗新技术、内镜下治疗新技术和胃肠肿瘤内科治疗新技术在临床中的应用。重点阐述了远程机器人辅助下结直肠癌根治术、胃空肠双通道减重代谢手术、超声内镜引导下细针穿刺抽吸/活检术辅助诊断胃肠疾病、超级微创内镜隧道法治疗胃肠道间质瘤、内镜下支架置入术治疗肠梗阻、胃肠恶性肿瘤靶向及免疫治疗、介入栓塞术治疗胃肠肿瘤、腹腔热灌注化疗技术治疗胃肠肿瘤腹膜转移的精准护理等围术期精准护理内容。本书涵盖国内外最新护理理念和护理技术，内容丰富，实用性强，适用各级临床普通外科护理人员及相关专业人员阅读参考。

图书在版编目（CIP）数据

胃肠疾病诊疗新技术精准护理 / 周静，邱晓珏，张晓玲主编 . -- 北京：科学出版社, 2025. 7. --（临床新技术精准护理系列）. -- ISBN 978-7-03-082624-4

Ⅰ . R573；R473.5

中国国家版本馆 CIP 数据核字第 2025PJ3819 号

责任编辑：郝文娜 / 责任校对：张 娟
责任印制：师艳茹 / 封面设计：吴朝洪

版权所有，违者必究，未经本社许可，数字图书馆不得使用

科 学 出 版 社 出版
北京东黄城根北街 16 号
邮政编码：100717
http://www.sciencep.com

三河市春园印刷有限公司印刷
科学出版社发行　各地新华书店经销

*

2025 年 7 月第 一 版　开本：720×1000　1/16
2025 年 7 月第一次印刷　印张：17 3/4
字数：334 000

定价：118.00 元

（如有印装质量问题，我社负责调换）

编著者名单

主　审　皮红英　马　慧
总主编　高　远
主　编　周　静　邱晓珏　张晓玲
副主编　王麦换　姜珊珊　杨　婷　郝　婧
　　　　　刘　霄
编著者　（按姓氏笔画排序）
　　　　　王麦换　王洁晶　王彩霞　庄焕芝
　　　　　刘　姗　刘　霄　阳晶晶　李桦妤
　　　　　杨　婷　邱晓珏　张　娜　张　晓
　　　　　张宝晶　张晓玲　陈　陈　周　静
　　　　　赵坤豪　郝　婧　姜珊珊　耿欣雨
　　　　　高新新　高琳雁　郭　昕

序

随着医疗科技的迅猛发展，专科医疗新技术的应用在提升疾病治疗效果的同时，也为临床护理带来了前所未有的挑战和机遇，在这一背景下，精准护理作为现代护理的重要理念，愈发显得至关重要。它不仅要求护理人员具备扎实的专业知识和技能，更强调对患者个体差异的理解与关注，以实现更高质量的护理服务。

"临床新技术精准护理系列"丛书共8册，包括心血管疾病、神经系统疾病、胸肺部疾病、眼耳鼻咽喉疾病、肿瘤疾病、骨科疾病、胃肠疾病、肝胆疾病诊疗新技术精准护理，旨在为临床护士提供系统、全面的最新治疗技术精准护理相关知识，力求帮助护理人员提升专业素养，增强解决各类医疗新技术应用背景下的多种复杂护理问题的能力。

希望通过这套丛书的出版，能够为广大临床护士提供有价值的参考与指导，助力精准护理的有效实施，更好地满足患者在医疗新技术应用下的护理需求。让我们携手并进，共同为患者的健康与福祉贡献力量。

解放军总医院

皮红英

2025年2月8日

总前言

在医学发展日新月异的今天，多种医疗新技术不断涌现，为患者带来新的希望与生机，也对临床护理工作提出了更高的要求。"临床新技术精准护理系列"丛书应运而生，旨在搭建一座连接医学新技术与临床护理实践的桥梁，助力护理工作者紧跟时代步伐，提升专业素养与服务水平。

本系列丛书共8册，分别聚焦心血管、神经、胸肺、眼耳鼻咽喉、骨科、胃肠、肝胆及肿瘤八大疾病领域。每一分册均深入剖析各领域近年来涌现的新技术，不仅系统展示了新技术的治疗效果，还详细阐述了与之配套的精准护理策略。全方位呈现护理工作在新技术应用过程中的重要作用与实施要点。

丛书编写团队汇聚了众多临床一线专家与护理骨干，他们将丰富的实践经验与扎实的理论知识相融合，以严谨的态度和专业的视角，对各领域新技术的护理要点进行梳理与总结。书中既有对新技术原理的深度解读，又有大量真实的临床案例分析，兼具科学性、实用性与可读性，为护理人员提供了极具价值的参考。

希望本系列丛书能够成为广大护理工作者的良师益友，助力大家在临床工作中更好地运用新技术，为患者提供更优质、更精准的护理服务，推动临床护理事业不断迈向新的高度。由于编写时间与水平有限，书中存在的不足之处恳请各位读者批评指正。

解放军总医院第一医学中心

高　远

2025年1月15日

前 言

医学理论与技术的快速进展，微创手术的普及、机器人技术的精进、内镜介入的突破、加速术后康复（ERAS）理念的深化，以及人工智能辅助诊疗的兴起，重塑着胃肠疾病治疗的格局。这些先进技术显著提升了治疗成功率、缩短了康复周期，也给护理工作带来了前所未有的挑战与机遇。"精准护理"是以循证为基础、以数据为驱动、以患者个体差异为核心的精细化、动态化、预见性护理实践。为了实现护理实践与技术创新的同频共振，将"精准护理"理念贯穿护理全程，已成为提升患者生存质量的必然选择。

本书正是针对这一需求而编写。全书共分为上、中、下三篇，论述了胃肠疾病外科治疗新技术的精准护理、胃肠疾病内科治疗新技术的精准护理，以及胃肠肿瘤内科治疗新技术的精准护理。

面对日新月异的外科技术，传统围手术期护理模式已显露出局限性。机器人手术的精细操作要求护理人员深入掌握器械特性与术中配合要点；复杂内镜技术的应用，亟需护理团队具备并发症预警与应急处理能力；手术 ERAS 路径的优化，则更依赖于护理环节对疼痛管理、营养支持及早期活动等要素的精准实施。胃肠肿瘤靶向治疗、免疫治疗与介入栓塞治疗临床新进展的涌现，需要不断地进行护理模式的革新。

胃肠疾病诊疗技术的日益精进，不仅是技术层面的显著跃升，更是以患者为核心的服务理念深化。精准护理的核心使命，在于让每一例手术不仅确保"成功"，更实现"舒适、安全与尊严"。期望本书能为广大护理同仁带来新视角、新策略，共同推动围手术期护理从"标准化"转型至"精准化"，成为守护患者生命质量的中坚力量。

我们诚挚感谢广大读者对本书的耐心阅读与宝贵反馈，共同推动护理创新。未来，我们将持续结合临床实际需求，为提升患者康复体验贡献智慧与力量。最后，在此感谢各位老师的辛勤编著，本书尚有不足之处，敬请谅解。

解放军总医院第一医学中心

周 静

2025 年 6 月

目 录

上篇 胃肠疾病外科治疗新技术的精准护理

第1章 完全腹腔镜全胃切除术后消化道重建 ······ 1
 第一节 概述 ······ 1
 第二节 全胃切除消化道重建的临床新进展 ······ 6
 第三节 完全腹腔镜全胃切除术后消化道重建的围手术期精准护理 ······ 9

第2章 远程机器人辅助下结直肠癌根治术 ······ 23
 第一节 概述 ······ 23
 第二节 机械人辅助结直肠癌根治术的临床新进展 ······ 29
 第三节 机器人辅助结直肠癌根治术的快速康复精准护理 ······ 32

第3章 胃空肠双通道减重代谢手术 ······ 46
 第一节 概述 ······ 46
 第二节 减重代谢手术的新进展 ······ 53
 第三节 胃空肠双通道减重代谢手术的围手术期精准护理 ······ 56

中篇 胃肠疾病内科治疗新技术的精准护理

第4章 超声内镜引导下细针穿刺抽吸/活检术辅助诊断胃肠疾病 ······ 70
 第一节 概述 ······ 70
 第二节 超声内镜引导下细针穿刺抽吸/活检术的临床新技术 ······ 73
 第三节 超声内镜引导下细针穿刺抽吸/活检术的精准护理 ······ 87

第5章 超级微创内镜隧道法治疗胃肠道间质瘤 ······ 98
 第一节 概述 ······ 98
 第二节 评估治疗胃肠道间质瘤的临床新技术 ······ 103
 第三节 内镜黏膜下隧道切除术治疗胃肠道间质瘤切除术的精准护理 ······ 104

第6章 内镜下支架置入术治疗肠梗阻 ······ 119
 第一节 概述 ······ 119
 第二节 肠梗阻治疗的临床新技术 ······ 128
 第三节 内镜下支架置入术治疗肠梗阻的精准护理 ······ 132

下篇 胃肠肿瘤内科治疗新技术的精准护理

第7章 晚期胃癌化疗 ······ 144

第一节	概述	144
第二节	胃癌内科治疗新进展	147
第三节	晚期胃癌化疗的精准护理	150

第 8 章　结直肠癌新辅助治疗　167

第一节	概述	167
第二节	结直肠癌新辅助治疗临床新进展	170
第三节	结直肠癌新辅助治疗的精准护理	173

第 9 章　胃肠恶性肿瘤靶向及免疫治疗　187

第一节	概述	187
第二节	胃肠肿瘤靶向及免疫治疗新进展	190
第三节	胃肠肿瘤靶向治疗的精准护理	197
第四节	胃肠肿瘤免疫治疗的精准护理	210

第 10 章　介入栓塞术治疗胃肠肿瘤　221

第一节	概述	221
第二节	介入栓塞术的临床新技术	225
第三节	介入栓塞术治疗胃肠肿瘤的精准护理	230

第 11 章　腹腔热灌注化疗技术治疗胃肠肿瘤腹膜转移　234

第一节	概述	234
第二节	腹腔热灌注化疗的临床新技术	238
第三节	腹腔热灌注化疗技术治疗胃肠肿瘤腹膜转移的精准护理	242

附录　249

附录一	营养风险筛查工具	249
附录二	PG-SGA 营养评定量表	250
附录三	住院患者静脉血栓栓塞症风险评估表（Caprini）	253
附录四	全面疼痛评估（OPQRSTUV）	254
附录五	Karnofsky（卡氏，KPS）活动状态评分标准	254
附录六	ECOG 评分标准［Zubrod-ECOG-WHO（ZPS，5 分法）］	255
附录七	癌症患者生活质量量表（EORTC QLQ-C30）	255
附录八	QLQ-C30 各领域计分方法	257
附录九	简易疲乏量表中文版（BFI-C）	258
附录十	数字评定量表（numerical rating scale，NRS）	259
附录十一	Wong-Baker 面部表情疼痛量表	259

参考文献　260

上篇　胃肠疾病外科治疗新技术的精准护理

第1章

完全腹腔镜全胃切除术后消化道重建

第一节　概　述

一、定义

胃癌（gastric carcinoma）是起源于胃黏膜上皮的恶性肿瘤，可发生于胃的任何部位，其中50%以上发生在胃窦部，胃大弯、胃小弯及前后壁均可受累。绝大多数胃癌属于腺癌，早期无明显症状，或出现上腹部不适、嗳气等非特异性症状，常与胃炎、胃溃疡等慢性病症状相似，易被忽略，因此，我国胃癌的早期诊断率仍较低。胃癌的预后与其病理分期、部位、组织类型、生物学行为及治疗措施有关。

在病因学方面，胃癌的发生与多种因素有关。

生活方式中，不健康的饮食习惯，如高盐、熏制、烤制食物的摄入，以及吸烟和饮酒，都是胃癌的发病风险因素。此外，肥胖也与胃癌特别是贲门癌有关联。

感染因素中，幽门螺杆菌被世界卫生组织（WHO）列为胃癌的Ⅰ类致癌原，而其他特定细菌感染和胃肠微生物群也与胃癌有关。环境因素如职业暴露和某些理化因素也具有致癌风险。

遗传因素中，包括家族性遗传模式和人群遗传模式。癌前疾病与癌前病变，如慢性萎缩性胃炎和胃黏膜上皮异型增生，也会增加胃癌的风险。种族因素同样影响胃癌的发生。

（一）高风险人群

中国胃癌高风险人群定义为年龄≥40岁且符合以下条件之一者：①胃癌高发地区人群；②幽门螺杆菌感染者；③既往患有癌前疾病者；④胃癌患者一级亲属

及存在其他胃癌环境风险因素者。对于遗传性弥漫性胃癌，另有特定的高风险人群定义。

（二）人群筛查

筛查是早期发现胃癌的重要手段，推荐在胃癌高发区进行人群筛查，并对高危人群进行机会性筛查。筛查方法包括血清学筛查、幽门螺杆菌检测及内镜筛查等。其中，内镜筛查是目前能够检测胃黏膜癌前状态或癌前病变的最佳手段。

（三）胃癌的三级预防

胃癌的预防策略包括3级：①一级预防，即病因学预防及不良生活方式干预以降低发病率；②二级预防，即通过有效筛查、早期发现以降低病死率；③三级预防，即规范化治疗与康复管理以降低复发率，提高生活质量及生存率。这些策略的实施需要综合考虑各种因素，并针对不同人群制订个体化预防和管理方案。

二、流行病学调查

胃癌发病率在全球范围内居恶性肿瘤第五位，据最新全球癌症统计数据（GLOBOCAN 2022）显示，全球新增病例约96.9万例，其中亚洲地区发病率最高，占全球病例的75.7%。中国每年新增胃癌病例约35.9万例，死亡病例约26万例，分别位居中国恶性肿瘤发病率和死亡率的第五位和第三位。胃癌的发病率存在显著的地域、性别和年龄差异，高发年龄段为60~74岁，且男性发病率高于女性。中国东北、华北、西北和东部沿海地区胃癌发病率明显高于其他地区。胃癌男女发病率之比为2∶1。由于饮食结构的改变、工作压力增大及幽门螺杆菌感染等原因，使得胃癌呈现年轻化倾向。

三、病理生理与分型

胃癌好发部位以胃窦部为主，约占50%，其次为胃底贲门部，约占1/3，发生在胃体者较少。

（一）大体分型

根据胃癌发展所处的阶段可分为早期和进展期胃癌。

1.早期胃癌　胃癌仅局限于黏膜和黏膜下层，不论病灶大小或有无淋巴结转移。癌灶直径在5mm以下称微小胃癌；10mm以下称小胃癌；癌灶更小，仅在胃镜黏膜活检时诊断为胃癌，但切除后的胃标本虽经全黏膜取材未见癌组织，称"一点癌"。

早期胃癌的形态可分为3型。①Ⅰ型（隆起型）：癌灶突向胃腔。②Ⅱ型（浅表型）：癌灶较平坦，无明显隆起与凹陷；Ⅱ型分3个亚型，即Ⅱa浅表隆起型、

Ⅱb浅表平坦型和Ⅱc浅表凹陷型。③Ⅲ型（凹陷型）：为较深的溃疡。此外，还有混合型（Ⅱa+Ⅱc、Ⅱc+Ⅱa+Ⅲ等）。

2.进展期胃癌　包括中、晚期胃癌。癌组织超出黏膜下层侵入胃壁肌层为中期胃癌；病变达浆膜下层或超出浆膜向外浸润至邻近脏器或有转移者为晚期胃癌。国际多按传统的Borrmann分类法将其分为4型。①Ⅰ型：息肉（肿块）型，为边界清晰突入胃腔的块状癌灶。②Ⅱ型：无浸润溃疡型，为边界清晰、略隆起的溃疡状癌灶。③Ⅲ型：有浸润溃疡型，为边缘模糊不清的溃疡状癌灶。④Ⅳ型：弥漫浸润型，癌肿沿胃壁各层向四周弥漫浸润生长，边界不清。若全胃受累致胃腔缩窄、胃壁僵硬如革囊状者称"皮革胃"。该型几乎均为低分化腺癌或印戒细胞癌，恶性程度极高。

（二）组织学分型

世界卫生组织（WHO）于2000年将胃癌分为：①腺癌（包括肠型和弥漫型）；②乳头状腺癌；③管状腺癌；④黏液腺癌；⑤印戒细胞癌；⑥腺鳞癌；⑦鳞状细胞癌；⑧小细胞癌；⑨未分化癌；⑩其他类型。胃癌绝大部分为腺癌。

（三）转移扩散途径

1.直接浸润　贲门胃底癌易侵及食管下端，胃窦癌可向十二指肠浸润。胃癌可由原发部位向纵深浸润发展，穿破浆膜后，易扩散至大网膜、结肠、肝、脾、胰腺等邻近器官。

2.淋巴转移　是胃癌的主要转移途径，早期胃癌可有淋巴转移，进展期胃癌的淋巴转移率高达70%左右。胃癌的淋巴转移率与肿瘤浸润深度呈正相关。胃黏膜下淋巴管网非常丰富，胃壁各层都分布着毛细淋巴管。胃周共有16组淋巴结，按淋巴的主要引流方向分为以下4群。

（1）腹腔淋巴结群：引流胃小弯上部淋巴液。

（2）幽门上淋巴结群：引流胃小弯下部淋巴液。

（3）幽门下淋巴结群：引流胃大弯右侧淋巴液。

（4）胰脾淋巴结群：引流胃大弯上部淋巴液。胃的淋巴液最终经胃周围淋巴结汇入腹腔淋巴结，可经乳糜池和胸导管进入左颈静脉。一般情况下胃癌的转移是按淋巴流向转移，但也可发生跳跃式淋巴转移。终末期胃癌可经胸导管向左锁骨上（Virchow）淋巴结转移，或经肝圆韧带淋巴管转移到脐周。

3.血行转移　发生在晚期，胃癌细胞经门静脉或体循环转移至肝、肺、胰、骨骼、肾、脑等，以肝转移为多见。

4.腹腔种植转移　当胃癌浸润穿透浆膜后，癌细胞可脱落种植于腹膜、大网膜和其他脏器表面形成转移结节。女性患者可发生卵巢转移性肿瘤，称Krukenberg瘤。癌细胞广泛播散时，可出现大量癌性腹水。

四、临床表现

1. 早期胃癌常无明显症状，随病情发展，可出现上腹部不适、隐痛、食欲缺乏、恶心、呕吐、黑粪等症状。

2. 进展期可能出现体重减轻、贫血、胃部疼痛加剧、胃穿孔等症状。极少数脑转移患者以头痛就诊。贲门胃底癌常有胸骨后疼痛和进食梗阻感。

3. 胃窦部癌引起幽门梗阻时出现呕吐宿食。血便和黑粪是肿瘤侵犯血管的常见表现，小量出血时粪便隐血阳性，大量出血时则表现为呕血及黑粪。其他症状包括腹泻、女性月经异常等。

4. 体征方面：①早期多不明显，上腹部深压痛可能是唯一表现；②进展期至晚期可能出现上腹部肿块、胃肠梗阻、腹水、锁骨上淋巴结肿大等；③消瘦、贫血、腹水、营养不良是胃癌晚期的重要体征。

五、治疗原则

（一）药物治疗

中医中药治疗胃癌遵循扶正祛邪原则，根据病情和体质辨证施治。术后患者常表现为气血不足、脾胃虚弱，治以补气养血、健脾和胃。

中晚期胃癌患者治疗应重视扶助正气和顾护胃气，适时祛邪。扶正与康复方面，结合针灸、推拿等非药物疗法促进患者康复。针灸可缓解术后腹胀、便秘等症状。推拿可调整脏腑、活血通络，缓解消化道反应和骨髓抑制等。导引功法如八段锦、气功、太极拳等可促进疾病康复。情志疗法帮助患者正确认识疾病，树立信心，缓解疲劳和改善睡眠质量。

（二）外科手术治疗

1. 手术治疗　胃癌手术有多种入路选择，如开腹手术、腹腔镜手术等。选择合适的手术入路，需要根据患者的具体情况和手术需求来决定。手术入路有其独特的优缺点，医师需要熟练掌握。在胃癌手术中，医师需要根据患者的具体情况选择合适的手术方法和技术。手术过程中需要注意细节，确保手术安全和有效。术后患者需要密切关注自己的身体状况，配合医师进行康复治疗。外科手术的核心在于确保充分的切除范围及精准的淋巴结清扫与合理的消化道重建。

（1）对于早期胃癌，手术切缘应距离肿瘤边缘2cm以上，当肿瘤边界模糊时，术前采用钛夹定位并结合术中冷冻病理检查，确保切缘阴性。

（2）对于进展期胃癌，切缘应至少距离病灶3cm。

（3）对于浸润性进展期胃癌则需达到5cm或以上的安全距离。若肿瘤侵犯食管或幽门，需通过术中冷冻病理检查确保切缘阴性，实现R0切除。

（4）对于cT1N0M0期患者，根据肿瘤位置，可考虑缩小或功能保留的胃切除术式，如保留幽门的胃切除术（pylorus-preserving gastrectomy，PPG）。

（5）对于食管-胃结合部腺癌，推荐行全胃或近侧胃切除术。肿瘤侵犯周围器官时，在保证R0切除的前提下，可行联合脏器切除术。不推荐对进展期胃癌常规行网膜囊切除。消化道重建方式需兼顾肿瘤恶性程度、分期及术后生活质量，恶性程度低、分期早者重建时注重生理功能的保留；恶性程度高、分期晚或易复发者，重建方式宜简化。

手术方式依据肿瘤位置及分期选择，适合远端胃大部切除的进展期胃癌可考虑腹腔镜或机器人手术，但需严格把握适应证与禁忌证。PPG适用于中部1/3且肿瘤远端距幽门管＞4cm的cT1N0期胃癌或胃良性疾病，但需注意腹腔镜下PPG尚存争议。非根治手术治疗包括姑息手术和减量手术。

姑息手术用于缓解严重并发症，提高生活质量，无法行根治术者可选择姑息性胃切除术或胃肠吻合，无法耐受手术者可考虑内镜治疗或造口术。

减量手术适用于存在非治愈因素但无严重合并症的患者，旨在减少肿瘤负荷、延长生存时间，对存在单一非治愈因素的胃癌，可考虑R0或R1手术。

2. 胃癌手术适应证

（1）早期胃癌：对于早期胃癌，手术是首选的治疗方法。

手术可以完全切除肿瘤，避免其进一步扩散和转移。根据肿瘤的不同位置和分期，可以选择内镜手术、腹腔镜手术或开腹手术。

（2）进展期胃癌：对于进展期胃癌，手术通常是主要的治疗手段之一。

手术可以切除原发病灶，以及可能受累的淋巴结和其他组织。根据肿瘤的大小、位置和浸润深度，可以选择不同类型的手术，如根治性手术、扩大根治性手术等。

（3）晚期胃癌：对于晚期胃癌，手术并非唯一可选择的治疗方法。

但在某些情况下，手术可以作为综合治疗的一部分，以缓解症状、延长生存期。对于部分局部晚期胃癌患者，可以通过手术结合放、化疗来达到治疗目的。

（4）复发胃癌：对于复发性胃癌，手术可能是必要的治疗选择之一。

手术可以切除复发的肿瘤和组织，以减轻症状并控制疾病的进展。由于复发性胃癌的病情通常较为复杂，因此手术难度和风险也相对较高。患者的身体状况、肿瘤的特点和分期等因素都会影响手术的可行性和效果。在决定进行手术之前，医师需要对患者进行全面评估，并制订个性化治疗方案。

3. 胃癌手术的禁忌证

（1）全身状况较差的患者：如严重贫血、营养不良、心肺功能不全等，这些患者在手术过程中容易出现并发症，且术后恢复较慢。

（2）肝功能不全或合并其他严重疾病的患者：肝功能不全可能导致术中出血

量增加，术后肝衰竭风险加大；同时，合并其他严重疾病可能影响手术的安全性和患者的康复。

（3）凝血功能障碍的患者：如血小板减少性紫癜、血友病等，这些患者在手术过程中容易出现出血倾向，增加术后并发症的风险。

（4）肿瘤侵犯邻近器官或转移至淋巴结远处的患者：这类患者手术难度较大，术后复发的可能性较高，治疗效果可能不佳。

（5）孕妇或哺乳期妇女：胃癌手术对身体的影响较大，孕妇和哺乳期妇女在手术期间和术后恢复过程中面临较大的生理和心理压力，因此不宜进行手术治疗。

（6）有严重心理障碍的患者：手术本身就给患者带来一定的心理压力，对于有严重心理障碍的患者，手术治疗可能会加重其心理负担，不利于术后康复。

（7）其他不适宜手术治疗的情况：如肿瘤位于胃底、胃体上段或幽门附近，手术难度较大；或者肿瘤较小、局部浸润较浅，可以选择内镜治疗等其他方法进行治疗。

第二节　全胃切除消化道重建的临床新进展

精准外科是由董家鸿院士倡导，并得到临床实践验证，具有普适性的现代外科理念，其核心是针对特定疾病的个体或群体，精确应用符合患者生理、心理和社会特征的恰当手术干预方法，达成病灶清除、器官保护和损伤控制3个核心要素的精确平衡，实现高效、安全、微创多目标优化，是患者最大健康获益的最佳临床实践。

在精准外科基础上，精准胃癌手术理念应运而生。这是一种新型胃癌外科治疗模式，它基于基因组学、蛋白质组学和代谢组学等生命科学技术的发展，以及大数据和人工智能等前沿科技在医学领域的应用，强调在考虑患者个体、环境和生活方式等差异的基础上，为胃癌患者制订个体化围手术期治疗策略和精准手术方案。

精准胃癌手术理念的内涵是以个体化医疗为核心，将最新的医学研究成果，尤其是高级别循证医学证据与临床实践精准结合，最终达到提高手术疗效、降低并发症发生率、提高生命质量、优化医疗成本的目的。

一、近端胃切除术

近端胃切除术的定义为：在肿瘤根治性切除的原则下，切除包括贲门在内的部分胃，同时保留幽门。《日本胃癌治疗指南（第6版）》认为：肿瘤R0切除后能保留远端≥1/2残胃的早期胃上部癌，可行近端胃切除术。

腹腔镜近端胃切除术后消化道重建方式可分为两大类别。

（一）食管残胃吻合术及其衍生手术方式

食管残胃吻合术是近端胃切除术中开展最早、最经典的消化道重建方式。衍生的手术方式主要包括管状胃成形术、双肌瓣吻合、单肌瓣吻合、Side-Overlap 吻合（SOFY 吻合）等。

（二）空肠间置吻合及其衍生手术方式

空肠间置吻合及其衍生手术方式包括空肠间置术、空肠间置+储袋、双通道吻合等。近端胃切除术后的最佳消化道重建方法仍存在较大争议，如何在良好抗反流效果和简单、安全的手术操作之间取得平衡是精准医学亟待解决的临床问题。有必要开展设计良好的多中心、随机、前瞻性临床试验，最终建立一种或一类理想的近端胃切除术消化道重建方法，改善患者的生命质量。

二、远端胃切除术

远端胃切除术的定义为：切除包括幽门在内的胃远端 2/3，保留贲门。远端胃切除术后吻合方式相对统一，目前应用较为成熟的主要包括 Billroth-Ⅰ式、Billroth-Ⅱ式（或 Billroth-Ⅱ+Braun）和 Roux-en-Y（或 Uncut Roux-en-Y）吻合。国内一项大型荟萃分析结果显示：对于行远端胃切除术患者，Roux-en-Y 相对于 Billroth-Ⅰ式和 Billroth-Ⅱ式吻合，手术时间较长，但有较低的胆汁反流或残胃炎发生率，术后生命质量较好。Billroth-Ⅰ式、Billroth-Ⅱ式和 Roux-en-Y 吻合尽管各自都有优缺点，但是手术操作安全可靠，依然是目前远端胃大部切除术最经典的 3 种吻合方式。但对于肿瘤累及幽门管或分期较晚、复发风险较大的患者应慎重选择 Billroth-Ⅰ式手术。

三、全胃切除术

Roux-en-Y 食管空肠吻合是当前全胃切除术最公认和主流的吻合方法。进入微创外科时代以来，随着技术的提高和器械的革新，腹腔镜全胃切除消化道重建的手术方式层出不穷，如 OrVilTM 法圆形吻合、反穿刺法圆形吻合、功能性端端吻合、Overlap 吻合、π 型吻合、自牵引后离断食管空肠吻合等，基本均属于 Roux-en-Y 吻合的衍生手术方式。

Roux-en-Y 吻合是目前全胃切除术最经典的消化道重建方式。术者在遵循与传统开放手术相同的消化道重建原则下，可以根据患者的肿瘤情况、自身的技术水平和吻合器械的可及性，灵活制订个体化的消化道重建方式。

四、保留幽门的胃切除术

对于早期胃癌施行包括保留幽门的胃切除术（PPG）在内的保功能手术是精

准胃癌外科发展的趋势，亟待开展相关临床研究确定保功能手术的规范操作。根据《日本胃癌治疗指南（第6版）》，PPG 保留胃上 1/3 和幽门及部分胃窦。PPG 需保留幽门及胃窦远侧的血供，不可根部离断胃网膜右动、静脉和幽门下动、静脉，No.6i 淋巴结不做彻底清扫；保留胃右血管和迷走神经幽门支，No.5 及 No.12a 淋巴结不做清扫。

五、手术辅助新技术

以荧光导航、3D 腹腔镜、机器人、人工智能、术中实时智能导航等为代表的辅助技术正深刻改变着传统胃癌手术模式，是精准医学理念在胃癌手术中的体现，将进一步提高胃癌手术的精准化、可视化、同质化。

（一）吲哚菁绿导航技术

吲哚菁绿导航是一种重要的胃癌手术辅助技术。通过术前或术中注射吲哚菁绿，医师可在手术过程中直接观察淋巴结的位置和范围，引导更加精确的淋巴结清扫。医师还可通过观察吲哚菁绿荧光显影检查判断是否有遗漏淋巴结，评估淋巴结清扫的彻底性。

（二）3D 腹腔镜技术

3D 腹腔镜胃癌手术是一种应用 3D 技术辅助进行的胃癌手术方式。与传统 2D 腹腔镜手术比较，3D 腹腔镜手术具有更加清晰的视野和立体感，有助于减少术中出血量，提高手术的精准度和安全性。

（三）机器人技术

机器人技术因其精确性、稳定性和微创性，能为胃癌切除术提供更加先进和安全的手术方式。我国和日本同期开展的机器人胃癌手术前瞻性随机对照试验（RCT）结果显示，与传统腹腔镜手术比较，机器人胃癌切除术的总体并发症发生率更低，淋巴结清扫数目更多，术后恢复更快。

（四）人工智能技术

目前，国内已有外科团队探索性地将人工智能与微创外科结合，构建腹腔镜胃癌手术的实时智能导航系统，以期提高手术精准度，具有良好的开发和应用前景。但是，由于胃癌手术涉及的血管解剖复杂、淋巴结清扫区域广泛、手术场景多变，人工智能尚未广泛应用于临床实践。

六、加速康复外科理念和人文关怀

加速康复外科（enhanced recovery after surgery，ERAS）理念在精准胃癌手术中具有重要的应用价值，主要包括术前、术中和术后 3 个方面。

术前阶段：重点是对患者进行全面评估和教育，以确保患者以最佳状态接受手术。

术中阶段：ERAS 理念强调精准麻醉方案、优化液体管理、注意术中保温等，以减轻手术过程中的应激反应。微创手术的选择也是 ERAS 理念的重要组成部分。

术后阶段，ERAS 相关路径的实施有助于提高外科患者围手术期的安全性和满意度，缩短术后住院时间，有助于减少术后并发症的发生率。

人文关怀理念应贯穿于精准胃癌外科诊断与治疗全过程。为患者创造安静、整洁、舒适的病房环境；耐心倾听患者的诉求和感受，理解他们的心理和情感需求，并给予积极的回应和支持；帮助他们建立积极的心态，勇敢面对疾病；尊重患者的知情权和自主权，提高患者的满意度和依从性等。

第三节 完全腹腔镜全胃切除术后消化道重建的围手术期精准护理

一、一般评估

（一）入院评估

患者及其家属入科后，护士首先要热情接待他们，主动与他们进行沟通，介绍本科室的环境及胃癌疾病相关知识、护理及注意事项。在与患者及其家属进行沟通时，应随时关注患者的心理状态。如果有明显的负面情绪，及时采取有针对性的护理措施来指导、转移注意力进行缓解。

（二）病史评估

护士详细询问并记录患者全身及胃部疾病情况，包括胃部不适的时间、程度、发展速度和治疗经过等。了解外伤、手术等病史，用药史、药物不良反应和过敏史、家族史，以及有无糖尿病、高血压、心血管疾病等，对高血压、糖尿病患者控制血压、血糖；了解患者要求手术的原因和期望值，经济状况、职业、生活及饮食习惯等社会学资料，以及能否平卧、语言沟通等术中配合度评估情况等。

（三）健康史及相关因素

初步判断胃癌的发生时间、发病特点、对生活质量有无影响。家族中有无胃癌患者，男性患者是否吸烟，女性患者是否有喝咖啡的习惯。

（四）实验室检查

实验室检查包括血常规检查项目、C 反应蛋白、血生化检查项目、尿常规检查项目、凝血功能、免疫等，同时询问抗凝血药物的使用情况。

（五）心肺功能评估

评估患者有无心脑血管或呼吸系统疾病、神经系统及内分泌系统疾病、消化系统及免疫系统疾病、其他慢性病或严重疾病史。进行心电图、血压检查，必要时可增加胸部 X 线或胸部 CT 等影像学检查。

（六）心理评估与支持

胃癌患者常伴发心理问题，影响其治疗与生活。应先纠正其生物学病因，并优先解决可逆原因。若抗癌效果良好，可考虑专门针对心境或精神症状，首选认知行为治疗。选择药物时需考虑与化疗药的相互作用。心理治疗方面，推荐提供支持性心理干预，降低患者不确定感，同时进行心理教育性干预。可考虑多种干预方法相结合，以获得更好的疗效。

二、专科评估

（一）常规腹部检查

1. 腹部状况　有无腹膜刺激征及其程度和范围；腹部是否对称、胀满，是否见肠型，有无腹部压痛，压痛的程度；肝浊音界是否缩小或消失；腹部有无移动性浊音；肠蠕动是否减弱或消失；直肠指检有无阳性发现；腹股沟区或外阴部有无隆起的肿块，评估其大小、形状、质地、有无压痛、能否回纳，有无肠梗阻或肠绞窄等。

2. 全身状况　有无压迫症状及癌症远处转移的征象；有无消瘦、贫血和营养不良状况；心、肺、肝、肾等重要脏器的功能状态。

（二）特殊腹部检查

1. 纤维胃镜检查　是诊断早期胃癌的有效方法，与细胞学检查、病理检查联合应用，可大大提高确诊阳性率。

2. X 线钡剂检查　该项检查无痛苦，易为患者接受。X 线钡剂双重对比造影检查不仅对胃癌能做出定性诊断（是否为胃癌），还能做出定量诊断（观察胃癌病灶的大小、柔软程度及黏膜皱襞改变情况）。X 线钡剂检查是胃癌早期诊断的主要手段之一，其确诊率达 86.2%。

3. 超声诊断

（1）腹部 B 超：对胃外肿块可在其表面见到增厚的胃壁，对黏膜下肿块则在其表面见到 1~3 层胃壁结构，可鉴别胃平滑肌或肉瘤；将胃壁分为 5 层，可判断胃癌对胃壁浸润的深度和广度；可判断胃癌的胃外侵犯及肝、淋巴结的转移情况。

（2）超声胃镜检查：在观察内镜原有图像的同时，又能观察到胃黏膜以下各层次和胃周围邻近脏器的超声图像。同时也可在超声引导下通过胃镜直视进行深层组织和胃外脏器穿刺，达到组织细胞学诊断、明确胃周围肿大淋巴结有无转移的目的。有助于胃癌的术前临床分期（TNM），超声胃镜对胃癌 T 分期的准确率为 80%～90%，N 分期为 70%～75%。超声胃镜与分子、免疫组化、胃癌组织血管计数等技术相结合，对胃癌的分期诊断及恶性度可进行综合判断。

4. CT 检查　可以了解腔外侵及的范围及其与邻近脏器的关系，还可通过显示胃周淋巴结的大小来判断是否已有淋巴转移，作为临床治疗的参考依据。

三、术前准备

（一）术前宣教

医护团队应有针对性地与患者及其家属进行沟通交流，建立互信，营造温馨、友好的就医氛围。可采用宣教手册、视频、展板等形式，向患者介绍各项加速术后康复（ERAS）措施的重要性和注意事项，通过心理预康复，缓解其焦虑、恐惧及紧张情绪；充分调动患者的主观能动性，提升参与感，形成正反馈，协助患者在围手术期更好地配合各项治疗措施。

（二）术前预康复

1. 术前营养评估和治疗　营养风险与术后并发症、住院时间、医疗费用、生活质量等临床结局具有相关性。术前推荐采用营养风险筛查 2002（nutritional risk screening 2002，NRS2002）作为营养风险筛查工具。对合并营养风险的患者（NRS2002 评分 ≥ 3 分）制订营养诊疗计划，包括营养评定、营养干预与监测。当存在下述任一情况时应予以术前营养支持：① 6 个月内体质量下降 > 10%；② NRS2002 评分 ≥ 5 分；③ BMI < 18.5kg/m^2 且一般状态差；④血清白蛋白浓度 < 30g/L。首选经消化道途径，如口服及肠内营养支持。当经消化道不能满足需要或无法经消化道提供营养时可行静脉营养。术前营养支持时间一般为 7～10d，存在严重营养问题的患者可能需要更长时间，以改善营养状况，降低术后并发症发生率。

应对存在营养风险的患者进行营养评估，常用的指标有体质量丢失量、体质量指数（body mass index，BMI）、去脂肪 BMI、血浆白蛋白水平等，有条件时可采用患者主观整体评估量表（patient-generated subjective global assessment，PG-SGA）进行营养评估。

2. 术前使用 Caprini 量表　使用 Caprini 量表进行 DVT 风险评估，并采取相应的预防措施。外科住院患者 Caprini 量表对下肢深静脉血栓（DVT）有较好的预测作用，建议围手术期患者术前常规使用 Caprini 量表评估静脉血栓栓塞（venous thromboembolism，VTE）风险并采取相应预防措施。Caprini 评分 0 分为非常低危，无须使用机械或药物预防措施；1～2 分为低危，可仅使用机械预防措施（弹力袜、机械充气加压泵）；3～4 分为中危，在无高出血风险的情况下，建议使用药物预防；≥ 5 分为高危，伴高出血风险的情况下，建议联合应用药物及机械预防措施。

3. 术前呼吸系统管理及预康复　术前肺功能评估和肺功能训练、戒烟、戒酒等有助于减少术后并发症；运动预康复可改善心肺功能，提高对手术的耐受性。

4. 合并幽门梗阻患者的术前处理　幽门梗阻患者常合并水、电解质紊乱及酸碱平衡失调或营养不良，梗阻导致的胃潴留和胃壁水肿可增加术后吻合口相关并发症发生率，并延缓胃动力恢复，影响术后快速康复。

对于胃窦或幽门部肿瘤合并梗阻的患者，建议首先全面评估患者的营养状况，对于存在严重内环境紊乱或营养不良的患者，应及时纠正。首选内镜留置肠内营养管，行管饲肠内营养支持；如肠内营养达不到蛋白质和（或）热量要求（低于推荐摄入量的50%），建议术前行肠外营养以改善营养状况。

对于重度营养不良患者，术前可行10~14d的营养治疗，部分患者可延长至4周，有助于提高手术安全性，降低术后并发症发生率。

5. 术前禁食、禁饮及肠道准备　麻醉诱导前6h禁食，2h禁饮，胃排空延迟或胃肠运动障碍及急诊手术的患者除外。不建议术前机械性肠道准备。

6. 预防性抗生素的使用　术前30~60min预防性静脉输注抗生素。

7. 术前睡眠的管理　术前使用褪黑素，围手术期加用加巴喷丁等措施均能有效缓解术后疼痛，改善睡眠质量，减少阿片类药物用量。

8. 术前适应性训练　术前指导患者呼吸功能锻炼及咳嗽训练，帮助患者掌握有效咳嗽的方法；指导患者床上排便并进行锻炼。

9. 术前戒烟、戒酒　吸烟可使组织氧合降低，增加伤口感染、血栓栓塞及肺部感染等并发症风险，与术后住院时间和死亡率显著相关。有研究显示，术前戒烟超过4周可显著缩短术后住院时间、降低伤口感染率及总并发症发生率。戒酒可显著降低术后并发症发生率。戒酒2周即可明显改善血小板功能，缩短出血时间，一般推荐术前戒酒4周。

10. 术前访视与评估　术前应全面筛查患者的营养状态、心肺功能及基础疾病，并经相关科室会诊予以针对性处理；审慎评估手术指征、麻醉与手术风险及患者耐受性等，针对伴随疾病及可能的并发症制订相应预案，初步确定患者是否具备进入ERAS相关路径的条件。

四、术中管理

（一）术中麻醉方式选择及区域阻滞

麻醉方案的选择和实施应力求将患者的影响最小化，以促进患者康复。全身麻醉作为最常用的麻醉方法广泛用于胃切除术，硬膜外麻醉也具有其独特优势，可促进术后胃肠功能恢复，有利于术后镇痛，但仍需要更多证据支持。麻醉过深不利于术后康复。

脑电双频谱指数（bispectral index，BIS）常用于麻醉深度监测，BIS监测可在一定程度上避免术中知晓及麻醉过深，尤其适用于老年人和虚弱患者。

（二）腔镜手术肌松管理

良好的肌松状态可提供最佳手术视野，深度肌松利于腹腔镜手术。对于BMI正常的患者，不需要深度肌松。手术结束时应将神经肌肉功能恢复到手术前水平，避免肌松残余；手术后使用新斯的明或特异性拮抗剂能有效避免肌松残余。

（三）内环境管理

内环境稳态是机体进行正常生命活动的必要条件，手术创伤应激和麻醉等可致水、电解质紊乱及酸碱平衡失调。

采用目标导向液体管理策略，结合每搏量变异度、脉压变异度、每搏量增加值等监测并指导容量治疗，根据术中变化随时调。围手术期注意白蛋白、维生素及钙的补充。术中通过使用加温设备及加温输注液体和体腔冲洗液等方式进行体温保护，以免发生低体温，影响机体免疫功能及药物代谢，并降低围手术期心血管事件的发生率和病死率。

（四）术中护理

术中做好常规护理措施，做好体温保护。因为手术室内温度相对偏低，再加上患者处于麻醉状态，会涉及大面积的皮肤裸露，在这些综合因素影响之下，很容易导致患者出现机体散热异常。如果不及时采取合理的体温保护措施很容易导致患者术后出现凝血与白细胞功能障碍，使手术切口感染率增加。对此，在手术期间一方面需要确保手术室环境温度在25℃左右，湿度在55%左右，腹腔冲洗时需保持冲洗液温度与体温大致相同。另一方面还需要为患者及时覆盖毛毯，维持患者的体表温度，避免不良事件发生。另外，胃肠道疾病患者保持同一种体位时间过长，容易造成术后下肢深静脉血栓，术中可采取间歇性对术者下肢进行加压，从而有利于血液循环，降低下肢深静脉血栓的发生率。目前胃肠道手术麻醉方式主要为全身麻醉，从快速康复外科护理出发，使用胸段硬脊膜外麻醉联合全身麻醉的方法更有助于降低麻醉造成的不良反应，也有助于术后患者早期恢复。对于老年人开腹手术缝合方式的选择，应尽量使用减张缝合，以利于患者术后早日愈合。

五、术后护理

（一）一般护理

1.观察病情　密切观察患者生命体征，神志，尿量，伤口渗血、渗液和引流液情况。

2. 体位　全身麻醉清醒前取去枕平卧位，头偏向一侧。麻醉清醒后若血压稳定则取半卧位。

3. 胃肠减压　若术前有幽门梗阻、术中有胃壁水肿或吻合口存在瘘及出血风险，可留置鼻胃管。

4. 营养支持

（1）肠外营养支持：术后胃肠减压期间及时输液以补充患者所需的水、电解质和营养素，必要时输血清白蛋白或全血，以改善患者的营养状况，促进切口愈合。详细记录24h出入量，为合理输液提供依据。

（2）肠内营养支持：对术中放置空肠喂养管的胃癌根治术患者，术后早期经喂养管输注肠内营养液，以改善患者的全身营养状况、维护肠道屏障结构和功能、促进肠功能早期恢复、增加机体的免疫功能，以及促进伤口和肠吻合口愈合。根据患者的个体状况，合理制订营养支持方案。护理时注意：①妥善固定喂养管；②保持喂养管的通畅；③控制营养液的温度、浓度和速度；④观察患者有无恶心、呕吐、腹痛、腹胀、腹泻，及水、电解质紊乱等并发症的发生。

（3）饮食护理：早期经口进食，逐渐恢复到正常饮食。全胃切除术后，肠管代胃容量较小，开始全流质饮食时宜少量、清淡；每次饮食后需观察患者有无腹部不适。

5. 基础护理

（1）患者麻醉清醒后，可改为半卧位，以利于伤口引流及减轻腹压，减轻疼痛、便于引流、利于呼吸等。

（2）患者卧床期间，应协助其保持床单位整洁和体位舒适，定时翻身，按摩骨隆突处，防止压疮的发生。

（3）满足患者生活上的合理需求。

（4）做好晨晚间护理及背部护理。

（5）口腔护理、雾化吸入2次/日，会阴冲洗1次/日。

6. 知识拓展　胃癌患者围手术期的能量摄入和蛋白质目标需要量：胃癌患者围手术期的能量摄入应尽量接近实际消耗，保持能量平衡。推荐采用间接测热法对患者静息能量消耗进行测定；或根据体重公式进行估算，按照 25～30kcal/（kg·d）来计算能量的目标需要量，但需要根据患者的年龄、活动量等情况进行校正和调整，理想的实际补充量应达到目标需要量的80%左右。患者术后早期可相对低热量供能［15～25kcal/（kg·d）］；胃癌患者围手术期推荐按照1.2～1.5g/（kg·d）计算蛋白质需要量；接受大型手术的患者或处于重度应激反应的患者按照1.5～2.0g/（kg·d）补充蛋白质。

（二）专科护理

1. 围手术期静脉血栓（VTE）的预防　术后患者应早期下床活动，预防 Caprini 评分低危及以上风险的患者 VTE，动态评估患者的 VTE 风险及出血风险，选择 1 种机械和（或）1 种药物预防措施，并及时调整预防策略。一般手术患者建议预防 7～14d 或至出院，对胃部恶性肿瘤 VTE 高危患者，推荐使用低分子肝素预防 4 周。

2. 术后应激性溃疡的预防　手术应激状态下胃黏膜局部微循环障碍、缺血、胆汁反流等可导致屏障功能减低，形成应激性溃疡。胃部手术后患者应定期检测血红蛋白及粪便隐血，维持内环境稳定。早期进食有助于维持胃肠道黏膜完整性，增强其屏障功能。预防性应用抑酸药可显著降低应激性溃疡后消化道出血的发生率。抑酸药主要包括质子泵抑制剂和 H_2 受体阻滞剂。质子泵抑制剂可稳定升高胃内 pH，降低应激性溃疡相关出血风险，优于 H_2 受体阻滞剂。对于胃部手术后患者（全胃切除术除外），推荐静脉输注标准剂量质子泵抑制剂，每 12 小时一次，至少连续 3d。

3. 术后管道护理　在术后还需要做好管道护理，尽可能不施行常规留置鼻胃管与腹腔引流管，导尿管在患者手术室实施麻醉之后进行留置，尽量避免患者在清醒状态下操作而出现不适感。除直肠癌术后留置导尿管 24～72h 外，在手术之后 24h 内及时拔除。当前，临床上对于接受肠道手术后是否留置肠胃减压管存在争议，快速康复外科护理工作人员认为，接受腹部择期手术患者无须使用胃管减压，使用导管不但会增加疾病发生风险，也会对其术后活动造成影响，增加咽喉炎等发生率。

4. 引流液的观察　术后引流液的观察是重点，每天记录和观察引流液的颜色、性状和量，如在短时间内引流出大量血性液体，应警惕发生继发性大出血的可能，同时密切观察血压和脉搏变化，发现异常应及时报告医师给予处理。

5. 术后饮食管理与营养　胃部术后早期恢复经口进食有助于术后康复。术后第 1 天进食并不增加术后并发症和病死率，且可促进肠道功能恢复；早期经口进食有助于减少术后并发症、缩短住院时间、降低住院费用。因此，除肠道功能障碍、吻合口漏、肠梗阻或胃瘫风险等患者外，建议胃手术后第 1 天可给予清流质饮食，第 2 天予半流饮食，然后逐渐过渡到正常饮食。有发热征象时不主张早期进食。建议应用成品营养制剂，术后足量的蛋白质摄入比足量的能量摄入更为重要。

6. 术后早期下床活动　早期下床活动可促进呼吸、胃肠、肌肉骨骼等多系统功能恢复，有利于预防肺部感染、压疮和下肢深静脉血栓形成。实现早期下床活动应建立在术前宣教、多模式镇痛及早期拔除鼻胃管、导尿管和腹腔引管等各种导管的基础之上。推荐术后清醒即可取半卧位或在床上做适量活动，无须去枕平卧 6h；术后 1d 即可开始下床活动，建立每日活动目标，逐日增加活动量。

7. 术后中医特色护理　术后患者气血亏虚，元气大伤，中医特色护理应及时介入，在防治术后并发症具有显著优势。临床中胃肠道手术方式大多为腹腔镜，术后腹腔内有少量二氧化碳残留，容易引起肠蠕动减弱、腹胀腹痛等不适。将王不留行籽贴附在三焦穴、小肠穴等穴位，及时刺激，局部酸胀麻重，可有效缩短肛门排气排便时间。同时耳穴压豆也能改善患者的睡眠状态，缓解患者术后焦虑。雷火灸中艾条燃烧产生的热能温通经络，直达病所，术后予以雷火灸双侧足三里穴位，不仅可以促进胃肠道蠕动，还能提高患者免疫力，促进术口早日愈合。穴位贴敷操作简单，实用性强。研究表明穴位贴敷神阙或中脘，并联合针刺三阴交、足三里等穴位，明显缩短术后恢复进食时间。临床中药热奄包中药成分不同，大多为温经散寒、通络止痛，通过发热，充分发挥药效，在术后胃肠功能恢复具有独到之处。

（三）症状的精准护理

1. 术后疼痛护理管理　推荐采用多模式镇痛方案目标如下：①有效的动态痛控制（VAS评分＜3分）；②较低的镇痛相关不良反应发生率；③促进患者术后早期胃肠功能恢复；④有助于术后早期下床活动，防止术后跌倒风险。

在控制切口痛方面，对于开腹手术，推荐连续中胸段患者自控硬膜外镇痛（patient controlled epidural analgesia，PCEA）联合非甾体抗炎药（NSAID）。NSAID可使用至出院前，但应根据患者年龄、术前并存疾病（消化道疾病、心血管疾病等）、手术类型、术前肾功能等状况评价潜在吻合口漏、急性肾损伤等风险。实施PCEA具有低血压、硬膜外血肿、尿潴留等并发症风险，应密切监测并予以预防。

局部麻醉药切口浸润镇痛或连续浸润镇痛、外周神经阻滞联合低剂量阿片类药物患者自控静脉镇痛（patient controlled intravenous analgesia，PCIA）和NSAID，可作为腹腔镜手术的镇痛方案。以激动μ受体为主的阿片类药物可致肠麻痹，而以激动κ受体为主的阿片类药物肠麻痹及术后恶心呕吐（post operative nausea and vomiting，PONV）等不良反应较轻，同时可有效减轻手术导致的内脏痛，可以考虑使用。

2. 术后恶心呕吐（PONV）的防治与护理　对于女性、年龄＜50岁、晕动病或PONV病史、非吸烟、手术方式（腹腔镜手术、减重手术、胆囊切除术）、吸入麻醉、麻醉时间（＞1h）以及术后给予阿片类药物等是PONV的危险因素。依据PONV防治共识，对于存在PONV危险因素的患者提倡使用2种及2种以上止吐药联合预防PONV。此外，共识还建议麻醉诱导和维持使用丙泊酚，避免使用挥发性麻醉药，围手术期阿片类药物用量最小化及保障日间手术患者足够液体量等，从基线上降低PONV风险。

（1）及时清理呕吐物，保持患者口腔、鼻腔清洁，避免误吸，预防感染。

（2）遵医嘱给予药物治疗，如止吐药、胃肠道动力药等，缓解呕吐症状。

（3）调整床头高度，避免平卧，以减轻胃肠道负担。

（4）呕吐患者可在呕吐间歇期给予营养支持，避免高脂肪、高糖、高蛋白食物。

（5）患者术后呕吐可能导致焦虑、恐惧等负面情绪，护士应加强与患者的沟通，了解患者需求，给予心理支持。

（6）指导患者进行放松训练，如深呼吸，减轻焦虑情绪。

3. 伤口的精准护理　患者术后当天腹部敷料包扎，术后第 1 天需拆开纱布进行换药。

（1）护理人员在术后当天应对患者的伤口进行定期观察和评估，注意伤口有无渗液、渗血、红肿、感染等情况。

（2）严格无菌操作，落实医院的消毒和手术创面护理的相关规范，保持伤口的清洁和干燥，避免感染的发生。

（3）医护人员需评估患者有无基础糖尿病、高血压，定期检查血糖、血压、肝肾功能等指标，严格控制血糖，口服药及胰岛素剂量应根据患者的实际血糖水平和医嘱进行调整，防止伤口迁延不愈或感染发生。

（四）术后并发症的护理

1. 术后肠麻痹　采用多种围手术期策略有助于改善肠道功能。

（1）术前或术后早期口服缓泻药，如硫酸镁或比沙可啶，可能有刺激肠道运动的作用。

（2）术后咀嚼口香糖被认为可改善肠道运动功能，其可通过假饲原理刺激迷走神经，进而促进肠道蠕动。

（3）其他还有多模式镇痛、减少阿片类药物用量、控制液体入量、微创手术、尽量减少留置鼻胃管和腹腔引流管、早期进食和下床活动等。

2. 术后胃出血

（1）原因：发生在术后 24h 以内的出血，多因术中止血不彻底所致；术后 4~6d 发生的出血，常因吻合口黏膜坏死脱落所致；术后 10~20d 发生的出血，多因吻合口缝线处感染或黏膜下脓肿腐蚀血管所致。

（2）表现：胃大部切除术后可有少许暗红色或咖啡色胃液自胃管抽出，一般 24h 内不超过 300ml，且逐渐减少、变淡至自行停止。若术后短期内从胃管不断引流出鲜红色血性液体，24h 后仍未停止，甚至出现呕血和黑粪，则考虑术后出血。

（3）护理：①术后严密观察患者的生命体征和神志的变化；②加强对胃肠减压引流液颜色、性状和量的观察，若术后短期内从胃管引流出大量鲜红色血性液体，持续不止，需及时报告医师处理；③遵医嘱应用止血药物、用冰生理盐水洗胃或输新鲜血等；④若经非手术治疗不能有效止血或出血量＞500ml/h，应积极完善术前准备。

3. 十二指肠残端破裂　是 Billroth-Ⅱ式胃大部切除术后早期严重并发症。

（1）原因：多为十二指肠残端处理不当，或者因空肠输入袢梗阻致十二指肠内张力过高所致。

（2）表现：多发生在术后24～48h，患者出现突发性上腹部剧痛、发热和腹膜刺激征；白细胞计数增加；腹腔穿刺可抽得胆汁样液体。

（3）护理：如发生十二指肠残端破裂，立刻进行术前准备；术后持续负压吸引，积极纠正水、电解质紊乱和维持酸碱平衡，经静脉或空肠造瘘管提供营养支持，遵医嘱使用广谱抗生素抗感染，用氧化锌软膏保护引流管周围皮肤。

4. 吻合口破裂或吻合口瘘　是胃大部切除术后的早期严重并发症之一。

（1）原因：与缝合不当、吻合口张力过大、组织供血不足有关，贫血、低蛋白血症和组织水肿者易发生。

（2）表现：多发生在术后1周内，患者出现高热、脉速等全身中毒症状，腹膜炎及腹腔引流管引流出含肠内容物的浑浊液体。如发生较晚，多形成局部脓肿或外瘘。

（3）护理：①出现弥漫性腹膜炎的吻合口破裂患者须立即手术，做好急诊手术的准备；②形成局部脓肿、外伤或无弥漫性腹膜炎的患者，进行局部引流，注意及时清洁伤口周围皮肤并保持干燥，局部涂以氧化锌软膏、皮肤保护粉或皮肤保护膜加以保护，以免皮肤破损继发感染；③禁食、胃肠减压；④合理应用抗生素和给予肠外营养支持，纠正水、电解质紊乱和维持酸碱平衡。经上述处理后多数患者吻合口瘘可在4～6周自愈；若经久不愈，须再次手术。

5. 胃排空障碍　也称胃瘫。

（1）原因：精神因素、输出袢痉挛、吻合口水肿、低蛋白血症、饮食结构改变、长期应用抑制胃肠运动的药物、大网膜吻合口周围团块状粘连等均可导致胃肠动力障碍，胃排空延迟。

（2）表现：常发生在术后4～10d，患者出现上腹部饱胀、钝痛和呕吐，呕吐物含胆汁胃内容物。消化道X线造影可见残胃扩张、无张力、蠕动波少而弱，造影剂通过胃肠吻合口时不畅。

（3）护理：一旦发生，应禁食、胃肠减压，给予肠外营养支持，纠正低蛋白血症，维持水、电解质和酸碱平衡，应用胃动力促进剂，也可用3%温盐水洗胃。一般经非手术治疗均能治愈。

（4）磁导航引导放置鼻肠管：磁导航是目前另外一种替代方法，但需要与库派导管配合使用。首先连接好库派导管放置系统，患者取半卧位或平卧位，将电磁感应接收器放置于患者剑突下，生理盐水润滑库派导管后（如无生理盐水润滑，库派导管导丝的抽出会相当困难），将库派导管的导丝更换为尖端带有电磁感应探头的金属导航导丝，将营养管从患者的鼻腔插入，此时可在放置系统屏幕上实时观察导管路径和走向，进入胃腔后可经库派导管侧孔注入空气或生理盐水促进胃蠕动，继续以每次 1～2cm 的速度向前缓慢推进导管，至幽门处可能有一定阻力，可拔除导丝 2～3cm，再缓慢推进，拔出导丝时可能会在导航屏幕上显示重复轨迹，需与导管打折相区别，过了幽门后继续缓慢推进至空肠。若导管在胃内打折或弯曲，导航屏幕上可见异常路径，同时置管时亦有阻力，将导管退出少许，阻力消失时重新放置。

库派导管相对比较柔软，因此其导丝设计较硬，容易打折弯曲，需要轻柔插拔，如有困难，可注入生理盐水或温开水润滑后拔出。库派导管分为 105cm 和 140cm 两种，导丝亦不一样，105cm 导管末端为蓝色接口，140cm 导管末端为棕色接口，避免误用导丝。一般磁导航应用于上消化道解剖没有改变的患者，但对于上消化道有手术史的患者如果熟悉其消化道重建的类型及大致体表位置，亦可顺利使用磁导航放置鼻肠管。

6. 术后梗阻　根据梗阻部位可分为输入袢梗阻、输出袢梗阻和吻合口梗阻，前两者见于 Billroth-Ⅱ式胃大部切除术后。

（1）输入袢梗阻

1）急性完全性输入袢梗阻

①原因：系输出袢系膜悬吊过紧压迫输入袢，或输入袢过长穿入输出袢与横结肠系膜的间隙孔形成内疝所致。

②表现：患者突起上腹部剧烈疼痛，频繁呕吐，量少，多不含胆汁，呕吐后症状不缓解，且上腹部有压痛性肿块。病情进展快，不久即出现烦躁、脉速、血压下降等休克表现。

③处理：属闭袢性肠梗阻，易发生肠绞窄，应紧急手术治疗。

2）慢性不完全性输入袢梗阻

①原因：多由于输入袢过长扭曲或输入袢过短在吻合口处形成锐角，使输入袢内胆汁、胰液和十二指肠液排空不畅而滞留。

②表现：进食后出现上腹部胀痛或绞痛，随即输入袢过长穿入输出段与横结肠系膜的间隙孔，造成内孔疝，患者突然喷射性呕吐大量不含食物的胆汁，呕吐后症状缓解。由于消化液潴留在输入袢内，进食后消化液分泌明显增加，输入袢内压力增高，刺激肠管发生强烈收缩，引起喷射样呕吐，也称"输入袢综合征"。

③处理：包括禁食、胃肠减压、营养支持等，如症状在数周或数月内不能缓解，亦需手术治疗。

（2）输出袢梗阻

1）原因：系胃大部切除术后胃肠吻合口下方输出袢因粘连、大网膜水肿、炎性肿块压迫所致。

2）表现：患者上腹部饱胀感，严重时呕吐食物和胆汁。

3）处理：若非手术治疗无效，应手术解除梗阻。

（3）吻合口梗阻

1）原因：一般因吻合口过小或吻合口的胃肠壁内翻过多所致，也可为术后吻合口炎症水肿所致的暂时性梗阻。

2）表现：患者进食后出现上腹部饱胀感和溢出性呕吐；呕吐物含或不含胆汁。X线钡剂检查可见造影剂完全停留在胃内。

3）处理：非手术治疗措施同胃排空障碍。若经非手术治疗仍未改善，可手术解除梗阻。

7. 倾倒综合征（dumping syndrome） 由于胃大部切除术后，失去幽门对胃排空的控制，导致胃排空过快所产生的一系列综合征。根据进食后症状出现的时间可分为早期与晚期两种类型。

（1）早期倾倒综合征

1）原因：多因餐后大量高渗性食物快速进入十二指肠或空肠，导致肠道内分泌细胞大量分泌肠源性血管活性物质，如5-羟色胺、缓激肽样多肽、血管活性肽、神经紧张素和血管活性肠肽等，加上渗透压作用使细胞外液大量移入肠腔，从而引起一系列血管舒缩功能紊乱和胃肠道症状。

2）表现：多发生在进食后30min内，患者以循环系统症状和胃肠道症状为主要表现。循环系统症状包括心悸、心动过速、出汗、全身无力、面色苍白和头晕等；胃肠道症状有腹部饱胀不适感或绞痛、恶心呕吐和腹泻等。

3）护理：指导患者调整饮食，即少食多餐，避免过甜、过咸、过浓的流质饮食；宜进低碳水化合物、高蛋白饮食；用餐时限制饮水喝汤；进餐后平卧20min。多数患者经调整饮食后，症状可减轻或消失，术后0.5～1年能逐渐自愈。极少数症状严重而持久的患者需手术治疗。

（2）晚期倾倒综合征

1）原因：多因进食后胃排空过快，含糖食物迅速进入空肠后被过快吸收使血糖急速升高，刺激胰岛素大量释放，而当血糖下降后，胰岛素并未相应减少，继而发生反应性低血糖，故晚期倾倒综合征又被称为低血糖综合征。

2）表现：餐后2～4h患者出现心慌、出冷汗、面色苍白、手抖、无力甚至虚脱等。

3）护理：饮食中减少碳水化合物含量，增加蛋白质比例，少食多餐可防止发生晚期倾倒综合征；出现症状时稍进食，尤其是糖类，即可缓解。

（五）健康教育

1. **胃癌的预防** 积极治疗 Hp 感染和胃癌的癌前疾病，如慢性萎缩性胃炎、胃息肉及胃溃疡；少食腌制、熏烤食品，戒烟、酒。高危人群定期检查，如粪便隐血试验、X 线钡剂检查、内镜检查等。

做到早发现、早诊断、早治疗是提高胃癌治愈率的关键。应通过健康教育提高大众的自我保健意识。对下列情况应深入检查并定期复查：①原因不明的上腹部不适感，隐痛，食欲缺乏及消瘦，特别是中年以上者；②原因不明呕血、便血，或粪便隐血阳性者；③原有长期胃病史，近期出现胃部症状；④中年既往无胃病史，短期出现胃部症状；⑤已确诊为胃溃疡、胃息肉或萎缩性胃炎者；⑥多年前因胃部良性疾病做胃大部切除术，近年又出现消化道症状者。

2. **适当活动** 参加适当的活动或锻炼，注意劳逸结合，避免过度劳累。

术后前 6～8 周注意事项：

（1）请勿举起重量超过 4.5kg 的物体，6 周内不举起超过 2.3kg 的物体。

（2）请勿进行任何高能活动，如慢跑、打网球等。

（3）请勿进行任何接触性运动，如踢足球。

（4）进行体力活动，如散步和爬楼梯，会帮助患者恢复体力并感觉舒适。尽量每天至少进行 2～3 次、每次 20～30min 的体力活动。例如，可以在室外或室内步行，逐渐增加散步的距离，缓慢爬楼梯，根据情况适当休息或停止。

手术后精神不振是正常现象。恢复所需要的时间因人而异，尽可能每天增加活动量。始终平衡好活动期与休息期，良好的休息是帮助患者恢复健康的重要部分。

3. **复诊指导** 胃癌患者须定期门诊随访，检查肝功能、血常规等，注意预防感染。术后 3 年内每 3～6 个月复查一次，3～5 年每 6 个月复查一次，5 年后每年一次。内镜检查每年一次。若有腹部不适感、胀满、肝区肿胀、锁骨上淋巴结肿大等表现，应随时复查。

4. **生活方式** 告知患者戒烟、戒酒，饮食宜少食多餐，进食高蛋白、低脂肪饮食，补充铁剂与足量维生素，少食盐腌和烟熏食品，避免过冷、过烫、过辣及煎炸食物。注意劳逸结合，避免过度劳累。与患者一起制订饮食计划，胃癌术后 1 年胃容量受限，应注意少食多餐，避免摄入辛辣刺激性食物。以高蛋白、高热量、高维生素、低脂肪饮食为主，禁止吸烟和饮酒。由于胃肠道消化吸收功能减弱，应注意定期补充铁剂、钙剂、叶酸、维生素 D 制剂和维生素 B_{12} 等营养素。

5. **心理调节** 强调保持乐观心态的重要性，指导患者学会自我调节情绪。保持心情舒畅，注意劳逸结合，胃癌患者病情得到缓解或相对平稳后，生活要有规律，建立和调节好自己的生物钟，要做到采用适当放松技巧，缓解生活及工作的压力，从而控制病情的发展和促进健康。

6. 用药指导　指导药物的服用时间、方式、剂量，说明药物作用及不良反应。避免服用对胃黏膜有损害性的药物，如阿司匹林、吲哚美辛、皮质类固醇等。复诊指导定期门诊复查，若有不适及时就诊。

7. 胃切除术后的进食指南

（1）少食多餐：手术后的胃无法像手术前那样容纳那么多的食物，应少食多餐，每天可进食6顿或更多，而非固定的三餐。这将帮助患者进食适量的食物。不要等到感到饥饿才进食。制订并遵循进餐时间安排，每天最后一餐至少在睡前2h完成，如果出现毫无原因的体重下降，请告知医疗团队。术后，患者只能进食少量食物，几个月后，可以每次进食更大的份量，并减少进食次数。如果整个胃都被切除，可能每餐只能进食几口，需要每1～2小时进食或饮水一次，以获得所需的全部营养。

（2）细嚼慢咽：缓慢进食，感觉过饱并感到不适前停止进食。进餐时请端坐，并充分咀嚼食物，以帮助食物容易消化。

（3）限制随餐饮用的液体量：随餐饮用的液体不得超过120ml，这样有助于进食足够的固体食物，而不会过饱；还可以防止食物过快进入肠道，如果感觉口干，可以多进食液体食物，包括汤和蛋白质奶昔。

（4）每餐都摄入蛋白质：手术后，身体需要更多的蛋白质来帮助愈合。每餐都摄入蛋白质食物，如肉类、鸡肉、鱼类、牛奶、酸奶和奶酪等低脂乳制品、蛋类、豆腐、坚果和坚果酱。

（5）选择易进食的食物：选择软的熟食。避免生吃蔬菜和红肉，或坚硬有嚼劲的食物。术后早期避免吃辛辣食物，否则可能导致不适。如果对脂肪和含糖食物引起不适，请避免食用。

第2章

远程机器人辅助下结直肠癌根治术

第一节 概　述

一、定义

结直肠癌（colorectal cancer，CRC）是我国常见的恶性肿瘤之一，是起源于结直肠黏膜上皮的恶性肿瘤，包括结肠癌和直肠癌。结肠癌是由于结肠黏膜上皮或腺体上失去正常生长机制的恶性细胞不断增殖而产生的恶性肿瘤，饮食习惯、遗传因素及某些慢性肠道疾病与本病发生相关，好发部位依次为乙状结肠、盲肠及升结肠、横结肠、降结肠。直肠癌是指从齿状线至直肠乙状结肠交界处之间的癌，是消化道最常见的恶性肿瘤之一，因其位置深入盆腔，解剖关系复杂，手术不易彻底切除，术后复发率高。直肠指诊及乙状结肠镜可进一步明确诊断。

二、流行病学调查

结肠癌约占结直肠癌的60%，在全球范围内，2020年全球新发结直肠癌约1 931 590例，占所有癌症总发病率的10.0%（WHO IARC 2020），居常见恶性肿瘤发病率第三位；死亡病例约935 137例，占癌症总死亡数的9.4%，居常见恶性肿瘤死亡率第二位。2022年中国国家癌症中心数据显示，结直肠癌新发病例约55.5万例，居恶性肿瘤第二位，年龄标准化发病率为23.9/10万，死亡病例约28.6万例，居常见恶性肿瘤死亡率第五位。

在不同区域中，结直肠癌发病率和死亡率差异较大。发病率较高的是澳大利亚、新西兰和欧洲；男女性别地区分布基本一致，女性发病率、死亡率普遍低于男性。而我国结直肠癌发病率和死亡率均高于世界同期水平，且上升趋势明显。

三、临床表现

结直肠癌早期无明显症状，癌肿生长到一定程度，依其生长部位不同而有不同的临床表现。

（一）结肠癌

早期常无特殊症状，发展后主要有下列症状。

1. 排便习惯与粪便性状的改变　常为最早出现的症状，多表现为排便次数增加、腹泻、便秘，粪便中带血、脓液或黏液。

2. 腹痛　也是早期症状之一，常为定位不确切的持续性隐痛，或仅为腹部不适或腹胀感，出现肠梗阻时则腹痛加重或为阵发性绞痛。

3. 腹部肿块　多为瘤体本身，有时可能为梗阻近侧肠腔内的积粪。如为横结肠和乙状结肠癌，可有一定的活动度。如癌肿穿透并发感染，肿块固定，伴有明显压痛。

4. 肠梗阻症状　多表现为慢性低位不完全性肠梗阻。当发生完全性肠梗阻时，症状加剧。左半结肠癌有时以急性完全性结肠梗阻为首发症状。

5. 全身症状　包括贫血、消瘦、乏力、低热等。病程晚期可出现肝大、黄疸、水肿、腹水、直肠前凹肿块、锁骨上淋巴结肿大及恶病质等。

由于癌肿病理类型和部位的不同，临床表现也有区别。右半结肠肠腔大，以隆起型多见，易坏死、出血和感染，因此以腹痛、腹部肿块和全身症状为主；左半结肠肠腔小，以浸润型多见，易引起肠腔狭窄梗阻，因此以梗阻症状、排便习惯与粪便性状改变等症状为主。左、右半结肠癌的分子生物学差异大，药物敏感性不同，预后也不同。

（二）直肠癌

早期无明显症状，癌肿影响排便或破溃出血时才出现症状。

1. 直肠刺激症状　便意频繁，排便习惯改变；便前肛门有下坠感、里急后重、排便不尽感，晚期有下腹痛。

2. 癌肿破溃出血症状　大便表面带血和黏液，甚至有脓血便。

3. 肠腔狭窄症状　癌肿侵犯导致肠管狭窄，初时大便进行性变细，造成肠管部分梗阻后，有腹痛、腹胀、肠鸣音亢进等不完全性肠梗阻表现。

4. 癌肿侵犯周围组织或转移至远处器官引起相应症状　侵犯前列腺、膀胱者，可出现尿频、尿痛、血尿。侵犯阴道者，可出现阴道异常分泌物。侵犯骶前神经者，可出现骶尾部剧烈持续性疼痛。晚期出现肝转移时可能有腹水、黄疸、消瘦、水肿等症状。

局部症状包括便血、便频、便细、黏液便、肛门痛、里急后重、便秘等。

四、治疗原则

治疗原则是以手术切除为主的综合治疗，同时配合放、化疗等综合治疗，可在一定程度上提高疗效。目前临床上开展新辅助治疗（即术前放、化疗），目的是提高手术切除率，延长患者的无病生存期，但需掌握适应证。结肠癌手术应行全结肠系膜切除（complete mesocolic excision，CME），充分保护肠系膜的完整性，从而能完整地切除肿瘤、清扫最大范围的区域淋巴结，并减少周围脏器、血管和神经损伤。

（一）非手术治疗

1. 结肠癌

（1）放射治疗：术前放射治疗可缩小癌肿体积，降低癌细胞活力，提高手术切除率，降低术后复发率；术后放射治疗适用于晚期癌肿和术后局部复发者。

（2）化学治疗：术前辅助化学治疗有助于缩小原发灶，使肿瘤降期，提高手术切除率及降低术后复发率；术后化学治疗可杀灭残余肿瘤细胞。给药途径有静脉给药、区域动脉灌注、温热灌注及腹腔置管灌注给药等，以静脉给药为主。化学治疗方案主要有以下几种。① FOLFOX 方案：奥沙利铂、氟尿嘧啶和亚叶酸钙联合用药；② MAYO 方案：氟尿嘧啶和亚叶酸钙联合用药；③ XELOX 方案：奥沙利铂和卡培他滨联合用药。大量文献报道，Ⅲ、Ⅳ期结肠癌患者应用术前新辅助化学治疗和术后辅助化学治疗效果显著。

（3）其他治疗：①中医治疗。应用补益脾肾、调理脏腑、清汤解毒的中药制剂，配合放、化疗或手术后治疗，可减轻毒副作用。②局部治疗。对于肠腔狭窄且不能手术的患者，可选用放置支架扩张肠腔。③另外还有基因治疗、靶向治疗、免疫治疗等。

2. 直肠癌

（1）放射治疗：通过放射线的聚焦杀灭照射野的肿瘤细胞，属于局部治疗。围手术期放疗可增加治愈的机会；姑息放疗可缓解症状。

1）术前放疗：若影像学评估存在肿瘤浸润较深、直肠系膜筋膜受累等高危因素，术前新辅助放疗可缩小肿瘤并降低分期，提高手术切除率和降低局部复发率。

2）术后放疗：效果不如术前放疗，仅适用于术前未经放疗，且术后病理提示局部复发风险高的情况，如环周切缘阳性、T4b 或 N1/N2 等情况。

3）姑息放疗：对于无法根治的晚期或复发患者，放疗可用于缓解局部症状，避免手术。

（2）药物治疗：利用肿瘤细胞对化学药物的高敏感性，选择性杀灭肿瘤。给药途径有全身静脉给药、局部缓释颗粒、术后腹腔热灌注化疗等。结直肠癌的化疗均以氟尿嘧啶为基础用药，以全身静脉化疗为主。

1）辅助化疗：根治术后全身（辅助）化疗能提高高危Ⅱ期、Ⅲ期结直肠癌的 5 年生存率。目前辅助化疗主要有两个方案，均持续 3～6 个月。① FOLFOX 方案：奥沙利铂、亚叶酸钙于首日静脉滴注，随后氟尿嘧啶持续 48h 滴注，每 2 周重复一次；②CAPEOX方案：奥沙利铂于首日静脉滴注，随后连续口服2周卡培他滨，每3周重复一次，疗效与FOLFOX方案相当。

2）新辅助化疗：目前直肠癌标准的新辅助治疗方案是氟尿嘧啶单药增敏的放疗。最近研究显示，新辅助化疗也可使肿瘤降期，提高手术切除率。对目前尚无条件行放射治疗的地区，可谨慎使用，方案为FOLFOX或CAPEOX，或在此基础上添加其他常规化疗药物或分子靶向药物。

3）其他药物治疗：包括伊立替康和分子靶向药物，如贝伐珠单抗和西妥昔单抗，二者分别拮抗血管内皮生长因子和表皮生长因子受体。最新研究显示，针对错配修复蛋白缺陷（mismatch repair deficiency，dMMR）或高度微卫星不稳定（high microsatellite instability，MSI-H）的结直肠癌患者，靶向PD-1、PD-L1的免疫检查点抑制剂类药物已成为晚期患者的一线治疗；同时新辅助免疫治疗在dMMR或MSI-H结直肠癌中也取得很好的近期疗效，尤其对于超低位直肠癌保肛患者有很好的应用前景。

4）局部化疗：腹腔化疗药物植入、腹腔热灌注化疗在治疗结直肠癌、腹膜假黏液瘤等腹腔恶性肿瘤腹膜转移所致的PC及其并发的恶性腹水方面具有独特的疗效。

（3）其他治疗：直肠癌形成梗阻且不能手术者，可放置金属支架、肠梗阻导管或行结肠造口术以减轻梗阻。手术无法切除的多发肝转移，可采用超声或CT引导的介入消融以尽量减少病灶。晚期患者应注意支持治疗，以改善生活质量为原则。

（二）手术治疗

1. 结肠癌

（1）结肠癌根治性手术：要求整块切除肿瘤及其远、近两端10cm以上的肠管，包括系膜和区域淋巴结。常用术式如下。

1）右半结肠切除术：适用于盲肠、升结肠、结肠肝区癌。切除范围包括右半横结肠、升结肠、盲肠，长15～20cm的末端回肠及其系膜和区域淋巴结，做回肠与横结肠端端或侧端吻合；对于结肠肝区癌，还须切除横结肠和胃网膜右动脉组淋巴结（图2-1）。

2）横结肠切除术：适用于横结肠癌。切除范围包括肝区或脾曲的整个横结肠、胃结肠韧带的淋巴结组，行升结肠和降结肠端端吻合（图2-2）。

3）左半结肠切除术：适用于结肠脾曲癌和降结肠癌。切除范围包括左半横结肠、降结肠、部分或全部乙状结肠及其相应的系膜及区域淋巴结，做结肠间或结肠与直肠端端吻合（图2-3）。

4）乙状结肠癌根治切除术：适用于乙状结肠癌。要根据乙状结肠的长短和癌肿所在部位，分别切除整个乙状结肠和全部降结肠，或切除整个乙状结肠、部分降结肠和部分直肠及其系膜与区域淋巴结，行结肠直肠吻合（图2-4）。

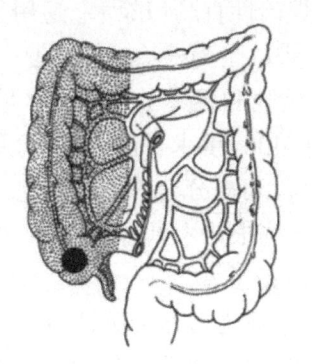

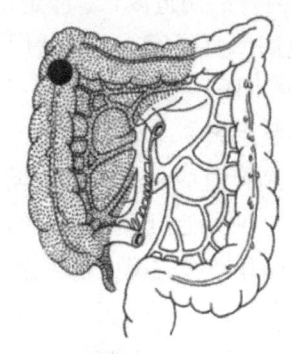

图2-1 右半结肠切除范围

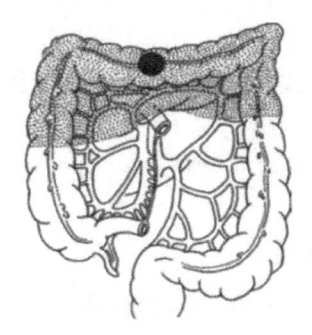

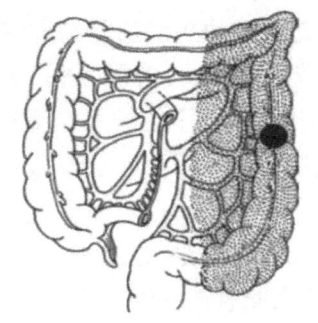

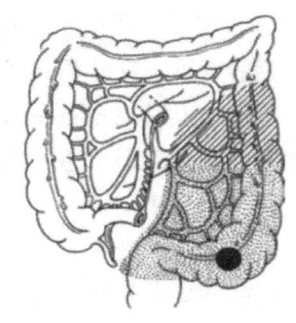

图2-2 横结肠切除范围　　图2-3 左半结肠切除范围　　图2-4 乙状结肠切除范围

（2）结肠癌并发急性肠梗阻的手术：在进行胃肠减压、纠正水和电解质紊乱及酸碱平衡失调等适当准备后，早期实施手术。右半结肠癌做右半结肠切除、一期回肠结肠吻合术。如患者情况不允许，可先放置肠梗阻导管或做盲肠造口解除梗阻后，再行根治性切除。左半结肠癌并发急性肠梗阻时，可手术切除、一期吻合，或置入支架缓解梗阻，然后行根治性手术。若粪便较多，可行术中灌洗后予以吻合。若肠管扩张、水肿明显，可切除肿瘤后行近端造口、远端封闭。如肿物不能切除，可在梗阻部位近侧做横结肠造口。术后转化学治疗，待肿瘤缩小降期后，再评估能否行二期手术根治性切除。对肿瘤不能切除者，则行姑息性结肠造口。短路手术、支架置入或肠梗阻导管置入等也是可选的有效方案。

2. 直肠癌手术方式　　大量临床病理学研究提示，直肠癌向远端肠壁浸润的范围较结肠癌小，只有2%的直肠癌向远端浸润超过2cm。这是选择手术方式的重要依据。

（1）局部切除术：入路有经肛和经骶后两种，整块切除肿物至全层直肠壁，并保证至少3mm切缘。由于未清扫区域淋巴结，无法病理评估淋巴结转移，复发风险高于根治术。如果病理发现切缘阳性、黏膜下浸润深度超过1mm、脉管浸润或分化差等局部复发的高危因素，应追加根治性直肠切除术。适用于早期瘤体小、T1N0、分化程度高的直肠癌，尤其适用于难以耐受根治术的患者。

（2）根治性直肠切除术：整块切除癌肿和足够的切缘、区域淋巴结和伴行血管及完整的直肠系膜。主要手术方式有Miles手术、Dixon手术及其衍生术式和Hartmann手术。施行直肠癌根治术的同时，要充分考虑患者的生活质量，术中尽量保护排尿功能和性功能。腹腔镜下的直肠癌根治术具有创伤小、恢复快的优点。有条件的单位，可开展腹腔镜或机械手臂辅助手术。

直肠癌侵犯子宫时，可一并切除子宫，称为后盆腔脏器清扫；直肠癌侵犯膀胱，行直肠和膀胱（男性）或直肠、子宫和膀胱（女性）切除时，称为全盆腔清扫。

1）腹会阴切除术（Miles手术）：是Miles于1908年提出的直肠癌根治术，同时经腹部、会阴两个入路进行整块肿瘤切除和淋巴结清扫。切除范围包括全部直肠、肠系膜下动脉及其区域淋巴结、全直肠系膜、肛提肌、坐骨直肠窝内脂肪、肛管及肛门周围3~5cm的皮肤、皮下组织及全部肛门括约肌（图2-5），于左下腹行永久性乙状结肠单腔造口。适用于肛管外括约肌或肛提肌受累，以及术前肛门失禁的患者。

2）低位前切除术（Dixon手术）：是Dixon在1948年提出的直肠癌保肛手术，切除肿瘤后一期吻合、恢复肠管连续性，是目前应用最多的直肠癌根治术（图2-6）。根治原则要求肿瘤远端切缘至少2cm；低位直肠癌至少1cm。原则上，只要肛管外括约肌和肛提肌未受累，且无肛门失禁的患者，均可行结肠-直肠低位吻合（Dixon手术）或结肠-肛管超低位吻合（如Parks手术、括约肌间切除术），其长期生存率和无复发生存率不劣于腹会阴切除术。

3）经腹直肠癌切除、近端造口、远端封闭手术（Hartmann手术）：是Hartmann在1921年提出的直肠癌术式，切除肿瘤后近端结肠造口，远端残腔封闭。适用于一般情况很差，不能耐受Miles手术或急性梗阻不宜行Dixon手术的患者（图2-7）。

（3）姑息手术：晚期直肠癌的姑息手术以解除痛苦和处理并发症为原则，不一定需要处理原发灶。例如：排便困难或肠梗阻时可行乙状结肠双腔造口；肿瘤出血无法控制时可行肿瘤姑息性切除。

3. 手术适应证

（1）结直肠癌原发灶能够或已经行根治性切除。

（2）根据肝脏解剖学基础和病灶范围，肝转移灶可完全（R0）切除，且要求保留足够的功能性肝组织（剩余肝脏体积≥30%~40%，采用三维CT、3D数字成像技术等有助于评估剩余肝脏体积）。

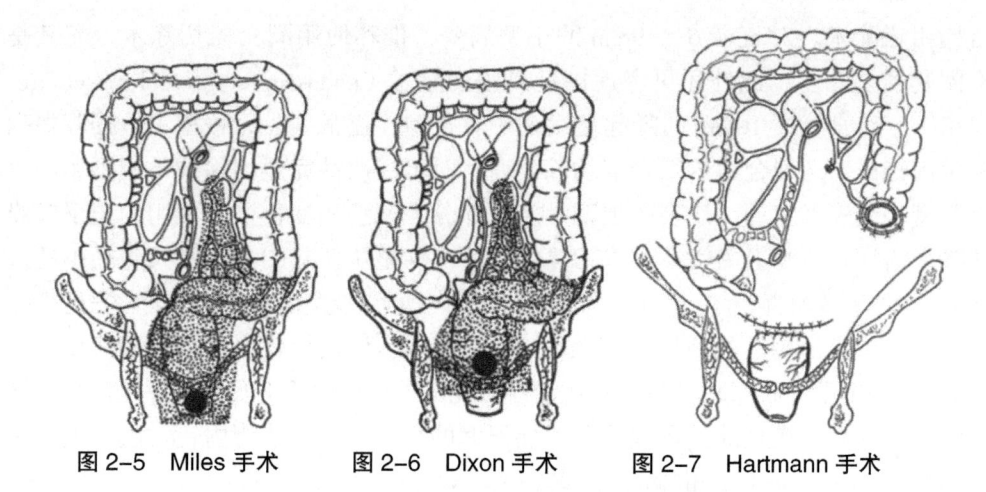

图 2-5　Miles 手术　　图 2-6　Dixon 手术　　图 2-7　Hartmann 手术

（3）患者全身状况允许，没有不可切除的肝外转移病变。

（4）切缘不足 1cm、可切除的肝门淋巴结转移、可切除的肝外转移病灶（包括肺和腹腔）等也纳入了适宜手术切除的范畴。

4. 手术禁忌证

（1）结直肠癌原发灶不能行根治性切除。

（2）出现不能切除的肝外转移。

（3）预计术后残余肝脏容积不够。

（4）患者全身状况不能耐受手术。

第二节　机械人辅助结直肠癌根治术的临床新进展

结直肠癌应尽早诊断，尽早治疗。建议所有腺瘤、息肉，尤其是癌前病变和结直肠癌患者及早接受规范化治疗，结合多学科综合治疗策略（如手术、化疗、放疗、免疫治疗等多种治疗手段）为患者提供全面的综合治疗，提高治疗效果。

结直肠癌前病变包括直径 ≥ 10mm 的腺瘤，绒毛结构 ≥ 25% 的腺瘤（即绒毛状腺瘤或混合性腺瘤），伴高级别上皮内瘤变的其他病变。组织病理学是诊断结直肠肿瘤的金标准，应尽可能获取组织病理学诊断。临床分期诊断方法包括胸、腹、盆部增强 CT，依据医疗条件还可选择超声检查、染色放大内镜、超声内镜（EUS）、MRI 及 PET/CT 等影像学评估方法。临床及病理分期参考国际抗癌联盟（UICC）TNM 分期系统（第 8 版）。

一、内镜下可切除的早期结直肠肿瘤治疗

对于直径 5mm 以下的微小病变，推荐使用冷圈套器切除术，也可考虑使用

活检钳钳除术。对直径 6～9mm 的小型病变，推荐使用圈套器切除术，尤其是冷圈套器切除术，此外还可考虑内镜黏膜切除术（endoscopic mucosal resection，EMR）。对直径 > 10mm 的隆起型病变（有蒂型、亚蒂型、无蒂型），推荐根据其蒂部特征，选用合适的圈套器切除病变；对可一次性完全切除的平坦型（浅表隆起型、浅表平坦型、浅表凹陷型）及一部分无蒂型病变，推荐使用内镜下黏膜切除术治疗。原则上内镜下黏膜切除术可一次性整块切除的病变最大直径不超过 20mm。对于最大直径超过 20mm 的难以使用内镜下黏膜切除术行一次性完全切除的病变、抬举征阴性的病变、直径 < 20mm 但内镜评估怀疑癌变可能的病变、> 10mm 的内镜下黏膜切除术后残留或治疗后复发再次行内镜下黏膜切除术治疗困难的病变、疑有癌变且除外黏膜下层深层浸润的息肉，推荐使用内镜黏膜下剥离术（endoscopic submucosal dissection，ESD）。

二、腹腔镜手术

腹腔镜检查（laparoscopy）外科技术是指通过人为的体表切口建立人工通道，将器械插入体腔或间隙进行外科手术的技术。腹腔镜主要用于腹腔探查，对疾病进行诊断。随着科技的不断进步，腹腔镜手术器械的不断发展，全数字、大屏幕、高清腹腔镜的使用，尤其具有 4K 分辨率的超高清腹腔镜的推出，智能化电凝系统、血管闭合系统等新型能量系统的相继问世，使腹腔镜技术在临床的应用日趋成熟及广泛，极大地提高了腹腔镜手术的安全性。目前，腹腔镜诊断和治疗的适应证较以往相对拓宽，禁忌证相对缩小，使该技术逐步跨入一个崭新的微创手术时代。主要适应证几乎涵盖整个腹盆腔的良性病变。对于恶性肿瘤，随着循证医学证据数量和等级的不断提升，各协会专业组制订了相应的手术规范，腹腔镜下恶性肿瘤切除所占比例也逐年增加，全腹腔镜结直肠癌手术、腹腔镜辅助结直肠癌手术、腹腔镜下胃癌根治术等越来越普及。

三、机器人辅助技术

机器人辅助技术是利用计算机辅助的设备和平台进行手术，此项技术推动了微创外科的进一步发展，但是外科医师并不能直接从开腹或腹腔镜手术的经验中获得机器人手术的相关技巧。在机器人手术中，由于外科医师与手术台分离、缺乏触觉反馈、术野受限、机身庞大等原因使得手术过程中医师要持续保持高度警惕，以防止患者受到意外伤害。随着医疗技术和人工智能的不断发展，手术机器人（机械手臂）辅助技术在外科中应用越来越受到关注。手术机器人借助机械手臂，从视觉、听觉和触觉上为医师进行手术操作提供支持。现代的机器人操作系统通常采用先进的传感技术来实现预知性和智能控制，可以帮助外科医师进行更准确的手术操作。机器人外科技术的应用，开启了微创外科新纪元，当前，"达芬奇"机器人手术系统（Intuitive Surgical，Sunnyvale，CA，USA）在机器中占据主导地位。截至2018年6月30日，世界上共有4666台"达芬奇"手术系机器，随着其数量的持续增长，机器人手术的总量及比例也随之增加。2008—2013年，传统腹腔镜手术数量下降了39.4%，而机器人辅助技术的手术量增加了250.0%。尽管最初曾存在质疑和阻力，但以美国为例，机器人辅助结直肠手术的数量正在持续增加。大学健康系统联盟（UHC）临床数据库的一项研究指出，2011—2015年，机器人辅助结直肠手术量增加了158%，开展机器人辅助结直肠手术的机构数量也正在增加。

四、远程机器人微创手术

远程手术是将机器人微创手术系统与先进的通信技术相结合，医师与患者相隔两地，医师操纵机器臂通过网络将操作信号高速传输到患者所在地，实施外科手术。随着手术机器人的迭代更新及通信技术的不断进步，手术机器人系统在操作体验、图像呈现及网络延时等方面不断取得突破，但缺乏力反馈仍是其痛点，术者对于手术操作只能依赖于视觉反馈和经验，这对于远程或超远程手术的高效完成也提出了挑战；但随着5G网络的问世，其把延时降至接近即时，为增强现实和虚拟现实等现有技术开辟了新的应用场景，超远程手术也逐渐成为可能。

五、经自然腔道取标本手术

随着新技术手段的应用，经自然腔道取标本手术（natural orifice specimen extraction surgery，NOSES）的机器人微创结直肠手术不断发展，与常规腹腔镜手术相比，结直肠癌的NOSES的区别在于取标本的途径和消化道重建方式。因为腹部没有辅助切口，所以外观上更加美观，创伤更小，恢复更快。NOSES是基于常规微创设备平台完成的，因此NOSES必须先满足常规微创手术适应证的基本要求，主要包括：①手术团队一定要具备丰富的腹腔镜手术经验，并能熟练完成全腔镜下消化道重建；②不能用于局部晚期肿瘤；③不适用于肿瘤引起的急性肠梗阻和肠穿孔；④需进行全腹腔探查；⑤需考虑术前病灶定位。

六、经肛门全直肠系膜切除术

尽管经肛门微创手术（transanal minimally invasive surgery，TAMIS）技术在直肠良性肿瘤的局部切除中获得了较好的应用，但TAMIS最有意义的进展是成功应用于全直肠系膜切除术（total mesorectal excision，TME）。经肛门全直肠系膜切除术（TaTME）是基于TEM和TAMIS的手术经验并结合TME手术原则发展起来的。最近的一个社论这样评价该项技术：TaTME将近30年直肠癌手术技术中最重要的进展融合到了一个手术之中。部分早期中低位直肠癌可以选择 TaTME，它是利用 TEM 或 TAMIS 平台，采用"由下而上"的操作路径，并遵循 TME 原则而实施的经肛腔镜直肠切除手术。手术适应证包括男性、前列腺肥大、肥胖、肿瘤直径＞4cm、直肠系膜肥厚、低位直肠前壁肿瘤、骨盆狭窄、新辅助放疗引起的组织平面不清晰等"困难骨盆"的中低位直肠癌，尤其是低位直肠癌患者。

七、腹腔热灌注技术

腹腔热灌注化疗（hyperthermic intraperitoneal chemotherapy，HIPEC）是指通过将含化疗药物的灌注液加热到治疗温度、灌注到肿瘤患者的腹腔内、维持一定的时间，以预防和治疗腹膜癌（PC）及其引起的恶性腹水的一种治疗技术。HIPEC 在治疗胃癌、结直肠癌、腹膜假黏液瘤、恶性腹膜间皮瘤等腹腔恶性肿瘤腹膜转移所致的 PC 及其并发的恶性腹水方面具有独特的疗效。随着现代生物技术的发展和大量 HIPEC 临床应用带来的技术要求，HIPEC 在理论和技术上要求精准化和规范化，国内学者研发了中国腹腔热灌注化疗（China hyperthermic intraperitoneal chemotherapy，C-HIPEC）技术，建立了高精度、大容量、持续循环、恒温灌注的 C-HIPEC 技术方法，制订了 C-HIPEC 技术标准。①开放式或闭合式：手术结束后开放状态下或关闭腹腔后行灌注治疗。②化疗药物：根据原发肿瘤的静脉化疗常用药物、既往敏感药物或药敏试验结果选择化疗药物，也可根据患者既往病史、疾病种类和药物特性，选择肿瘤组织穿透性高、分子量大、腹膜吸收率低、与热效应有协同作用、腹膜刺激性小、对肿瘤有效的药物。③化疗药物剂量：参考系统化疗剂量。④灌注温度：（43±0.1）℃。⑤灌注时间和次数：灌注时间 60～90min，一般为 60min，多次 C-HIPEC 时，每次治疗间隔 24h；预防性 C-HIPEC：1～2 次，治疗性 C-HIPEC：1～3 次，视患者情况，可以增加到 3～5 次。⑥灌注液容量：有效灌注液一般为 4～6L，以充盈腹腔和循环通畅为原则。⑦灌注速度：400～600ml/min。这种由体外和体内双循环进行热交换加温控温的 C-HIPEC 技术使腹腔灌注液维持在恒定温度，是目前国际领先的温度控制技术，已在我国广泛推广应用。

第三节　机器人辅助结直肠癌根治术的快速康复精准护理

一、术前准备

充分的术前准备和沟通是确保患者远程手术成功和安全的重要环节。快速康复外科（ERAS）理念的核心是减少手术应急，加速康复；术前医师需要对患者进行整体健康状况评估，特别是营养状况，结直肠癌患者常伴有营养不良，术前营养支持对术后恢复至关重要。手术室护士需要术前一天对患者进行术前访视，记录其病史、病因、用药情况、过敏史、经济状况、职业背景、日常生活习惯等相关社会学资料等信息。做好术前宣教也尤为重要，比如心理准备、体位的训练、皮肤的保护、疼痛管理预期和早期活动的必要性，同时，让患者了解手术目的、参加手术的人员、麻醉方法等减少患者的焦虑，促进恢复。远程机器人手术具有远距离及机器人辅助特殊性，除了常规准备外，手术团队人员配置、机器人系统准备、网络传输方案的设计、视频会议系统也极为重要，以及保证医疗护理团队的专业性，以保证手术的连续性和安全性。

（一）一般评估

1. **入院评估** 患者入科后，护士首先要热情接待患者及其家属，主动与他们进行沟通，介绍本科室的环境，结直肠疾病的相关知识、护理及注意事项。在与患者及其家属进行沟通时，应随时关注患者的情绪及心理状态。如有明显的消极情绪，及时采取有针对性的护理措施，使患者期待手术治疗，解决伤痛。

2. **病史评估** 护士详细询问并记录病史、病因，包括患者出现临床症状的时间、肠镜结果、病理类型、有无远处脏器转移及治疗经过等。了解外伤、手术等病史，用药史、药物不良反应及过敏史、家族史及有无糖尿病、高血压、心血管疾病等，对高血压、糖尿病患者控制血压、血糖。

3. **实验室检查** 包括血常规，C反应蛋白，血生化，尿、粪常规、凝血功能，血清八项，肿瘤标志物（如CEA、CA19-9、CA125、CA724）等，同时询问抗凝血药物的使用情况。粪便隐血：由于其经济性可作为结直肠癌的初筛手段，阳性者再做进一步检查。

4. **营养风险评估**

（1）采用NRS-2002评分，≥3分者存在营养风险，术前7d启动免疫增强型肠内营养（含ω-3脂肪酸、精氨酸）。

（2）白蛋白＜30g/L时，补充水解乳清蛋白[1.5g/（kg·d）]。

5. **心肺功能评估** 评估患者有无心脑血管或呼吸系统疾病、神经系统及内分泌系统疾病、消化系统及免疫系统疾病、其他慢性或严重疾病史。进行心电图、血压检查，必要时可增加胸部X线或胸部CT等影像学检查。

6. **心理评估与支持** 由于远程机器人辅助结直肠癌根治术尚属初期阶段，存在患者和术者远程距离、机器人辅助等问题，需要具备良好的心态和适应性。在与患者交流中，护士应深入了解患者的需求和担忧。需要特别关注，患者的个性、习惯和经济能力是选择手术的关键因素。全面评估和良好的医患沟通在决策过程中至关重要，以避免经济纠纷和高期望值导致的隐患问题。护士可以与患者进行交流，了解其心理状态和抗压能力，并提供相应的心理支持和安慰，关心体贴患者，指导患者及其家属通过各种途径了解疾病诊治相关的新进展，树立与疾病做斗争的勇气及信心；同时，争取家人与亲友的配合，从多方面给患者以关怀，从而提高患者的手术适应性和预后目标。如需行肠造口的患者则要了解其职业、沟通能力和生活自理能力等情况。

（二）专科评估

1. 常规结直肠检查

（1）全结肠镜检查+活检：内镜通过活检取得病理诊断，是进行手术、放疗或化疗的前提，因此是结直肠癌最关键的辅助检查。患者存在临床显性肠梗阻，鉴于结肠镜检查前肠道准备会加剧肠梗阻或造成穿孔，原则上禁止行结肠镜检查。

（2）胸部平扫或增强CT及腹部/盆腔增强CT：患者不具备条件，或拒绝全结肠检查，或结肠镜不能检查全部结肠，建议清洁肠道后腹部/盆腔增强CT行结肠检查。应用连续薄层横轴位、冠状位和矢状位重建图像诊断和鉴别诊断结直肠癌肺转移瘤。增强腹部及盆腔CT诊断卵巢转移和腹膜腔种植转移。

（3）肝脏平扫及增强MRI：患者存在静脉造影禁忌证时，行腹/盆腔增强MRI加非增强胸部CT。CT不能确定卵巢转移时，建议行盆腔MRI或妇科协助诊断，MRI包含T_2加权（T_2 weighted imaging，T_2WI）、扩散加权（diffusion-weighted imaging，DWI）及多期T_1加权增强成像序列。CT不能确诊肝转移瘤时，或需改变肝转移瘤治疗决策时，建议行肝脏MRI，且包含T_2WI、DWI及多期T_1加权增强成像序列，用于确定肝转移瘤数目、大小及分布；有条件者可直接选择肝细胞特异性造影剂增强MRI，该方法有助于检出1cm以下病灶，特别是化疗后CT所不能显示的转移瘤。

（4）肝脏超声造影：有条件者可行肝脏超声造影或术中超声造影，进一步明确肝转移瘤，特别是化疗后CT所不能显示的转移瘤。

（5）PET/CT：临床怀疑转移但其他影像学检查无法确诊或重大决策前（例如复发转移性患者存在治愈性治疗机会时），PET/CT可用于发现可能存在的转移灶，从而避免过度治疗，但不推荐PET/CT作为诊断的常规检查。

2. 肛门指诊　对所有怀疑直肠癌患者行直肠指诊，提供盆底是否存在肿瘤性病变征象，是腹膜转移的特异性临床征象。

（三）术前宣教

1. 术前皮肤准备　为预防手术部位感染需进行皮肤准备，乳头水平至大腿内侧上1/3，两侧至腋后线区域内如有较长毛发需剪除（包括会阴部），清洁脐孔。

术前一日下午或晚上洗澡，特别是清洁脐部。

2. 肠道准备　术前12h进食流食或口服营养液，术前一日口服泻药。①方法1。中午12:00磷酸钠盐口服溶液45ml加温水750ml摇匀后30min内服完，之后1h内再喝800ml温水，19:00同样的方法服用另外45ml泻药。②方法2。中午12:00复方聚乙二醇电解质散（Ⅳ）164.4g加温水1500ml充分溶解后在1.5h内服完，19:00同样的方法服用另外164.4g泻药。喝完后来回走动，有利于粪便排出。术前一晚根据肠道清洁情况遵医嘱给予清洁灌肠。术前8h禁食，4h禁水，酌情补液，以防患者在麻醉和手术过程中出现呕吐、反流窒息或吸入性肺炎。

3. 术前锻炼指导　在实施远程机器人辅助结直肠癌根治术过程中会对患者的呼吸系统产生一定的影响，术前进行呼吸锻炼可以增加患者的肺活量和通气量，提高肺功能，有助于减少术后呼吸系统并发症的发生。指导患者术前进行胸式呼吸训练，用鼻深吸气，使胸部隆起，略微停顿，由口呼气，反复胸式呼吸训练。有效咳嗽，指导患者取坐位或半坐卧位，咳嗽时将双手交叉，手根部放在切口两侧，向切口方向按压，以保护伤口，先轻轻咳嗽几次，使痰松动，然后再深吸气后用力咳嗽，排出痰液。由于手术需要切除部分或全部结肠，患者术后可能会出现排便习惯的改变，创伤排便锻炼可以帮助患者适应术后排便方式的改变，减少术后并发症的发生。指导患者术前进行创伤排便锻炼，患者进行床上排便练习，如模拟排便动作，进行盆底肌肉的收缩和放松练习等。

4. 心理干预　为了帮助结直肠癌患者调整心理状态，减轻焦虑、抑郁等消极情绪，增强患者的心理抗压性，提高应对能力和生活质量，适当采取心理干预方式十分重要。在强化康复护理干预方案中，临床心理干预内容主要包括认知干预、情绪调节、应对技巧训练、社会支持、心理疏导等。大多数患者在患结直肠癌后会产生恐惧、担心等情绪，在入院时情绪状态不佳。医护人员需要耐心地接待患者，同时结合患者的术前检查结果为其介绍疾病产生的原因、症状、治疗方式等；若患者对远程机器人设备持怀疑态度，医护人员则可为患者分发宣传册、播放视频，让其能够更全面地了解远程机器人设备的构造、手术步骤、微创的优点等，从而提高患者在治疗期间的配合度。若患者对疾病知识、手术知识存在误区或者不了解的情况，医护人员则需要及时给予反馈，让患者能够增加对医护人员的信任感。除此之外，医护人员还可以邀请手术成功患者与患者进行交流，从而减轻患者的消极情绪，让患者保持积极的心理状态接受手术治疗。

5. 肠造口腹部定位　由医师、造口师、患者及其家属根据手术方式和手术切口位置；患者病情、意识、合作程度、家庭支持程度、工作特点、衣着习惯、自理能力等；腹部外形及皮肤情况，共同决定患者腹部肠造口的位置，并用手术记号笔做好标记。

二、术中精准护理

（一）准备工作

1. **器械准备** 护士要在手术开始前，按照手术需要分别准备机器人手术器械、腔镜手术器械、手术耗材和远程手术演示系统。仔细核对手术器械，确保手术所需的器械，并使之处于良好的工作状态。

（1）机器人手术器械：主要包括内镜、穿刺器、专用机器人手术器械及耗材。

（2）腔镜手术器械：包括分离钳、分离剪、抓钳、腔镜吸头、肠钳、持针钳、钛夹钳等。

（3）手术耗材：包括无菌套、各型号血管夹、穿刺器（10mm、12mm）、引流管、腔镜用手术标本袋等。

（4）成像设备：腹腔镜镜头、光源、摄像机及监视器。

（5）气腹设备：腹腔镜胃肠外科手术要求充足的腹腔内操作空间，需要通过稳定的人工气腹来实现。气腹由气腹机经套管向腹腔内充气来建立和维持，并实时监测腹腔内压力，以保证安全。

（6）冲洗吸引设备：腹腔镜吸引器要求有足够的长度，通过套管进入腹腔，可探及术野各个部位，后端连接吸引管和冲洗管，通过一个可单手控制的双向阀门转换功能，进行有效的吸引和冲洗。

（7）机器人外科手术系统及远程手术演示系统。

2. **患者准备**

（1）患者进入手术室前生命体征有无异常，活动义齿、助听器、美甲等影响手术进行和观察的饰物已取下。

（2）患者血压在正常范围，心理状态平稳。

（3）手术部位标记，安全核查、麻醉、导尿、皮肤消毒、铺无菌单。

3. **医务人员准备**

（1）医护人员需进行远程机器人手术配合的相关培训。术前1d，手术室护士与主刀医师、第一助手进行沟通，了解患者的病情、手术流程、手术关注点与难点，充分预估术中可能出现的各种突发情况，制订周全的护理预案。

（2）手术团队术前3d对两地的手术机器人平台予以调试，主要测试手术机械臂操作的流畅性和网络的稳定性，确保手术的顺利开展。

（3）严格无菌操作：护士需要保持手术室的整洁和无菌环境，遵循手术室相关操作规范和消毒流程，降低感染风险。

（4）术前安全核查：护理人员核对患者身份信息并确认无误。手术室护士在麻醉前、手术前、手术后同手术医师及麻醉医师对照《手术安全核查表》内容逐项核对，共同签字。

（二）麻醉方式

麻醉的选择：腹腔镜手术应选择气管插管全身麻醉，其优点是安全、可控性强、患者舒适，可使用肌松药，循环紧闭机控呼吸可保证适当的通气和氧合，足够的麻醉深度和良好的肌松也有利于控制膈肌活动，便于手术操作。

喉罩麻醉在腹腔镜手术中是否适用仍存在争议。有观点认为喉罩通气会使胃内压升高，易致反流误吸，有研究者认为对于某些无严重合并症患者，若所行腹腔镜手术时间短，无反流危险因素存在时，如诊断性探查、阑尾切除、疝修补等手术，喉罩麻醉是安全的。其具备全身麻醉的优点，而无气管插管时的剧烈血流动力学波动和拔管时的强烈呛咳，苏醒更加平稳舒适。

某些地区因经济条件限制，下腹部腹腔镜手术仍在使用硬膜外麻醉，这种做法的安全性欠缺，患者在气腹状态下会有强烈不适，常需强效麻醉镇痛药辅助。多数麻醉医师不主张使用该方法。局部麻醉只能在某些腹腔镜诊断性探查中使用。

（三）术中护理配合

1. 手术计划的精准护理关注点

（1）设备检查：机器人外科手术系统、远程手术演示系统等设备的正常运行，为手术提供可靠保障。

（2）手术体位安置：下腹部手术多采用截石位，头低足高成30°，右倾10°~15°，头板调高约15°，腿托调低15°~20°，肩部置肩托或约束带，保护头面部，防止球结膜水肿，避免意外损伤。

（3）监测生命体征：密切监测患者的心率、血压、呼吸等生命体征，及时发现并处理异常。

（4）配合医师：熟练掌握手术步骤，密切配合医师，确保手术顺利进行。

2. 远程机器人辅助结直肠癌根治术的护理关注要点

（1）护理人员应对患者床号、姓名、性别、年龄、住院号、手术部位、手术方式等进行核对。患者戴好帽子，平卧于手术床上，摆好截石位。

（2）准备好患者病历，方便手术医师查看患者的一般情况、各种实验室检查结果、专科检查结果、影像学资料等。

（3）熟练掌握手术器械的使用方法，确保手术顺利进行。密切监测患者的生命体征，如心率、血压、呼吸、血氧等，及时发现并处理异常情况。

（4）术中密切观察患者有无不适症状，如头痛、恶心、呕吐等，及时报告医师并处理。

（5）手术间布置，给机器人覆盖无菌膜，对接机器人，调试术中牵引、吸引、冲洗等设备。保持摄像头清洁，必要时改变镜头角度，调整机械臂，紧急情况下断开机器人连接。保证手术的顺利进行。检查网络传输方案及视频会议系统稳定性，确保能及时了解双方手术室的工作情况。

三、术后护理

（一）一般护理

1. 环境准备　保持病房内环境的整洁，将病房内的温度控制在 18～22℃，将湿度控制在 50%～60%。

2. 生命体征监测　全身麻醉患者术后给予持续低流量吸氧，持续床旁心电监护监测生命体征，保持患者呼吸道通畅、伤口疼痛情况等。

3. 体位护理　术后采取平卧位，头偏向一侧，以防误吸。病情平稳后采取半坐卧位，抬高床头 30°以减轻伤口张力、减轻疼痛、利于引流、有助于呼吸。

4. 术后观察

（1）加强患者巡视与解释工作，密切观察患者引流液的颜色、性状及量，发现异常及时报告医师处理，注意倾听患者主诉，如有不适出现，立即报告医师。

（2）告知患者术后因手术切口导致患者腹部疼痛，应安抚患者属于正常现象不要过度紧张。同时教会患者及其家属自控镇痛泵正确使用方法。

5. 活动指导　术后早期活动，病情平稳后采取床上翻身，如无头晕等不适，鼓励患者早期采取三步起床法下床行走。

6. 引流管护理

（1）导尿管：保持导尿管通畅，观察并记录尿液的颜色、性状和量，会阴冲洗 1 次/日，肛门部有伤口患者会阴擦洗 1 次/日。除 Miles 手术患者外，无特殊情况术后一日根据医嘱拔除导尿管。

（2）腹腔、盆腔及腹腔热灌注引流管：引流管双固定，保持引流管通畅；观察并记录引流液的颜色、性状和量；保持引流管口周围皮肤清洁、干燥，定时更换敷料；术后 5～7d，待引流液量少、性状无异常后，即可拔除引流管。

7. 肺部护理

（1）采用一对一、面对面示教的方式教会患者咳痰方法。

（2）给患者行背部护理，协助叩背排痰。

（3）根据医嘱给予患者超声雾化吸入治疗 3 次/日。

（4）根据医嘱给予患者振肺排痰治疗 3 次/日。

8. 饮食护理　结直肠癌患者术后，推荐按照加速康复外科（ERAS）原则和流程实施围手术期营养管理；ERAS 的营养环节包括避免长时间禁食，术前 2h 口服液体和碳水化合物，以及术后第 1 天恢复口服饮食。

术后禁食水期间使用肠外营养：能量供给推荐卧床患者为25kcal/（kg·d），非卧床患者为30kcal/（kg·d），蛋白质需要量1.2~1.8g/（kg·d）；同时确保每日适量的矿物质（电解质及微量元素）、维生素。

术后早期营养干预（24~48h）：术后第1个24h内，无腹胀腹痛恶心，除去睡眠时间，给予15ml温开水/0.5h，24h饮温开水目标量为500ml；术后第2个24h，除去睡眠时间，60ml流质/1h，无腹胀腹痛恶心，术后第2个24h饮米汤目标量为1500ml。

恢复期阶梯式营养管理（术后3~7d）：术后第3天进食低渣半流食，如南瓜粥、蒸蛋羹，添加短肽型肠内营养粉（TP粉）；术后第5天进食低纤维软食阶段，可加入去皮鸡肉、龙利鱼等优质蛋白，禁用粗纤维及产气食物（如豆制品、牛奶等）。

居家营养持续支持（术后2~4周）：根据患者恢复情况逐渐过渡到正常饮食；嘱患者进食高蛋白、高热量、高维生素、高纤维易消化食物；避免高脂肪及产气的食物如豆类、啤酒、肥肉等。做好定期的营养随访，根据患者营养状况和病情确定营养供给标准和补给方式，制订个体化的营养治疗方案，以共同提高患者的生活质量。

9. 安全护理　术后存在伤口疼痛、留置引流管等因素，故患者暂时失去生活自理能力，护理人员应为患者提供安全、舒适的环境，避免跌倒等不良事件的发生。

10. 随访指导　建议术后1个月、3个月、6个月分别进行随访，嘱患者遵医嘱按时来医院复查，如出现伤口红肿热痛、体温升高、腹部症状等不适，立即就诊。

（二）专科护理

1. 造口护理

（1）心理护理：患者术后第一次见到自己的肠造口时多会产生恐惧、自卑、焦虑、依赖等心理，医护人员及家属应多关心、体贴和安抚患者，给予其心理支持，鼓励患者触摸自己的肠造口，逐渐从害怕、抵触情绪过渡到接受现实，为后期自我护理打下心理基础。

（2）指导患者及照护者选择合适的造口护理用品。护士进行造口护理时让患者及照护者全程观看两次，之后鼓励他们共同参与，待其掌握基本要领后，护士观看患者独立操作两次并给予必要指导，以确保患者出院前照护者能独立完成造口护理。

（3）造口观察：正常的肠造口外露黏膜呈鲜红色，有光泽且湿润，类似口腔黏膜。因由内脏神经支配，造口处肠管对切割烧灼等没有痛觉。黏膜容易因摩擦而出血。回肠造口多在术后第2天开始排泄，排泄物为大量黏稠、绿色液体,之后(量逐渐有所减少)呈褐色、牙膏样且量逐渐减少，但每日仍会有500~800ml。结肠造口术后肠功能恢复前仅有少量暗红血性液体排出，肠功能恢复后，造口会有气体排出，继而向水样便—糊状便—软便—成形便逐渐变化。造口护理时除观察排出物性状外，需要特别注意观察黏膜，若黏膜呈暗红色或淡紫色提示缺血，黑褐色或黑色提示坏死，颜色苍白提示贫血。如见异常情况应及时报告医师。

（4）更换造口袋（图2-8）：评估患者的意识状态、自理及配合程度。向患者解释操作目的，关闭门窗，大房间以隔帘遮挡，摆体位，暴露造口部位。铺护理垫，手消毒，打开换药盘，将棉球倒入治疗盘内，用温水浸湿，打开垃圾袋。揭除底盘：戴手套，取下底盘造口袋，自上而下轻柔移除，一手按压皮肤，另一手轻柔缓慢移除，同时宣教，评估底盘浸渍情况。夹取棉球蘸温水擦拭造口及周围皮肤，然后取干纱布擦干。评估造口的位置、类型、功能状况及有无并发症，选择合适的造口用品。使用造口尺测量造口的大小、高度，观察造口黏膜的颜色、周围皮肤情况。如果造口形状不规则，则需要用造口尺多角度测量。脱去污染手套弃至医疗垃圾桶内，手消毒。用记号笔按照造口尺测量的刻度在底盘上标注。按照标注的刻度裁剪底盘，底盘剪裁比实际测量大小多1～2mm，指腹磨平毛刺，以减少肠黏膜的刺激和磨损。如出现造口周围皮炎等并发症情况，应给予涂撒造口粉和皮肤保护膜等。使用方法：①首先在造口周围均匀涂造口粉，根据患者情况尽可能延长造口粉在皮肤停留的时间；②用干棉签将多余的造口粉弹除；③轻轻涂抹或喷洒皮肤保护膜，10s待干后，即形成一层无色透明的保护膜；④对于出现造口凹凸不平的情况，可以应用防漏膏或防漏贴环，将其填平。再次行手消毒，重新戴清洁手套，除去底盘背胶，将底盘紧密贴合在皮肤上，用手从下往上按紧黏胶。造口袋内充气并夹好造口袋下端出口。再次确认造口袋粘贴牢固，脱手套弃至医疗垃圾桶内，手消毒。向患者及其家属宣教相关注意事项。整理患者衣物及床单位，协助其取舒适卧位。

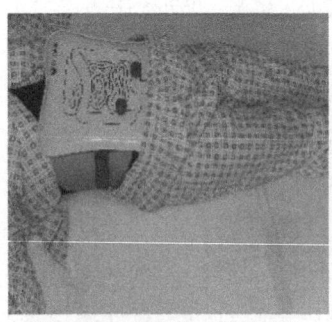

1. 核对医嘱及治疗单，核对信息，保护好患者隐私，评估患者情况

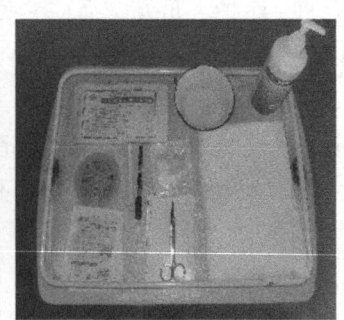

2. 物品准备：棉球、换药包、温水、记号笔、造口用品、手套、造口尺、手消毒液、造口剪、护理垫。推车至患者床旁

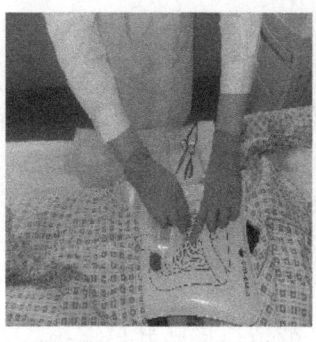

3.铺护理垫，打开换药盘，垃圾袋，浸湿棉球。手消毒，戴手套，自上而下取下造口袋，观察造口底盘浸渍情况

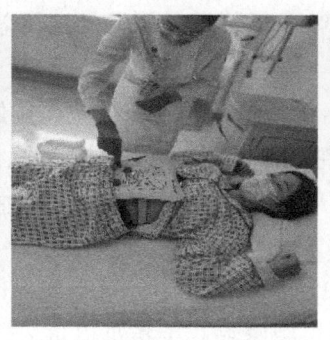

4.清洁造口及周围皮肤，擦净为止

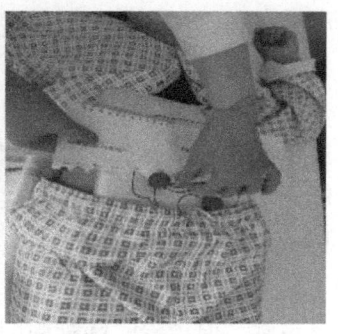

5.测量造口位置、大小、高度，观察黏膜及周围皮肤情况。脱手套，手消毒

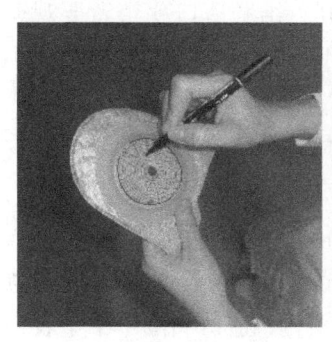

6.根据测量大小标记底盘

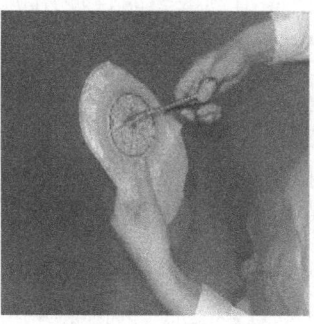

7.剪裁底盘，比实际测量大小多1~2mm，指腹磨平毛刺

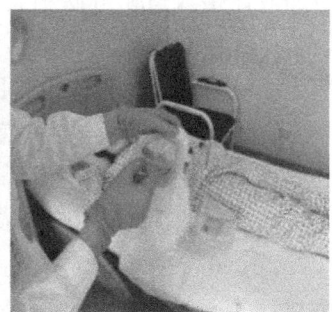

8.揭开背胶

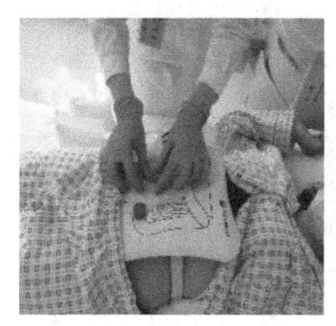

9.待干后粘贴造口袋

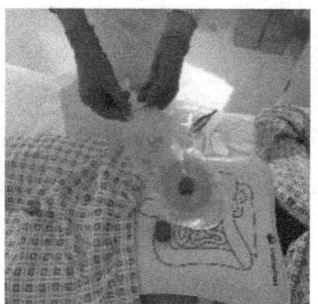

10.夹好下端出口

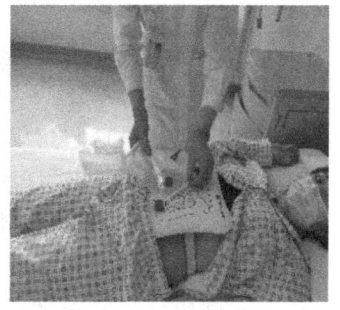

11.检查造口袋粘贴效果。宣教注意事项，再次核对，整理床单位，整理用物，洗手记录

图2-8 肠造口更换技术操作步骤要点

（5）常见造口并发症的护理

1）造口水肿：常发生于手术后早期，表现为造口肿胀、绷紧、发亮。轻微者可放射状剪裁造口底盘，剪裁孔径比造口根部大3~6mm，并观察水肿消退情况。

41

严重者用3%高渗盐水或50%硫酸镁湿敷浸湿纱布覆盖在造口黏膜上，2～3次/日，每次20～30min。

2）造口出血或坏死：由于肠造口黏膜与皮肤连接处的毛细血管及小静脉出血或肠系膜小动脉未接扎或接扎线脱落所致。常发生于术后72h内，少量出血，可以涂上造口粉后用棉签或柔软的棉纸轻压止血；若出血量较多，可用藻酸盐敷料按压止血；大量出血时，需结扎止血。

3）造口狭窄：由于造口周围瘢痕挛缩，可引起造口狭窄，表现为造口皮肤开口正常，但指诊时肠管周围组织紧缩，手指难以进入，或造口皮肤开口缩小，黏膜回缩。观察患者是否出现腹痛、腹胀、恶心、呕吐、停止排气、排便等肠梗阻症状并进行造口探查。若患者示指难以深入造口，指导患者减少不溶性纤维摄入、增加液体摄入量，可使用粪便润滑剂或暂时性使用扩肛。结肠造口狭窄者要观察是否存在便秘，便秘粪块可以堵塞造口导致梗阻，可用示指小心将粪块抠出。小指无法深入造口时，应报告医师。

4）造口周围皮肤并发症：多为过敏性皮炎、潮湿相关性皮肤损伤及机械性皮肤损伤。针对过敏性皮炎可以停止使用含过敏原的造口用品，遵医嘱局部用药。针对潮湿相关性皮肤损伤，依据肠造口评估工具DET评估标准评估排液（drainage）、红肿（erythema）、组织（tissue），造口周围皮肤情况，采取对症处理。应注意造口袋底盘不可裁剪过大，导致过多皮肤受到排泄物的浸润。造口周围不平整者，应先用防涂抹防漏膏/条或防漏贴环填平后再贴袋。造口周围皮肤糜烂者可清洁后先以水胶体敷料保护创面再贴袋。回肠造口因排出的粪便为含大量强碱性肠液的稀水样便，护理难度大，极易发生严重的潮湿相关性皮肤损伤，建议早期应用护肤粉、皮肤保护膜预防，并选择空腹时换袋。也可早期应用水胶体敷料保护皮肤后再贴造口袋。针对机械性皮肤损伤，可根据情况使用伤口敷料，黏胶相关性皮肤损伤宜选择无胶带封边的造口底盘，压力性损伤应去除压力源。

2. 生活指导　无特殊饮食禁忌，回肠造口和造口狭窄者避免进食木耳、菌菇、芹菜等难消化及纤维过长易成团食物，可适当控制易产气、异味、辛辣、生冷等食物。除避免穿过紧衣裤压迫造口外对服装无特殊要求。待手术切口愈合、体力恢复，可沐浴和游泳。沐浴和游泳前可用防水胶纸贴在造口袋底盘四周，避免因水渗入而脱落。沐浴时也可将袋子取下。患者康复后可以恢复适度工作，但应避免重体力劳动。普通运动对造口不会有影响，如散步、游泳、跑步等，但要避免过于剧烈的对抗性运动，如摔跤、篮球、足球等。患者可以乘坐飞机、火车或轮船，旅行时注意携带充足的造口护理用品。患者在手术康复后可以过性生活，注意先检查造口袋密闭性，排空或更换新袋以减少异味，最好佩戴迷你型造口袋防止因声响过大影响气氛。建议患者参加造口联谊会，认识新朋友，互相鼓励，交流经验，可减轻患者的孤独感，促进心理康复。

（三）症状的精准护理

1. 疼痛

（1）观察患者疼痛的时间、部位、性质和规律。

（2）向患者及其家属解释术后疼痛产生的原因及疼痛对术后康复的影响，告知疼痛管理的目的和必要性。

（3）尽可能满足患者对舒适的需要，如协助变换体位，减少压迫等。

（4）当患者主诉伤口疼痛时，及时对患者进行疼痛评估，根据患者疼痛情况，指导患者正确运用自控镇痛泵进行镇痛。

（5）遵医嘱给予镇静、镇痛药物。

（6）通过深呼吸、听轻音乐等方式转移患者注意力，减轻疼痛。

（7）患者由于年龄、身体功能、心理状态等原因产生不同程度的焦虑情绪，术后对疼痛敏感，可采取个性化心理护理减轻患者的疼痛感知。

2. 发热

（1）监测体温及伴随症状。

（2）及时检查切口部位有无红、肿、热、痛或波动感。

（3）遵医嘱应用退热药物和（或）物理降温。

（4）结合病史进行胸部 X 线检查、超声、CT、切口分泌物涂片和培养、血培养、尿液检查等，寻找病因并针对性治疗。

3. 恶心呕吐

（1）术后平卧位期间，如出现呕吐症状，头偏向一侧，及时清除呕吐物，以防误吸。

（2）术后早期活动，促进肠蠕动，病情平稳后采取床上翻身，如无头晕等不适，鼓励患者早期采取三步起床法下床行走。

（3）轻度的恶心呕吐术后 1～2d 可消失。可调整床头高度，避免平卧，以减轻胃肠道负担。使用自控镇痛泵者，暂时停用。

（4）症状严重者行针灸治疗或遵医嘱给予止吐药物、镇静药物及解痉药物。

（5）呕吐患者可在呕吐间歇期给予营养支持，避免高脂肪、高糖、高蛋白食物。

（6）患者术后呕吐可能导致焦虑、恐惧等消极情绪，护士应加强与患者的沟通，了解患者需求，给予心理支持。

（7）指导患者进行放松训练，如深呼吸，减轻焦虑情绪。

4. 术后肩背部疼痛　术后肩背部酸痛多为腹腔镜手术制造气腹的 CO_2 气体刺激双侧膈神经可引起，常于术后 1d 出现肩背部酸痛，3～5d 后可消失。术后鼓励患者早下床活动可减轻症状，一般不需特殊处理。症状较重者可给予肩背部按摩以减轻疼痛，酌情给予镇痛药。

5. 伤口的精准护理

（1）护理人员在术后当天应对患者的伤口进行定期观察和评估，注意伤口有无渗液、渗血、红肿、感染等情况。

（2）严格无菌操作，落实医院的消毒和手术创面护理的相关规范，保持伤口的清洁和干燥，避免感染的发生。

（3）医护人员需要评估患者是否有基础糖尿病、高血压，定期检查血糖、血压、肝肾功能等指标，严格控制血糖，应根据患者的实际血糖水平和医嘱进行药物调整，防止伤口迁延不愈或感染的发生。

（四）术后并发症的护理

1. 术后出血

（1）严密观察患者生命体征、手术切口，若切口敷料被血浸湿应及时更换，并检查是否有切口内活动性出血，必要时可用沙袋或腹带压迫止血。

（2）少量出血时，一般经更换切口敷料、加压包扎或全身使用止血剂即可止血；出血量大时，应加快输液速度，遵医嘱输血或血浆，做好再次手术止血的准备。

（3）观察引流液的颜色、性状及量的变化。若引流液持续为鲜红色，患者出现低血容量休克早期表现，如心率增快、血压下降、烦躁、面色苍白、中心静脉压＜5cmH_2O等情况时，应考虑有活动性内出血，须及时报告医师，尽早诊治。

2. 切口感染

（1）常与伤口污染、血肿、异物存留、局部组织血供不良、全身免疫力下降等有关，表现为术后体温升高，伤口和周围皮肤红、肿、热、痛。

（2）监测患者的生命体征，观察切口有无充血、水肿、剧烈疼痛等。

（3）遵医嘱预防性应用抗生素。

（4）有肠造口者，术后2~3d取肠造口侧卧位，采用防水性伤口敷料保护腹壁切口，及时更换浸湿的敷料，避免从肠造口流出的排泄物污染腹壁伤口。

（5）伤口感染发生后应及时敞开引流，可结合湿性愈合原理，使用抗菌类新型伤口敷料给予换药。如有组织坏死，及时进行清创处理。

3. 吻合口瘘

（1）为避免刺激吻合口，影响愈合，术后7~10d切忌灌肠。

（2）严密观察患者有无吻合口瘘的表现，如患者突发腹痛或腹痛加重，部分可有明显腹膜炎体征，甚至能触及腹部包块，引流管内可见浑浊液体，给予患者胃肠减压、禁食，行持续腹腔双套管负压吸引，同时给予肠外营养支持，必要时行急诊手术。

4. 肺部感染

（1）患者常因术后切口疼痛等原因而惧怕翻身拍背，加之全身麻醉气管插管等因素，容易并发肺部感染——特别是年老体弱患者。

（2）保持病室适宜温、湿度，维持每日液体摄入量在 2000～3000ml。

（3）当患者术后病情平稳时，应协助其多翻身并拍背，鼓励和帮助其咳嗽排痰，行背部护理。

（4）教会患者保护切口和有效咳嗽、咳痰的方法，即用双手按住切口两侧以限制咳嗽时腹部活动幅度，保护手术切口并减轻因咳嗽震动引起的切口疼痛，在数次短暂的轻微咳嗽后，再深吸气用力咳痰，并做间断深呼吸。

（5）协助患者取半卧位，病情许可尽早下床活动。

（6）应重视口腔卫生，保持口腔清洁，必要时可予氧气雾化吸入、排痰振肺治疗或静脉使用化痰药。

5. 下肢深静脉血栓

（1）气腹和术中体位改变均可影响深静脉回流，使术后发生深静脉血栓的风险增高。

（2）鼓励患者早期下床活动；卧床期间进行肢体的主动和被动运动，如指导患者在床上做抬腿伸腿运动；按摩下肢，促进血液循环；术后穿弹力袜以促进下肢静脉回流。

（3）如出现深静脉血栓者，严禁经患肢静脉输液及局部按摩，以防血栓脱落；抬高患肢、制动，遵医嘱应用抗凝血药物治疗。

第3章

胃空肠双通道减重代谢手术

第一节 概 述

一、定义

肥胖是一种由遗传、环境和代谢等因素共同导致的慢性病。国际上通常根据体重指数（body mass index，BMI）评估肥胖程度，如 BMI 25.0～29.9kg/m² 为超重，30.0～34.9kg/m² 为轻度肥胖，35.0～39.9kg/m² 为重度肥胖，40.0～49.9kg/m² 为病态肥胖，≥50kg/m² 为超级肥胖。临床上，根据不同的分类方法可以分为以下类别。

1. 根据肥胖的病因分类　①原发性肥胖；②继发性肥胖。
2. 根据脂肪分布分类　①中心型肥胖；②外周型肥胖。
3. 根据肥胖并发的相关疾病分类　①代谢正常型肥胖；②代谢异常型肥胖。
4. 其他分类方法　①代谢健康型肥胖；②高代谢型肥胖-高尿酸亚型；③高代谢型肥胖-高胰岛素亚型；④低代谢型肥胖。

单一依靠 BMI 分类并不能准确反映肥胖的复杂性和异质性，有必要采用包括腰围、臀围、腰臀比、体脂率、内脏脂肪面积含量和肥胖合并症的数量等多项指标，对肥胖进行更精细的分类。这种细化的分类可以提供更精确的诊断。

二、流行病学调查

《世界肥胖地图（2024年版）》显示，2020年全球已有42%的成人（约22亿）存在超重/肥胖问题，预计到2035年将达54%（33亿）。中国慢性病及其危险因素监测数据显示，按中国肥胖症诊断标准（超重定义为 BMI 24～27.9kg/m²，肥胖定义为 BMI≥28kg/m²），至2018年，我国超重和肥胖症患病率已达到50.7%（分别为34.3%和16.4%），是2004年的3倍，预计到2030年将达到70.5%（6.1亿）。其中，我国6岁以下儿童超重和肥胖的患病率分别为6.8%和3.6%，6～17岁儿童和青少年为11.1%和7.9%。另据中国慢性病及其危险因素监测，2011年我国正常BMI的男性腹型肥胖（即中心性肥胖，腰围≥90cm）患病率高达9.1%，而女性（腰围≥80cm）则高达14.3%，较1993年增长3～4倍。

超重/肥胖除了与主要慢性非传染性疾病存在相关性外，也是2019年我国第六大致死致残的主要危险因素。据统计，40岁以上且不吸烟的男性和女性人群预期平均寿命可能会因患肥胖症而分别减少5.8年和7.1年。而我国因超重/肥胖及其合并症所造成的医疗费用从2000年的25.7亿元增加至2009年的549.8亿元，增长了约21倍，预计到2030年中国超重/肥胖相关的医疗费用将达到4180亿元，约占全国总医疗费用的22%。因此，肥胖快速增长的趋势给我国公共卫生及临床医疗体系带来了极大的挑战。

三、临床表现

在肥胖人群中，高体重和过多的脂肪给全身多个器官带来机械性压迫和占位效应，同时脂肪沉积所致的慢性炎症反应也造成一系列代谢损伤，体型和运动能力的变化也会引起社会的歧视（语言、态度、公众言论），进而产生自卑等一系列心理问题。

肥胖人群会面临一系列慢性并发症，包括糖代谢异常（如糖尿病、糖尿病前期及代谢综合征）；血脂异常、高血压及心血管疾病；慢性肾脏疾病；代谢功能障碍相关性脂肪性肝病；多囊卵巢综合征、女性不孕症、男性低促性腺激素性性腺功能减退症；阻塞性睡眠呼吸暂停综合征；哮喘/反应性气道疾病；骨关节炎；张力性尿失禁；胃食管反流病；抑郁症、焦虑等精神心理疾病。此外，痛风、肿瘤的发病风险也随之增加。

饮食、营养、活动/运动等生活方式及社会经济生产模式转变是整体肥胖患病率逐年上升的主要驱动因素。近年来有学者提出使用超越能量出入平衡的"碳水化合物-胰岛素模型"来解释肥胖的迅猛增长，认为超加工、高碳水化合物食物促使更多的热量在脂肪组织储存，继而使得身体饥饿感增加和能量消耗减弱。

在个体层面，农村/城市、生活作息、受教育水平、认知水平、吸烟、饮酒、合并疾病等均与现阶段超重/肥胖发病风险相关。2017年世界肥胖联合会（World Obesity Federation，WOF）发表声明称"肥胖是一种慢性复发性疾病"，而不仅是单纯生活方式问题的自主选择，呼吁大众正确认识肥胖，为肥胖去污名化。

四、治疗原则

（一）药物治疗

随着药物研发的进展，减重药物的应用已成为长期体重管理领域一个重要的治疗手段，特别是新型减重药物明显的疗效和较好的安全性，以及减重以外的代谢和心肾获益，为临床带来新的突破。

1. 脂肪酶抑制剂　目前上市的脂肪酶抑制剂仅有奥利司他。建议在生活方式和行为干预基础上应用该药物治疗。

2. 营养刺激激素受体激动剂

（1）NuSH 单受体激动剂：①贝那鲁肽（注射制剂）；②利拉鲁肽（注射制剂）；③司美格鲁肽（注射制剂）；④司美格鲁肽片剂（口服制剂）；⑤ Orforglipron（口服制剂）。

（2）NuSH 双受体激动剂：① GIP/GLP-1 双受体激动剂；② GLP-1/GCG 双受体激动剂；③ GLP-1 胰淀素受体激动剂联合制剂。

（3）NuSH 三受体激动剂：目前还在研究中。

对于使用减重药物强化治疗，体重达到目标或达到个体最大程度的减重幅度后，临床上常用的治疗维持方案有：①维持原有减重药物和生活方式干预不变；②减少减重药物剂量或间断性用药，结合生活方式干预；③停用减重药物，单纯生活方式干预。

长期维持体重稳定的重要性，以及维持治疗目的和方法、自我监测、随访计划等，取得患者的充分理解和配合，这对于体重的长期维持至关重要。

（二）手术治疗

针对肥胖或肥胖伴有合并症的患者，目前认为减重代谢手术是最有效的治疗方法。目前，被广泛接受的减重代谢手术包括胃袖状切除术、Roux-en-Y 胃旁路术和胆胰转流十二指肠转位术。其中，单吻合口胃旁路术及胃袖状切除联合单吻合口十二指肠 - 回肠旁路术已被有关国际减重组织认定为减重代谢外科标准化术式。

1. 手术方式

（1）胃袖状切除术（sleeve gastrectomy，SG）：SG 是以缩小胃容积为主的手术方式，保持了消化道的连续性，术中以直径 36～40Fr 的胃管为支撑，切除胃底和大部分胃大弯及部分胃窦，术后可降低饥饿素的分泌，改变部分胃肠道激素水平，对肥胖及伴发代谢性疾病具有良好的改善作用，目前已成为国际主流术式。

（2）Roux-en-Y 胃旁路术（Roux-en-Y gastric bypass，RYGB）：RYGB 是同时限制摄入与减少吸收的手术方式，术中在贲门下方切割形成 20～50ml 的小胃囊，并将食物支与小胃囊吻合，吻合口直径建议为 1～2cm，胆胰支与食物支的总长度建议为 200cm 左右，并且需要关闭系膜裂孔和 Petersen 间隙。该术式的长期减重效果显著，可改善糖代谢及其他代谢指标，这可能与其改变胃肠道激素分泌及十二指肠旷置影响胰岛细胞功能有关。对于合并中重度 GERD 或严重代谢综合征的肥胖患者，以及极重度肥胖（BMI＞50kg/m²）的患者，可考虑选择 RYGB。术后需要关注倾倒综合征、维生素缺乏、贫血等并发症。

（3）单吻合口胃旁路术（one anastomosis gastric bypass，OAGB）：OAGB 是在原迷你胃旁路术（mini gastric bypass）的基础上进行的改良，从胃窦小弯侧向近端切割，以直径 36～40 Fr 的胃管作为小弯侧支撑标记，隔绝胃底，胆胰支 150～200cm 与管型小胃囊吻合，吻合口直径建议 3cm 左右，胆胰支上提固定，可降低胆汁反流的概率。该术式可以达到不劣于 RYGB 的减重降糖效果，术后需要关注吻合口溃疡、维生素缺乏等并发症。

（4）胃袖状切除联合单吻合口十二指肠 - 回肠旁路术（single-anastomosis duodeno-ileal bypass with sleeve gastrectomy，SADI-S）：SADI-S 是 BPD-DS 的改良术式，减重及降糖疗效与 BPD-DS 类似，是将十二指肠近端与距回盲瓣 250～300cm 的回肠进行袢式吻合，保留了幽门，并且只有 1 个吻合口，降低了 BPD-DS 手术的难度，术后倾倒综合征等不良反应更少。手术操作相对复杂，术后需要关注维生素和营养素的补充。

（5）胆胰转流十二指肠转位术（biliopancreatic diversion with duodenal switch，BPD-DS）：BPD-DS 是减重及降糖效果最优的术式，主要用于术后维生素和营养素能保证补充充足的重度肥胖患者、肥胖合并严重代谢综合征患者或病史较长的 2 型糖尿病患者。该术式操作复杂，共同通道短，对术后营养补充的要求高。

（6）修正手术：修正手术可分为恢复性（reversal）手术（修正为正常解剖结构）、修改（conversion）手术（从一种术式修改为另一种术式）和修复（repair）手术（在原术式基础上进行修正，原术式不变）。SG 术后出现体重反弹或减重不足时，可选择的修正手术术式相对较多，而因 SG 术后出现难以控制的 GERD 需要行修正手术时，推荐行 RYGB。

2. 减重代谢手术适应证

（1）根据体重指数（BMI）划分

1）对于 BMI ≥ 32.5kg/m² 的患者，强烈推荐行减重代谢手术。

2）27.5kg/m² ≤ BMI ＜ 32.5kg/m² 可导致发生多种肥胖相关合并症及原有合并症加重，多项研究结果表明，减重代谢手术对于该类肥胖患者在稳定控制体重及改善与缓解肥胖相关合并症方面具有显著作用。对于合并代谢综合征、2 型糖尿病、高血压、血脂异常、脂肪性肝病、哮喘、阻塞性睡眠呼吸暂停（obstructive sleep apnea，OSA）、心血管疾病、非酒精性脂肪性肝炎、慢性肾病、多囊卵巢综合征、胃食管反流（gastroesophageal reflux disease，GERD）、高尿酸血症、骨关节疾病等肥胖相关合并症的肥胖患者推荐行减重代谢手术治疗。

（2）$25kg/m^2 \leq BMI < 27.5kg/m^2$ 且合并 2 型糖尿病的患者，需要评估患者的胰岛素分泌功能，经多学科协作组综合治疗（multi disciplinary team，MDT）评估及伦理审批后慎重开展手术。男性腰围≥90cm、女性腰围≥85cm，影像学检查提示中心性肥胖，经 MDT 评估及伦理审批后可酌情提高手术推荐等级。

（3）特殊年龄：年龄≥70 岁患者应考虑健康状况、虚弱情况、是否合并疾病及治疗情况，充分评估重要器官功能及手术耐受力，签署知情同意书后谨慎实施手术。

3. 减重代谢手术禁忌证

（1）明确诊断为非肥胖 1 型糖尿病。

（2）妊娠糖尿病及某些特殊类型糖尿病患者。

（3）滥用药物、酒精成瘾或患有精神心理疾病未获良好控制者。

（4）智力障碍或智力不成熟，行为不能自控者。

（5）对手术减重的预期不符合实际者。

（6）不愿承担手术潜在并发症风险者。

（7）不能配合术后饮食及生活习惯的改变，依从性差者。

（8）全身状况差，难以耐受全身麻醉或手术者。

（三）生活方式的干预

生活方式干预是长期体重管理（无论是强化治疗期还是治疗维持期）的基石，包括饮食管理、运动干预、习惯养成和社会心理支持等。值得注意的是，针对肥胖的生活方式干预具有高度个体化的特点，患者的依从性对于干预效果的影响颇大。因此，临床实践中，建议多学科临床医师与患者共同讨论，在现有生活方式偏好和习惯的基础上进行调整，制订患者易于接受和坚持的个体化干预方案，这是生活方式干预的重要原则。

1. 饮食管理　饮食管理的意义不仅在于减少能量摄入，有效减轻体重，而且能够改善血糖、血压、血脂、胰岛素抵抗等代谢问题。限制总热量摄入、维持机体摄入与消耗之间的负平衡状态是实现有临床意义减重的关键，而饮食结构、进食方式和进食时间同样是影响减重的重要因素。

目前有多种形式的饮食模式，如限制能量、低碳水化合物、高蛋白、间断性节食、代餐等（表 3-1），其降低体重的效果因人而异，个体差异极大，短期内使体重下降 1%～16.1%，且单一饮食管理难以长期维持个体化最佳体重，大多数患者会在干预 6～12 个月时出现反弹。

表 3-1　体重管理的常用饮食策略汇总

饮食类别	实施方法	效果及获益
限制能量饮食	限制能量饮食是限制每日能量摄入目标小于所需的能量，通常限定女性 1200～1500kcal/d，男性 1500～1800kcal/d，或在预估个人能量需求基础上减少30%的能量摄入。更严格的极低能量饮食是限制能量饮食的特殊型，指将能量摄入水平控制在 800kcal/d 以内。宏量营养素的供能比例符合平衡膳食模式（40%～55%碳水化合物，15%～20%蛋白质，20%～30%脂肪）	能有效降低体重、脂肪含量，改善胰岛素抵抗等代谢综合征组分，降低心血管疾病的发生风险
低碳水化合物饮食	低碳水化合物饮食通常是指每天碳水化合物供能比占每天总能量20%～40%的饮食模式。极低碳水化合物饮食（亦称为生酮饮食）是低碳水化合物饮食的特殊类型，是指将碳水化合物供能比控制在20%以内	短期内应用低碳水化合物饮食可以显著减轻肥胖患者的体重，并能有效改善血糖、血脂等指标。但低碳水化合物饮食的依从性较低，较少有研究评估其长期减重效果及不良后果
高蛋白饮食	高蛋白饮食通常是指每天蛋白质供能比超过每天总能量的20%，但一般不超过每天总能量30%的饮食模式	有助于减轻体重，改善血糖、血脂等心血管疾病危险因素。部分研究证据表明，高蛋白饮食可以减弱肠道脂质吸收、阻止脂肪增加，是一种防止体重反弹的有效策略
间断性节食	①隔日节食：包括正常进食日与节食日交替进行。在进食日，患者可以自由进食，对食物的种类或数量没有限制；在节食日，患者仅摄入其能量需求的 0～25%（500～800kcal），节食日的一餐可以一次性摄入，也可以分散在一天中摄入，不会影响减肥效果。②5 : 2间断性节食：是隔日节食的改良版，每周5个正常进食日和2个节食日，而节食日可以连续或者不连续。③时间限制性节食：将每天的进食时间限制在特定时间内（通常是 4～12h），而不限制能量摄入；在非进食时间窗里，仅饮用零热量饮料	可在短时间内（8～12 周）实现轻中度体重减轻（比基线下降3%～8%）。部分研究表明，间断性节食可能降低心脏代谢风险因素，如血压、血脂、胰岛素抵抗和糖化血红蛋白

续表

饮食类别	实施方法	效果及获益
地中海饮食	地中海饮食模式尚无统一的标准,其主要特点是多摄入橄榄油、坚果、全谷物、水果和蔬菜,适量饮用红酒,减少红肉或加工食品的摄入	可有效减轻体重,缩小腰围
终止高血压饮食	终止高血压饮食强调增加较大量蔬菜、水果、低脂(或脱脂)奶的摄入,采取全谷类食物,减少红肉、油脂、精制糖及含糖饮料的摄入,并进食适量坚果。这种饮食方法提供了丰富的钾、镁、钙等矿物质及膳食纤维,增加了优质蛋白和不饱和脂肪酸的摄入	可有效降低肥胖患者的体重、血压、血糖、血脂,同时改善胰岛素抵抗

2.**运动干预** 运动干预是长期体重管理中综合生活方式干预的重要组成部分,包括有监督或无监督的锻炼、职业活动、家务、个人护理、通勤和休闲活动。而运动干预包括有氧运动、抗阻运动、有氧合并抗阻运动等。尽管单纯运动只能达到轻度的体重减轻(体重约下降2.4%),而运动在长期体重维持和生活质量维持时不可或缺,在减少肥胖相关代谢及心血管并发症中存在额外获益,但应注意关节等运动器官的保护,严防运动相关损伤。此外,肥胖相关关节炎及痛风性关节炎可能阻碍运动或锻炼,从而影响患者的运动干预效果。

3.**行为管理** 行为管理是减重计划的重要组成部分和减重成功的必要环节,也是实施过程中的难点,需特别重视。专业人员应指导患者对热量摄入、体育活动时间和自我监测频率设定具体的目标值,帮助肥胖患者在饮食、活动和相关行为方面做出客观、可衡量的改变。

自我监测既可以帮助患者确定自己的饮食模式,也可以帮助患者选择减少热量摄入的目标。习惯养成过程中需要重视高频率的面访、个体化治疗及体重减轻长期维持的重要性。研究显示,结构化的行为治疗计划在前6个月平均减少体重7~10kg,但其疗效个体差异颇大,患者往往需要高强度的干预才能达到上述减重效果。

4.**社会心理支持** 情绪及行为障碍既是肥胖的病因,也是肥胖的并发症。一方面,享乐型进食、进食紊乱是肥胖的重要病因,通常需要药物或认知行为治疗;并且一些精神类药物(如帕罗西汀、喹硫平等)可通过增进食欲而增加体重。另一方面,肥胖人群往往因体型和外观变化及其躯体并发症产生自卑、自责等消极情绪,部分患者甚至出现抑郁症或双相障碍,进一步加重进食紊乱,形成恶性循环。因此,心理评估是肥胖治疗中必不可少的一环,必要时应配合药物、心理、认知行为治疗。

研究显示，以家庭为基础的行为体重管理有利于帮助患者形成良好的饮食、运动和生活习惯，可能带来5%～20%的体重减轻。在临床实践中，针对患者的个体特征，必要时纳入社会支持，来自家庭成员、亲戚朋友、医护人员及其他社会群体（如肥胖患者互助群）的支持，对肥胖患者长期坚持健康行为非常重要。

第二节　减重代谢手术的新进展

减重外科在半个世纪的演进中，历经了从开放到腔镜、从粗放到精细的历程，逐渐成为一门独立的学科。随着减重外科技术的日益成熟，越来越多的肥胖与代谢病患者接受了减重手术，重新恢复了正常生活。然而，对于肥胖和代谢病患者本身而言，手术操作难度大，手术风险也更大，这就要求更加精细的手术操作。"精准医学"作为新一代医学理念，在改善人类健康方面取得了重大进展。在该背景下，将"精准医学"的理念引入到精准肥胖代谢外科手术中，以期在高精度和高效度标准的要求下，将现代外科学理论和技术与传统外科方法综合优化与创新，以实现最小创伤侵袭、最大脏器保护、最低医疗耗费和最佳减重效果。但是，精准肥胖代谢外科手术理念不仅仅局限于手术操作中，更是渗透到术前的精确评估、围手术期精准管理及术后精良的管理等方方面面，以对患者进行术前、术中和术后各时期全方位科学的管理。

一、精细的手术操作

肥胖与代谢病患者在行减重手术时，操作本身就比较困难，加上手术在腹腔镜下完成，主要依靠切割吻合器和镜下缝合打结等技术完成。此外，每位减重手术患者都可能面临手术后复胖、代谢病复发或出现其他并发症而产生的二次或多次修正手术，这就更加需要精准的手术操作。精准肥胖与代谢病手术理念以精准解剖下的标准术式为核心，包括手术适应证的精准把握、手术方式的精准选择及手术操作的精准规范。

1.手术适应证的精准把握：精准肥胖代谢外科手术首先要求减重外科医师遵循最新的减重手术指南，严格把握手术适应证，对患者的生理和病理特征进行准确把握，合理选择手术病例。

（1）对于未达减重手术适应证的患者，建议优先进行非手术干预；对适合行手术治疗的肥胖患者，要充分考量疾病的共性与个体差异，根据患者的BMI水平、患者自身选择的手术方式、医师的个人临床经验与专业技术水平，以及患者的个体化治疗目标等情况，科学合理地制订出最适合患者的手术方式。

（2）对于特殊人群，如青少年、老年人、精神心理学疾病患者或需要修正手术的患者，在治疗方法存在争议时，还应根据相关循证医学证据和MDT团队共同决定治疗方案。对于那些超手术适应证或禁忌证、手术意愿强烈的患者，应与患者及其家属进行充分的沟通交流，通过多学科讨论再决定治疗方案。

2. 手术方式的精准选择：手术方式应根据相关减重指南、患者的自身情况、患者的选择、减重医师的专业技术及患者的个体化治疗目标进行选择。对于特殊人群，如低龄、高龄、精神心理学疾病和需要修正手术的患者，在治疗方法存在争议时，应根据相关循证医学证据和MDT团队共同决定治疗方案。超手术适应证或禁忌证的患者，进行MDT讨论决定治疗方案。

绝大多数合并代谢综合征的肥胖患者可以选择袖状胃切除术。手术过程中游离胃底时，经常会发现食管裂孔疝。袖状胃切除手术前，如果合并有胃食管反流症状或食管炎A级，或术中发现食管裂孔疝，推荐进行食管裂孔修补或同时施行胃底折叠术。

尽管很多的临床研究表明，袖状胃切除术和胃旁路术的减重效果相当。但对于以下患者，建议优先选择胃旁路术。

（1）合并有中重度胃食管反流病，尤其是在应用抑酸剂后症状不缓解或缓解不明显者。

（2）合并有2型糖尿病，尤其是病史较长、或胰岛功能较差的肥胖患者。

（3）以治疗2型糖尿病为首要目的的患者。

（4）超级肥胖患者。有胃癌前期病变的患者，或者有胃癌家族史的病例，则应慎重选择胃旁路术。

3. 手术操作的精准规范：精准肥胖代谢外科手术操作应注重高精度和高效度的规划，应以微创、可视和可控为标准化要求，将最新科学理论证据与技术进行综合优化，以实现最小创伤侵袭、最大脏器保护、最低医疗耗费、最少发生并发症和最佳治疗效果为理想目标。具体要把握精准肥胖与代谢外科手术操作的总体原则。

（1）不过度追求手术时间。

（2）不过分追求穿刺孔数目。

（3）尽量使用可吸收手术材料。

（4）尽量不切断大的血管，要彻底止血。

（5）涉及胃肠道重建的手术，注意吻合口血供及张力。

（6）术者保持心情愉快、身体心理状态良好。

（7）尽可能选择高清的腹腔镜系统和完善的仪器设备。

4. 术后不常规放置引流管，但可根据术中情况放置引流管，以减少不必要的组织损伤，达到术后快速的康复。

二、手术方式的新进展

（一）腹腔镜袖状胃切除术

腹腔镜袖状胃切除术因其操作简便、学习曲线短、并发症少、减重和缓解肥胖代谢相关合并症效果好而成为目前最常用的减重手术方式。精准腹腔镜袖状胃切除术的具体操作可参考《腹腔镜袖状胃切除术操作指南（2018版）》。

需要关注的是，切割胃前常规采用胃校正管（Bougie）作为引导，但目前还没有对 Bougie 管的大小达成共识。相关的系统综述和 meta 分析结果显示，袖状胃过程中使用更细直径的 Bougie 管作为引导在减轻体质量方面更有效，而且不会增加整体并发症、胃漏或胃食管反流的发生风险。但也有研究显示，Bougie 管的大小与袖状胃手术恶心呕吐引起的脱水症状这一并发症相关。

根据专家推荐，建议采用 32～40Fr 胃管作为袖状胃切割胃的支撑管。在开始制作袖状胃中，需要考虑的另一个重要步骤是需要保留的胃窦大小，以维持正常的胃排空。国际袖状胃切除术专家共识中建议：距离幽门 2～6cm 作为切割起始点较合适。切割胃底时，由于食管胃结合处右侧和前部由胃左动脉和膈下动脉分支供应，左侧和后部由脾动脉底支、胃后动脉和膈支供应。靠近 His 角的食管 - 胃交界处，这个"关键区域"需要非常谨慎，因为过度离断血管造成缺血会增加胃漏的机会。

因此，制作袖状胃的"最后一枪"建议距离 His 角 0.5～1.0cm，保证安全距离。国际袖状胃的相关专家共识中也建议加固胃切缘。制作完袖状胃后，《腹腔镜袖状胃切除术操作指南（2018版）》还推荐常规进行大网膜复位，尽可能地恢复其解剖位置，以减少术后袖状胃扭转和向胸腔移位的发生率。

（二）腹腔镜胃旁路术

腹腔镜胃旁路术是最早开展的减重手术之一，能稳定有效地减轻体重质量和缓解肥胖相关合并症，被认为是减重手术中的金标准术式。精准腹腔镜胃旁路术的具体操作可参考《腹腔镜 Roux-en-Y 胃旁路术规范化手术操作指南（2019版）》。

胃旁路手术涉及吻合口的重建，包括胃空肠吻合和肠肠吻合。

其中胃空肠吻合口直径大小建议控制在 1.0～1.5cm（可根据不同型号吻合器和切割的实际距离调整）。吻合口的重建过程中应注意吻合口的张力，根据手术医师的习惯和患者的个体情况，胃空肠吻合可采用结肠前或结肠后的方式。

小肠与小肠侧侧吻合口直径建议控制在 4～6cm。胃旁路手术过程还可能人为地造成横结肠小肠系膜裂孔、小肠系膜裂孔和 Peterson 孔，导致潜在内疝的发生。根据文献报道，胃旁路手术内疝的发生率为 2.5%～4.5%。大量研究表明，关闭异常的缺损可大幅度降低内疝的发生。因此，胃旁路手术过程应常规关闭小肠系膜裂孔、横结肠小肠系膜裂孔和 Peterson 孔，防止内疝的发生。

第三节　胃空肠双通道减重代谢手术的围手术期精准护理

一、术前准备

术前准备是确保患者手术成功和患者安全的重要环节。护士需要对患者进行全面询问，记录其全身和用药情况、过敏史等信息。同时，还需要对患者进行全面的评估，包括求医的主要动机、手术期望值、经济状况、职业背景、日常生活等相关社会学资料。

（一）一般评估

1. **入院评估**　患者及其家属入科后，护士首先要热情接待他们，主动与他们进行沟通，介绍本科室的环境及肥胖的相关知识、护理及注意事项。在与患者及其家属进行沟通时，应随时关注患者的心理状态。了解疾病对患者活动的影响，患者对诊断的心理反应，有无过度焦虑或恐惧。如果有明显的情绪，及时采取有针对性的护理措施来指导、转移注意力等方法进行缓解。

2. **病史评估**　护士详细询问并记录全身及肥胖对患者的影响，包括肥胖持续的时间、发展速度和治疗经过等。了解外伤、手术等病史，用药史、药物不良反应及过敏史、家族史及有无糖尿病、高血压、结核病、心血管疾病、现在用药情况，是否服用影响手术的药物等。有无酗酒和吸烟史。对高血压、糖尿病患者控制血压、血糖；了解患者要求手术的原因和期望值，经济状况、职业及日常生活习惯等社会学资料，以及能否平卧、语言沟通等术中配合度评估情况等。

3. **实验室检查**　包括血常规、C 反应蛋白、血生化、尿常规、凝血功能、免疫等，同时询问抗凝血药物的使用情况。

4. **心肺功能评估**　评估患者有无心脑血管或呼吸系统疾病、神经系统及内分泌系统疾病、消化系统及免疫系统疾病、其他慢性病或严重疾病史。进行心电图、血压检查，必要时可增加胸部 X 线或胸部 CT 等影像学检查。

5. **心理评估与支持**　肥胖症不仅影响患者的身体健康，还会对其心理健康造成危害，导致精神心理疾病的发生，如抑郁症、暴食症和焦虑症等。一项 meta 分析显示，在接受减重手术肥胖患者中，有 23% 合并有精神心理疾病，其中最常见的精神心理疾病为抑郁症，高达 19%；其次为暴食症，占 17%。有研究发现，减重术后患者抑郁症和焦虑症的发生率相较于术前明显降低。这可能归因于减重改变其身体形象、增强其自尊和自我概念，改善了人际关系等。也可能是减重手术后消化道吸收的变化引起脑肠轴信号的变化所致。重视对肥胖患者精神心理的评估，积极疏导肥胖患者的心理状态，帮助其树立乐观自信的心态，使其能积极地配合治疗，对其术后恢复及生活质量的改善具有重要的意义。因此，对肥胖患者在进行手术干预前，应全面评估肥胖相关的合并疾病及肥胖患者的精神心理疾病。

6. 身体状况　在接受减重手术前，患者需在减重外科团队的指导下进行全面、系统的身体检查和评估，这对于掌握病情并制订个体化治疗方案是非常必要的。

（二）专科评估

1. 多维度指标衡量肥胖程度　结合体重指数、腰围、臀围、腰臀比、体脂率、内脏脂肪面积含量和肥胖合并症的数量等多维度指标评估肥胖。

2. 肥胖相关合并疾病的评估　肥胖作为一种代谢性疾病，可导致多种肥胖相关疾病，如糖尿病前期、2型糖尿病、高血压、脂肪肝、脂代谢异常、高尿酸血症、非酒精性脂肪肝、多囊卵巢综合征、变形性关节炎、阻塞性睡眠呼吸暂停综合征和心肺功能异常等。此外，随着对肥胖危害认知的提高，越来越多的证据表明，肥胖可增加包括结直肠癌、绝经后的乳腺癌、子宫内膜癌、甲状腺癌、食管癌、胰腺癌和肝癌等在内的诸多癌症风险。

3. 营养状态的评估　尽管肥胖是一种营养过剩的表现，但术前维生素和微量元素缺乏在减重手术患者中也很常见，这些缺乏的维生素和微量元素包括维生素B_1（29%）、维生素B_{12}（2%～18%）、维生素A（14%）、维生素D（90%～99%）、锌（24%～28%）、铜（70%）、钙（13.7%）、磷（10.4%）、铁（9.0%）、钾（5.7%）、钠（7.6%）和氯化物（15.6%）等。因此，接受减重手术的患者，术前还应进行全面的营养评估，包括上述微量元素和维生素水平的评估。

（三）术前预康复

1. 术前饮食管理　术前饮食控制的目的是减少肝脏体积，降低减重手术的难度。术前低热量饮食（1000～1200kcal/d）2～12周，平均可减少肝脏体积约14%；术前10～63d极低热量饮食（400～800kcal/d）可减少肝脏体积5%～20%。减重术前至少2周低热量饮食（1000～1200kcal/d）和极低热量饮食（400～800kcal/d）。

2. 术前血糖管理　术前血糖控制方案建议联合内分泌科医师协助制订，同时参考中国2型糖尿病防治指南。对围手术期糖尿病患者推荐的血糖浓度控制目标为7.8～10.0mmol/L，围手术期应加强血糖监测，预防低血糖。

手术准备应优化代谢指标控制，以糖化血红蛋白水平＞7.0%、空腹血糖浓度＜6.1mmol/L、餐后2h血糖浓度＜7.8mmol/L为目标值，对于存在严重合并疾病或低血糖风险高的肥胖患者，可将血糖浓度控制目标放宽到10.0～13.9mmol/L，术前糖化血红蛋白可接受水平应达到 9.0% 以下。

对于术前仅需单纯饮食治疗或小剂量口服降血糖药即可控制血糖达标的患者，可不使用胰岛素。术前监测血糖，超过血糖控制目标时应给予胰岛素治疗。对于血糖控制不佳的患者，手术当天停用口服降血糖药，给予胰岛素治疗。

3. 术前呼吸系统管理及预康复　减重手术患者常合并睡眠呼吸障碍性疾病（sleep-disordered breathing，SDB），如肥胖低通气综合征或阻塞性睡眠呼吸暂停，术前需根据患者具体情况采用无创气道正压通气以改善慢性高碳酸血症等呼吸系统并发症。

肥胖患者氧储备功能和缺氧耐受性低下，加之呼吸道解剖改变及头颈部脂肪的大量沉积，导致麻醉诱导时易发生面罩通气、喉镜暴露和气管插管困难及由肺不张或气道阻塞导致的气管拔管后呼吸窘迫。术前应通过病史、头颈部查体和影像学检查等提高对困难气道的预测与识别。超声可动态、实时地评估声门上、声门和声门下结构，并可清晰展现颈部软组织与气道的关系，为难以发现的困难气道提供重要的参考证据。对于高风险的困难气道患者，如颈围 ≥ 44.5cm、BMI ≥ 45kg/m^2、年龄 > 46 岁、男性、高 Mallampati 评分等，应备好各种紧急气道管理设备，并做好使用表面麻醉下纤维支气管镜引导的清醒气管插管准备。

术前肺功能评估和肺功能训练、戒烟、戒酒等有助于减少术后并发症；运动预康复可改善心肺功能，提高对手术的耐受性。

（四）术前宣教

1. 减重代谢外科患者术前对手术并发症及远期疗效的担忧、焦虑等负面情绪会影响术后康复过程。有研究结果显示：围手术期宣传教育是影响术后 ERAS 效果的独立因素。

2. 皮肤准备

（1）备皮时注意动作轻柔，避免损伤皮肤，注意保暖。

（2）腹部手术：上至乳头连线，下至耻骨联合，两侧至腋后线，并剃去阴毛。

3. 肠道准备：肠道准备可能会导致患者，特别是老年患者水、电解质紊乱，且不能降低术后并发症发生率。由于减重手术的操作不涉及结肠，因此，不建议术前行肠道准备。建议术前针对有顽固性便秘、卧床时间偏长的重度肥胖症患者行甘油灌肠。

4. 术前禁食及口服碳水化合物：麻醉前 6h 禁食、2h 禁水不影响麻醉安全；术前 2h 给予碳水化合物可降低患者胰岛素抵抗发生率并且患者的围手术期口渴、恶心、焦虑、饥饿等症状明显减少。

5. 预防性抗菌药物：减重代谢手术属于清洁、可能污染手术。术前预防性使用抗菌药物可降低手术部位感染发生率。抗菌药物首选广谱抗菌药物，于切皮前

0.5～1.0h静脉给药。

6. 预防性抗血栓治疗：肥胖症是围手术期静脉血栓形成的原因之一。除弹力袜和间歇性充气加压泵等机械性抗血栓措施外，建议针对中、高危（Caprini量表评分≥3分）且不伴出血风险的患者于术后第1天开始使用低分子肝素以预防血栓治疗，直至患者出院。

7. 中线导管在胃空肠双通道减重代谢手术中的应用：胃空肠双通道减重代谢手术的患者可以置入中线导管，但需结合患者术后状态、血管条件及治疗需求综合评估。以下是关键分析要点：①肥胖患者的静脉通道挑战。肥胖患者外周血管条件差（血管深藏、弹性差），中线导管（midline catheter）可减少反复穿刺，适合需3d至4周静脉治疗（如补液、营养支持或药物输注）的患者。胃空肠双通道术后可能需抑酸药物（如奥美拉唑）、抗生素或营养液输注，中线导管能提供稳定通道。②术后快速康复需求。减重手术强调早期下床活动（ERAS理念），中线导管无须中心静脉置管（如CVC或PICC）的X线定位，操作便捷，降低辐射暴露和费用。

8. 戒烟戒酒。如果确定进行减重手术，应建议患者至少术前6个月内彻底戒烟。限酒：研究发现，胃旁路手术会影响酒精代谢及增加术后患酒精摄入性疾病的风险如肝硬化、神经系统病变等。因此，对于计划准备胃旁路手术的患者应建议避免酒精摄入。

9. 麻醉前处理包括降血压、抗焦虑、镇痛、抗胆碱能、抗感染、预防吸入性肺炎和深静脉血栓。术前使用抗焦虑药物可能导致患者呼吸暂停、上呼吸道阻塞、过度镇静等不良反应，故应谨慎使用。麻醉前常规使用的抗胆碱能药物在患者清醒插管时应加大剂量。

二、胃空肠双通道减重代谢手术术中精准护理准备

（一）麻醉方式

1. 区域阻滞　超声引导下行区域阻滞复合全身麻醉可显著减少术中镇痛药物的用量，此外，超声引导下的竖脊肌阻滞、腹横肌平面阻滞可显著减少手术后阿片类药物的用量。

2. 全身麻醉　由于麻醉诱导插管操作具有较大风险，建议采用头高斜坡位。

（二）术中护理配合

1. 呼吸管理　重度肥胖症患者行全身麻醉时常见肺不张、呼气末肺容积下降及动脉氧合指数降低等情况，这容易导致术后呼吸相关并发症的发生。应用肺复张和呼气末正压措施能够开放萎陷的肺组织，从而降低呼吸机相关肺损伤的发生率。

2. 术中输液　肥胖症患者的体内水分含量为正常人的 40%～60%，体液平衡能够改善减重手术患者的预后。肥胖症与心室舒张期功能障碍具有高度相关性，合并心脏病的患者不能耐受较大液体负荷且容易发生肺水肿，而合并肺动脉高压症的患者，快速补液有可能加重其心力衰竭。

3. 气管拔管　合并 OSA 的患者拔除气管导管后有发生气道阻塞的风险，且肌肉松弛剂的不完全拮抗可增加术后肺部并发症发生风险。因此，对于疑似或明确合并 OSA 的患者，应谨慎使用短效肌肉松弛剂和（或）具有较小不良反应的肌松拮抗剂，建议应用肌松监测指导肌松拮抗剂的使用。氨基甾体类肌松药特异性拮抗剂舒更葡糖钠（2～4mg/kg）可于 3min 内消除罗库溴铵的阻滞作用，使患者在清醒前恢复肌力及足够的潮气量。拔除气管前：

（1）应常规准备放置口咽或鼻咽通气道，并准备行双人面罩辅助通气。应同时准备行紧急气道处理，如喉罩、再次气管插管等操作。

（2）肥胖症患者离开麻醉监测治疗室前须评估无刺激时低通气或呼吸暂停症状，1h 内未出现上述征象并且吸入空气下脉搏氧饱和度达到正常水平后方可返回病房。

（3）OR-MRS＞3 分的患者建议术后入重症监护室行呼吸机辅助通气，待麻醉药物从体内清除后拔除气管插管。

4. 镇痛　建议术中采用多模式镇痛，联合使用超声引导下区域麻醉、阿片类药物及非甾体类镇痛药，推荐联合使用对呼吸抑制作用较弱的镇痛药物。

5. 麻醉后处理　术后早期下床活动有利于防止静脉血栓或肺部感染并促进胃肠功能和精神心理恢复。昂丹司琼可有效预防和治疗减重手术后呕吐并发症。

三、术后护理

（一）一般护理

1. 病情观察　了解患者麻醉方式和术中情况，术后回病房后严密观察患者生命体征、神志、尿量，测量体温、脉搏、呼吸、血压一次，大手术患者每 15～30 分钟监测脉搏、血压、呼吸一次，病情稳定后，改为每 4 小时监测一次，注意观察患者意识情况。

2. 体位护理　全身麻醉清醒前去枕平卧 6h，麻醉清醒后，若血压稳定取半卧位，有利于呼吸和循环，减少手术切口缝合处的张力，减轻疼痛与不适，有利于腹部手术后渗出液积聚于盆腔，减少膈下脓肿的发生，减少毒素吸收，促进伤口愈合。

3. 伤口及引流管护理

（1）伤口及引流：观察患肢手术切口有无渗血、渗液，若切口有渗血、渗液，应立即更换敷料。观察并记录引流液的颜色、性状及量。如短时间内引流量异常增多，则有出血的可能，一旦发现出血，观察出血量、速度、血压、脉搏，如有休克征象，及时报告值班医师，配合医师进行处理。除药物止血外，必要时准备手术止血。如需再次手术，配合做好术前准备。

（2）引流管护理：引流管有胃管、腹腔引流管、留置导尿管及各种伤口、脓肿的引流管等。借助各种引流管可以观察切口内出血情况，可以引流消化道及体腔的各种渗液、引流液，有利于疾病的诊断、治疗和病情观察，因此应做好以下护理。

1）妥善固定引流管，引流管长度要适宜，以便患者翻身、坐起等活动，防止脱落、扭曲和折叠。

2）保持引流通畅，确保有效的负压吸引，使其起到充分引流的作用。胃肠减压管应保持通畅并持续负压吸引，每6小时冲洗一次。

3）密切观察各种引流液的颜色、量和性状，并准确记录。

4）定时更换引流管、引流袋，严格无菌操作，防止感染。

4. 营养管理　术后禁食水的患者，遵医嘱给予患者胃肠外营养支持；正确指导可进食患者的术后饮食，少食多餐。进食易消化的饮食，循序渐进。

（二）专科护理

1. 术后饮食管理

（1）术后第1周，清流饮食。即术后第1天，少量饮水，总量300～600ml，每次5～10ml；术后第2天，增加饮水量，总量600～1000ml，每次10～15ml；术后第3天，饮水量可达1000～1500ml；此后建议保证饮水量≥2000ml。

（2）术后第2周，无渣全流食。

（3）术后第3～4周，半流食，以细软、清淡易消化食物为主。

（4）术后第1～2个月，软食为主。

（5）术后第3个月起，低脂肪普食。

减重手术后，由于摄食和（或）吸收减少，可能出现营养不良。

①相关营养素的缺乏：叶酸、维生素B_{12}、维生素D、维生素A、维生素E和维生素K及微量矿物质锌、铜和硒等缺乏在减重手术后非常常见，加上很多肥胖患者在术前就已经出现了一定程度的营养素缺乏。因此减重手术后，应重视其营养生化等指标的监测，尽早发现相关营养素的缺乏，并进行维生素和矿物质的补充。

②蛋白质缺乏：蛋白质缺乏也是减重手术后常见的并发症。根据相关文献记载，减重手术后低蛋白血症的总体发生率为2.0%。减重手术后的蛋白质缺乏主要发生在吸收不良型手术，这类手术其共通道的长度、营养转运时间及消化道和共通道绒毛的数量发生了变化，容易造成蛋白质吸收不良。此外，对富含蛋白质的食物不耐受、厌食、长时间呕吐、腹泻、抑郁、害怕体重指数反弹、酗酒或滥用药物

及社会经济地位低也容易引起蛋白质缺乏。减重手术后重视蛋白质补充，每天至少摄入蛋白质60～80g或1.5～2.1g/kg理想体质量（对应BMI为25kg/m²）。

2. 术后呼吸管理　肥胖患者气管拔管失败的常见原因包括气道阻塞、支气管痉挛和残留药物作用（如肌松剂、阿片类镇痛药等），术后应在半卧位下严格遵循气管拔管指征，经评估麻醉药物代谢水平后再予气管拔管。重度肥胖患者的气管拔管指征如下。

（1）呼吸频率 < 30次/分。

（2）最大吸气压 < −20cmH$_2$O（1cmH$_2$O= 0.098kPa）。

（3）肺活量 > 15ml/kg。

（4）潮气量 > 6ml/kg。

（5）循环功能稳定（无缩管药物支持）。

（6）充足的气体交换（SpO$_2$ > 93%，无酸中毒）。

（7）残余肌松作用已完全消失（可抬头持续5s）。

肥胖患者术后易发生肺不张、低氧血症等肺部并发症，术后应监测氧合水平和通气情况，以及处理呼吸抑制等异常情况，气管拔管后早期可给予持续正压通气（continuous positive airway pressure，CPAP，8～10cmH$_2$O），并给予胸部理疗改善呼吸功能，提高氧合，减少术后并发症的发生。

3. 减重手术患者合并阻塞性睡眠呼吸暂停的术后管理　术后需要持续监测脉搏血氧饱和度、心率、血压、呼吸频率和呼气末二氧化碳浓度。确定有无呼吸道梗阻和呼吸抑制，同时密切观察患者神志变化，有无烦躁不安、意识模糊等缺氧和二氧化碳潴留的表现，观察皮肤色泽、有无发绀等。积极预防呼吸道并发症的发生。

高危患者适当延长麻醉苏醒期时间，并且给予持续的术后监测和充足的观察时间，同时建议准备终止CPAP治疗的患者在终止前接受美国睡眠医学会推荐的多导睡眠图（polysomnography，PSG）检查。

4. 血糖管理　2型糖尿病患者术后需加强血糖监测，以血糖7.8～10.0mmol/L为控制目标，对超过血糖控制目标的患者优先给予胰岛素治疗，同时需避免低血糖的发生。建议由相关科室医师制订术后及出院后的血糖管理方案。

5. 心血管功能异常管理　鉴于减重代谢手术后早期无法口服药物，需持续静脉用药，故建议术后严密监测输入液体平衡，术后由MDT讨论诊治方案以维持循环稳定，降低冠状动脉缺血的发生风险。术前合并高血压的患者，术后早期应避免使用利尿剂。术后长期降压治疗方案应遵循现行的临床指导原则。

6. 早期活动　在术后有效镇痛的基础上，患者早期活动成为可能。术后早期活动可促进呼吸系统、胃肠道功能恢复，并降低术后发生静脉血栓的风险。

7. 术后VTE预防　鼓励患者术后早期下床活动，结合血栓风险综合评估和术后凝血指标检测，个体化应用机械性或（和）药物性抗凝治疗措施预防VTE。

（三）症状的精准护理

1. 疼痛的精准护理

（1）向患者及其家属解释术后疼痛产生的原因及疼痛对术后康复的影响，鼓励患者及其家属参与到疼痛管理的评估和计划各环节，为患者或家属与护士的沟通互动提供机会。向患者及其家属提供多元化的宣教模式。

（2）非药物干预：开展认知功能疗法、曼陀罗绘画等，术后减轻患者的顾虑和疼痛。

（3）药物干预：当患者主诉腹部疼痛时，及时对患者进行疼痛评估，根据患者的疼痛情况，提供以患者为中心的、有针对性的个性化教育。建议应用多模式镇痛，即联合应用作用机制不同的镇痛药物和方法以达到最大的镇痛效应与不良反应比。患者自控镇痛（patient controlled analgesia，PCA）：PCA泵可以让患者根据疼痛等级适当使用，可以有效缓解疼痛，提高患者的睡眠质量，促进患者下床活动。

（4）构建护士为主体的围手术期镇痛团队：由麻醉师、疼痛专科护士、心理咨询师、病房医师、康复师组成，对患者进行每日2次疼痛查房。由病房护士监测患者疼痛情况，按时评估及反馈患者镇痛效果和副作用；由疼痛专科护士评价患者镇痛方案的有效性；由急性疼痛服务小组（acute pian service，APS）团队处理镇痛不佳的个案。

2. 呕吐的精准护理　呕吐可能与患者减重术后镇痛或精神过度紧张有关，对患者的恢复和舒适度有显著影响。

（1）及时告知医护人员：患者及其家属需要及时将恶心呕吐情况告知医护人员，必要时遵医嘱用药抑制呕吐的发生。及时清理呕吐物，保持患者口腔、鼻腔清洁，预防感染。

（2）药物治疗：如止吐药、胃肠动力药等，缓解呕吐症状。

（3）中西医结合防治：联用止吐药和经皮穴位电刺激或针灸与单用一种方法相比，能进一步降低恶心呕吐的发生率，并减少止吐药副作用的发生率。

（4）非药物治疗：包括透皮电神经刺激、催眠、生姜、中医的针刺和穴位按压等。这些非药物治疗的疗效确切且不受手术类型和禁食的限制，已作为辅助治疗手段在临床广泛使用。

（5）环境和体位管理：提供舒适的环境，如适当的温度和光线，以及帮助患者保持头高位，以减少恶心感。调整床头高度，避免平卧，以减轻胃肠道负担。

（6）心理支持：对患者进行心理护理，护士应加强与患者的沟通，了解患者的需求，减轻焦虑和紧张情绪，有助于减少恶心呕吐的发生。

3. 伤口的精准护理

（1）护理人员应对患者的伤口进行定期观察和评估，观察伤口有无渗液、渗血、红肿、感染等情况。

（2）严格无菌操作，落实医院消毒和手术创面护理的相关规范，保持伤口的清洁和干燥，避免感染的发生。

（3）医护人员需要评估患者是否有基础糖尿病、高血压，定期检查血糖、血压、肝肾功能等指标，严格控制血糖，口服药及胰岛素剂量应根据患者的实际血糖水平和医嘱进行调整，防止伤口迁延不愈或感染的发生。

（四）液囊空肠营养管在胃空肠双通道减重代谢手术中的应用

液囊空肠营养管在减重手术中的应用，通过精准营养支持、降低并发症风险及促进术后康复，展现了显著优势。其技术核心在于结合手术需求优化置管策略，并通过多学科协作实现个体化管理。未来随着临床研究的深入，这一技术有望成为减重代谢手术标准化管理的重要组成部分。减重手术后（如胃旁路手术、袖状胃切除术等），患者需早期恢复肠道功能并避免营养不良。液囊空肠营养管可在术后早期（如术后第2天）通过空肠直接输注营养液，绕过胃部吻合口或狭窄区域，减少对胃的刺激，同时促进肠道功能恢复。

相比传统鼻胃管，液囊导管可降低反流误吸风险，减少肺部并发症，符合ERAS理念。营养支持的精准性与安全性，减重术后患者因消化道结构改变，可能存在胃排空延迟或吻合口愈合问题。液囊空肠管可直接将营养液输送到空肠，避免胃潴留，并减少对吻合口的压力，降低渗漏风险。

使用方法如同下胃管一样，成功置管至胃内后，可在空肠液囊内注入2～3ml液体，其顶部膨胀为液囊。此时，Ⅰ型导管的液囊即从胃管前端的槽内弹出，将组合为一体的双管弹成两根游离的胃管和空肠导管，空肠管会自行随着肠蠕动游至空肠；Ⅱ型导管，抽出导丝为单一的空肠导管。插入液囊空肠导管的操作方法与插胃管的方法类同。一般应用76%泛影葡胺造影剂与0.9%生理盐水混合液，在早期我们曾全部应用造影剂，因浓度较高，造影剂很快结晶，不能抽动，在空肠管顺利到达位置后，因液囊重力作用，液囊继续下移，所以根据临床需要我们不断变化造影剂浓度，使其浓度既不影响显影又可以抽动液囊内的液体，以达到调节空肠导管的作用，现在应用浓度比例为2∶3，效果比较理想。空肠导管即可以借助液囊的体积和重力，通过胃液的作用，使胶体溶解，再通过胃肠的蠕动作用，使鼻胃管与液囊空肠导管在胃腔内分离，还有通过重力作用游走至空肠内。

具体作用及优势：在行胃减压的同时又能行肠内营养滴注，营养液及药液从空肠管滴入，不需要胃的消化而直接被空肠吸收，减轻胃动力不足及胃消化功能障碍患者的负担，没有胃部饱胀感及不适，使胰腺能得到真正的休息疗法。如果营养液吸收不良，反流至胃内，胃内潴留物将会从胃管内被抽出。通过肠内营养改善患者的高消耗、高代谢状态，改善患者肠道屏障功能。液囊空肠导管有无创、不破坏胃肠结构等特性。对手术患者，术者当日即可边减压边向空肠输送营养物，为患者功能尽早恢复提供了基础，可有效降低并发症和医疗费用。对于消化道漏患者，可经鼻或漏口直接放入液囊空肠导管。导管细软能自行向漏口远端运行，术者能及早进行肠内营养，提高救治率，加速患者痊愈。

（五）术后并发症的护理

1. 消化道漏　SG 术后切缘漏发生率为 0.3%；RYGB 术后吻合口漏的发生率为 1.1%～1.4%，多发生在胃空肠吻合口；OAGB 术后消化道漏发生率为 1.7%。引起消化道漏发生的患者因素和术中因素包括糖尿病病程较长、重度 OSA、低蛋白血症及术中切割损伤、能量器械热损伤、组织缺血等。术中合理使用各种器械，可以降低消化道漏的发生率。

消化道漏诊断明确后，应及时给予禁食、胃肠减压、抑酸、抗感染、营养支持和充分引流等对症治疗。对于感染控制不佳，血流动力学不稳定的患者需及时行急诊手术治疗。

2. 出血　减重代谢手术后出血的发生率为 2%。其中，RYGB 术后出血发生率为 1.9%～4.4%，SG 术后出血发生率为 0.7%～1.4%。术后出血可来自胃肠吻合口、肠肠吻合口、胃切缘、肠系膜边缘及腹壁切口等部位，多在术后住院期间发生。

预防措施包括精准操作和围手术期 MDT 讨论。术中仔细检查各个吻合口和切缘，必要时可结合术中内镜检查，充分显露止血部位并加固缝合止血。术后出血的病情进展情况需要结合患者的状态、生命体征和血红蛋白变化情况综合判断。考虑出血量不大且患者生命体征平稳时，可尝试保守治疗；如果保守治疗无效，则需要尽快手术止血。

3. VTE　VTE 包括深静脉血栓形成和肺血栓栓塞症，减重代谢手术后其发生率分别为 0.2%～3.0% 和 0.1%～2.0%。发生肺血栓栓塞症是减重代谢手术后患者死亡的主要原因，约 70% 的 VTE 事件在患者出院后发生。建议患者术后早期下床活动。另外，对于术后 VTE 高风险的患者，建议进行机械性预防或（和）药物性预防。

4. 脱水　减重代谢手术后早期患者容易出现脱水。包括消化道解剖结构改变带来的饮水不耐受、伤口疼痛、恶心及患者对饮食的恐惧心理等。

在条件允许的情况下，一般建议患者在术后第 1 天即开始适量饮水，逐步加量。术后第 4 天时饮水量可达 120～170ml/h。为了满足每日 1500～1800ml 饮水的生理需求，对于饮水量不足的患者需静脉补液。

5. 消化道狭窄与梗阻　消化道狭窄与梗阻包括胃扭转狭窄和吻合口狭窄，以及内疝、切口疝等导致的消化道狭窄与梗阻。

消化道狭窄原因：行SG术时，切割线不在同一平面而呈螺旋形，胃角切迹处切割过度等会导致术后胃扭转甚至狭窄。RYGB术后吻合口狭窄发生率为3%～6%，术后早期狭窄与吻合口水肿有关；中后期狭窄与吻合口溃疡或吻合口漏治愈后形成瘢痕有关。

早期吻合口狭窄可先尝试禁食或全流质饮食，并给予药物消肿等对症治疗；效果不佳者可考虑内镜下球囊扩张或瘢痕切除，必要时可再次行手术重新吻合。

减重代谢手术后内疝主要发生在RYGB术后，发生率为1.3%～4.4%。内疝可发生在横结肠系膜缺口、小肠间吻合系膜缺口和Petersen间隙。内疝是造成肠梗阻的重要原因，但切口疝、肠粘连、吻合口狭窄、肠扭转和肠套叠等也可导致肠梗阻。建议术中常规关闭各个系膜裂孔，并在直视下缝合直径≥10mm的穿刺孔。

6. 营养不良　不同减重代谢手术方式导致的术后营养不良类型及程度不一，主要包括蛋白质、维生素和矿物质缺乏。

为了预防蛋白质缺乏，一般建议SG术后的患者每天补充蛋白质60～80g，RYGB术后每天补充60～160g，BPD-DS术后每天补充90g。推荐乳清蛋白含量高的补充剂，更有利于人体吸收。

维生素B缺乏可能导致严重的神经系统损害，包括韦尼克脑病和吉兰-巴雷综合征。减重代谢手术后维生素B_1缺乏发生率为1%～49%，建议补充12mg/d及以上。维生素B_{12}缺乏发生率为4%～20%，建议补充350～500μg/d。术后叶酸缺乏发生率可高达65%，建议补充400～800μg/d，其中育龄妇女每天补充800～1000μg。术后维生素A缺乏发生率可高达70%，建议RYGB术后和SG术后患者补充5000～10 000U/d。术后维生素D缺乏发生率可高达100%，建议补充3000U/d，直至血液25-羟维生素D_3水平>30μg/L。术后维生素E和维生素K缺乏较少见。

减重代谢手术后可能发生微量元素缺乏，SG术后铁缺乏发生率<18%，RYGB术后铁缺乏发生率为20%～55%。建议铁缺乏低风险的患者（男性和无贫血史的患者）补充铁18mg/d，铁缺乏高风险的患者（育龄妇女等）补充铁45～60mg/d。术后钙缺乏常伴随维生素D缺乏，建议SG术后和RYGB术后患者补充钙1200～1500mg/d。SG术后锌缺乏发生率为19%，建议补充锌8～11mg/d；RYGB术后锌缺乏发生率为40%，建议补充锌8～22mg/d。RYGB术后铜缺乏发生率为10%～20%，建议每天铜的补充剂量为普通人群推荐摄入量的2倍（2mg/d）；SG术后铜缺乏很少见，按普通人群推荐摄入量（1mg/d）补充即可。

7. 胆石病　减重代谢手术后患者胆石病的发生率为9.7%～36.7%，是普通人群的5倍；但部分属于无症状胆石病。对于无胆囊结石的患者，不推荐行预防性胆囊切除。建议患者术后口服熊去氧胆酸≥2个月，以预防胆石病的发生。

8. 吻合口溃疡　RYGB术后吻合口溃疡发生率为4%～7%，OAGB术后发生率为 2%～4%。术后发生吻合口溃疡的高危因素包括吸烟、使用非甾体抗炎药、幽门螺杆菌感染、胆汁反流、胃酸分泌过多、局部缺血、酗酒和合并糖尿病等。治疗首选质子泵抑制剂，药物治疗无效者可考虑行修正手术。

9. 倾倒综合征　40% 的 RYGB 术后患者会出现程度不一的倾倒综合征。常在餐后 30～60min 发病，但也可能于餐后 90～240min 发病。防治措施如下。

（1）胃肠吻合口长度适宜（建议为 1.5cm 左右）。

（2）饮食调节：避免食用高浓度的甜食和高单糖膳食，增加膳食纤维的摄入量，少食多餐。约 95% 的患者进行饮食调整有明确效果，但目前尚无明确证据证实将固体食物和液体食物分开对治疗倾倒综合征有效。

（3）药物治疗：包括阿卡波糖、二氮嗪和奥曲肽。

（4）对饮食或药物治疗无效、症状明显的顽固性倾倒综合征，将 RYGB 修正为 SG 可望有效。

10. 低血糖　低血糖主要发生于 RYGB 术后 1 年及 1 年以上的患者，其发生率约 0.4%。术后低血糖的原因包括晚期倾倒综合征、胰岛素瘤和肠促胰岛素（如胰高血糖素样肽 1）分泌增加等。治疗措施包括饮食行为调节、药物治疗和手术（主要方式是将 RYGB 复原或修正为 SG）。

11. 食管裂孔疝与胃食管反流病　肥胖是发生食管裂孔疝和胃食管反流病的独立危险因素。RYGB 能够减少胃食管反流病的发生，但 SG 可诱发新的胃食管反流病，原因在于 SG 后 His 角及其附近的组织结构被破坏等。对于术前已经合并食管裂孔疝和具有胃食管反液压病症状的患者，建议在减重代谢手术时一并行食管裂孔疝修补。而对于术后新发的食管裂孔疝与胃食管反流病，推荐先尝试质子泵抑制剂等药物治疗，治疗效果不佳者可考虑修正手术，一般修正为 RYGB。

12. 其他

（1）呼吸衰竭：减重代谢手术后呼吸衰竭主要发生在术前合并阻塞型睡眠呼吸暂停低通气综合征（obstructive sleep apnea-hypopnea syndrome，OSAHS）的患者，其总体发生率不高，但发生后危险性较大。建议合并 OSAHS 的患者术前常规进行肺功能锻炼，术后佩戴无创呼吸机 1 个月左右。

（2）横纹肌溶解综合征：减重代谢手术后不同程度的横纹肌溶解综合征发生率为 2.1%～19.4%，症状轻微者仅表现为血清肌酶升高，严重者可表现为肌肉坏死、急性肾衰竭和心搏骤停等。治疗措施包括避免剧烈运动和使用碳酸氢钠等碱性药物。

（3）胰腺炎：根据文献报道，减重代谢手术后胰腺炎的发生率约 1%，主要与术后胆石病、肠系膜静脉血栓等有关。

（4）其他：减重代谢手术后的患者如出现无法用其他原因解释的症状时，需联合减重代谢外科医师进行 MDT 讨论，以保障患者安全。

（六）健康教育

1. 健康教育的内容　开展健康教育，有助于提高患者对疾病的认识并改善其术后健康行为。关于教育内容，一方面围绕代谢综合征的病因和减重代谢手术的注意事项等进行；另一方面针对综合健康行为干预进行宣教，具体内容如下。

（1）饮食管理：出院后建议术后患者遵循"少食多餐、细嚼慢咽"的原则，在营养师的指导下完善长期饮食调整的规划。

（2）运动干预：术后患者在手术恢复后即可开展规律的有氧运动、抗阻训练或联合以上两种训练形式，从术后恢复期即进行日常运动锻炼，每周 300min（至少 150min）有氧运动，每周 2～3 次力量训练。建议同时搭配蛋白质、维生素 D、钙剂补充。

（3）自我监测管理：鼓励患者积极监测体重、腰围、血糖及血压数值，记录每日饮食及运动情况，包括食物种类、质量及运动类型、时长等。

（4）其他：鼓励患者戒烟，并减少酒精摄入。减少或避免熬夜，坚持早睡早起的健康作息习惯等。

2. 随访时间及频率　随访项目包括一般情况监测、实验室指标监测、合并症和并发症监测及其他监测项目，随访项目及频率的推荐见表 3-2。

表 3-2　减重代谢手术前检查与术后随访项目及频率参考

随访项目		术前	术后 1 个月	术后 3 个月	术后 6 个月	术后 1 年	术后 2 年	长期随访
一般情况监测	生命体征（呼吸、心率、血压、体温）	+	+	+	+	+	+	+
	体重、腰围、臀围、%EWL、%TWL	+	+	+	+	+	+	+
	体脂分布情况	+	±	±	±	+	±	±
	药物使用（代谢相关、阿片类、精神类药物）	+	+	+	+	+	+	+
实验室指标监测	血糖	+	+	+	+	+	+	+
	HbA1c	+	±	+	+	+	+	+
	OGTT	+	±	+	+	+	+	±
	血、尿常规	+	+	+	+	+	+	±
	血生化	+	+	+	+	+	+	±

续表

随访项目		术前	术后 1个月	3个月	6个月	1年	2年	长期随访
合并症和并发症监测	血清维生素与微量、宏量元素水平	+	±	±	+	+	+	±
	骨密度	±	±	±	±	±	±	±
	超声（肝、胆、脾、胰、肾、心脏、子宫附件等）	+	±	±	±	±	±	±
	其他合并症及并发症监测	+	+	+	+	+	+	+
其他监测	精神心理学评估	+	+	+	+	+	+	+
	营养和运动调查及教育	+	+	+	+	+	+	+

注：+. 必需检查项目；±. 非必需检查项目；%EWL. 多体重减少百分比；%TWL. 总体重减少百分比；HbA1c. 糖化血红蛋白；OGTT. 口服葡萄糖耐量试验

术后 1 个月、3 个月、6 个月、12 个月、24 个月由 MDT 团队定期随访复诊，MDT 团队包含外科医师、临床个案管理师、营养师、临床心理咨询师等。临床实践中，可结合患者需求、手术术式及合并症情况等，有针对性地调整随访时间与频率，同时可综合应用电话随访、问卷随访及移动软件随访等模式以全面、快捷、准确汇总患者的术后资料。

长期随访为术后 24 个月后，至少每年接受一次体格检查和营养状况监测，并根据前期随访情况和病情变化，适当增加相应检查项目。长期随访至终身随访的重要性体现在以下几个方面。

（1）及时掌握患者的体重控制情况，并针对性调整综合干预方案。

（2）及时识别营养不良或营养过剩的问题。

（3）及时评估和监测术后代谢相关并发症的发生发展。

（4）及时识别患者术后出现的心理相关问题。

（5）加强患者及其家属的健康教育，使其充分了解减重代谢手术的注意事项、术后护理和终身随访的重要性，有助于提高患者对治疗的依从性和自我管理能力，从而保障长期减重效果并改善生活质量。

3. "互联网+"护理模式胃空肠双通道减重代谢手术后的应用 "互联网+"护理模式为患者提供了更加个性化、便捷和实时的健康管理支持。通过互联网平台，患者能够接收到量身定制的饮食、用药及运动指导，并随时记录反馈，获得专业护士的即时评估与调整建议。这种互动式的健康管理方式极大地提升了患者的参与度和自我管理能力，从而促进了饮食、用药及运动依从性的改善。

中篇　胃肠疾病内科治疗新技术的精准护理

第4章

超声内镜引导下细针穿刺抽吸/活检术辅助诊断胃肠疾病

第一节　概　述

一、定义

超声内镜引导下细针穿刺抽吸/活检术（endoscopic ultrasonography guided fine needle aspiration/ biopsy，EUS-FNA/B）是一种将超声内镜与细针穿刺技术相结合的诊断技术，已成为许多疾病的重要诊断依据。该技术将超声内镜的实时成像功能与细针穿刺技术相结合，通过超声内镜将超声探头送入体腔内，接近目标病变部位，准确显示病变的大小、形态、边界及与周围组织的关系等。超声内镜可以提供比传统体外超声更清晰、更详细的病变图像，在超声内镜的实时引导下，将一根细针通过内镜管道插入到目标病变部位，进行穿刺抽吸细胞或组织样本。通过对病变穿刺取得细胞和组织进行病理学研究，帮助确定病变性质、组织学来源和病理学特征。当肿瘤性质已经确定时，EUS-FNA/B有助于鉴别淋巴结和其他器官的转移病灶，分期的准确性对治疗方案选择至关重要。EUS-FNA/B具有准确、安全、简便、快捷等优点，为消化系统及邻近器官病变的诊断提供了一种重要手段，近年来国内广泛开展了此种检查技术。

二、流行病学调查

（一）应用范围和频率

EUS-FNA/B主要基于超声内镜的实时成像能力和细针穿刺的精确性。结合内镜和超声技术的医疗设备，能够在内镜下直接观察消化道黏膜表面的病变及一些毗邻胃肠道的器官病变具有重要价值，并通过内置的超声探头对消化道管壁及邻近组织进行超声扫描，生成高分辨率的超声图像。近年来，随着超声内镜技术的不断发展和普及，EUS-FNA/B 的开展频率逐渐增多。

（二）诊断准确性

大量研究表明，EUS-FNA/B 具有较高的诊断准确性。对于实性肿物，其诊断准确率可达到 80%～90% 以上；对于囊性病变，也能为进一步的诊断和治疗提供重要依据。不同病变类型和部位的诊断准确性可能会有所差异。相较于传统的影像学检查，如 CT、MRI 等，EUS-FNA/B 的诊断准确性更高。特别是对于一些影像学表现不典型或难以鉴别的病变及位置较深、较小的病变，诊断难度可能会增加，准确性相对较低，EUS-FNA/B 往往能够提供决定性的诊断依据。

（三）指导个性化治疗

明确诊断是制订个性化治疗方案的前提。通过 EUS-FNA/B 明确病变性质后，医师可以根据患者的具体情况制订更加精准、有效的治疗方案。例如，对于恶性肿瘤患者，EUS-FNA/B 可以帮助医师判断肿瘤的分期、分型及是否存在基因突变等情况，从而为患者提供更加合适的治疗方案，如手术、化疗、放疗或靶向治疗等。

（四）避免误诊和漏诊

消化道疾病的种类繁多，临床表现复杂多变，误诊和漏诊的情况时有发生。EUS-FNA/B 通过对病变组织的直接取样和病理检查，可以大大降低误诊和漏诊的风险。特别是对于一些早期病变或隐匿性病变，EUS-FNA/B 往往能够提前发现并及时干预，从而提高患者的治疗效果和生存率。

三、适应证和禁忌证

EUS-FNA/B 是一种相对安全的检查，但部分患者因受基础疾病的限制不能进行这项检查，作为消化道及器官病变诊断的重要工具，其应用范围广泛且诊断价值显著。根据内镜检查常规分为绝对禁忌证和相对禁忌证。

（一）绝对禁忌证

①严重心肺疾病，如重度心肺功能不全、重度高血压、严重肺功能不全、急性肺炎；②食管化学性、腐蚀性损伤的急性期，极易造成穿孔；③严重的精神疾病患者，患者往往不能很好地合作；④有出血倾向者。

（二）相对禁忌证

①一般心肺疾病；②急性上呼吸道感染；③严重的食管静脉曲张；④透壁性溃疡；⑤食管畸形、脊柱及胸廓畸形。

四、临床表现

EUS–FNA/B 一般是在局部麻醉或镇静下进行，通常患者在术中不会有明显的特殊临床表现。

（一）术中表现

1. 操作过程中，患者通常处于镇静或麻醉状态，一般不会有明显的自觉症状。但如果出现并发症，可能会有相应的临床表现。

（1）出血：如果穿刺部位有血管损伤，可能会出现呕血、黑粪等消化道出血表现，严重时可出现头晕、乏力、心率加快、血压下降等失血性休克的症状。

（2）感染：可能出现发热、寒战、腹痛、白细胞升高等感染征象。

（3）穿孔：如果穿刺导致消化道穿孔，可能会出现剧烈腹痛、腹部压痛、反跳痛、肌紧张等急腹症表现。

2. 对于该操作所针对的病变，其临床表现取决于病变的性质和部位。

（1）胰腺病变：可能出现腹痛、黄疸、消瘦、消化不良等症状。

（2）纵隔病变：可能有胸痛、咳嗽、呼吸困难等表现。

（3）胃肠道黏膜下肿物：可能引起吞咽困难、腹痛、腹胀、消化道出血等症状。

（二）术后表现

1. 局部表现

（1）穿刺部位疼痛：部分患者可能在穿刺部位出现轻微疼痛或不适，一般疼痛程度较轻，多可在数小时至数天内逐渐缓解。

（2）少量出血：可能在穿刺部位有少量渗血，表现为内镜下可见少量血性分泌物，一般可自行停止，若出血较多可能需要在内镜下止血处理。

2. 全身表现

（1）低热：少数患者可能在术后出现低热，体温一般不超过38℃，多为吸收热，通常在数日内可自行恢复正常。如果持续高热，需考虑感染等并发症的可能。

（2）恶心、呕吐：部分患者可能由于操作过程中的刺激或麻醉药物的影响，出现恶心、呕吐等胃肠道反应，一般经过适当处理后可缓解。需要注意的是，大多数患者在 EUS–FNA/B 术后并无明显不适，且上述临床表现的发生也并非普遍现象。如果出现严重的疼痛、大量出血、高热不退等异常情况，应及时告知医师进行处理。

五、治疗原则

（一）药物治疗

1. 术前药物准备

（1）镇静药物：对于紧张焦虑的患者，可在术前适当给予镇静药物，以保证患者在操作过程中能够保持相对稳定的状态，便于操作顺利进行。但要严格掌握镇静药物的剂量和使用时机，避免出现呼吸抑制等不良反应。

（2）预防性抗生素：对于一些存在感染高风险的患者，如免疫功能低下、有局部感染灶等，可考虑术前预防性使用抗生素，以降低术后感染的发生风险。

2. 术后药物治疗

（1）止血药物：如果术后出现少量出血，可根据情况给予止血药物，如凝血酶、云南白药等。但对于严重出血，可能需要内镜下止血或手术治疗。

（2）抗感染药物：若术后出现发热、白细胞升高等感染迹象，应及时给予抗感染药物治疗。根据感染的部位和严重程度，选择合适的抗生素，并注意观察药物的疗效和不良反应。

（3）镇痛药物：对于术后出现穿刺部位疼痛的患者，可给予适当的镇痛药物，如非甾体抗炎药等，以缓解疼痛症状，提高患者的舒适度。

（二）手术治疗

1. 适应证　①EUS-FNA/B结果明确为恶性肿瘤，且符合手术切除指征的患者，如早期胰腺癌、胃肠道间质瘤等。手术切除可以达到根治的目的，提高患者的生存率。②对于EUS-FNA/B过程中出现严重并发症，如穿孔、大出血等，经保守治疗无效的患者，可能需要紧急手术治疗。

2. 手术时机和方式选择　①手术时机：应根据患者的具体情况，综合考虑肿瘤的性质、大小、位置，患者的身体状况等因素来确定手术时机。一般来说，对于恶性肿瘤，应在明确诊断后尽快安排手术；对于并发症导致的手术，应在患者生命体征稳定后进行。②手术方式：根据病变的部位和性质，选择合适的手术方式。例如，对于胰腺肿瘤，可选择胰十二指肠切除术、胰体尾切除术等；对于胃肠道黏膜下肿物，可选择内镜下黏膜切除术、内镜下黏膜剥离术或外科手术切除等。

第二节　超声内镜引导下细针穿刺抽吸/活检术的临床新技术

一、定义

作为一种先进的医学影像技术，超声内镜是内镜学与超声学巧妙结合的产物。它巧妙地在内镜头部或经由内镜操作孔道嵌入了一个微型高频超声探头，使得在进行内镜检查的同时，能够对消化道管壁及其邻近脏器进行实时超声波扫描。这项技术不仅拓宽了内镜的诊断视野，还极大地提升了消化道疾病诊断的准确性和深度。通过超声内镜，医师可以直观观察到消化道黏膜的细微变化，同时利用超声波的穿透性，深入探测消化道管壁各层结构及邻近脏器的病变情况，如肿瘤、囊肿、血管病变等。超声内镜已成为现代消化病学领域不可或缺的诊断工具，为消化道疾病的早期发现、精确诊断和有效治疗提供了有力支持。

细针穿刺抽吸活检（fine needle aspiration biopsy，FNAB），又称为细针穿刺细胞学检查（fine needle aspiration cytology，FNAC），是一种使用细针（通常为22～27G，外径0.72～0.41mm，大多数采用25G针头）穿透组织或器官，抽取细胞或组织样本进行病理检查的微创诊断技术。这一技术广泛应用于肿瘤、感染、炎症等病变的诊断，尤其在肿瘤的早期诊断和鉴别诊断中具有重要价值。

二、工作原理

超声内镜的工作原理主要基于超声波的物理特性和人体组织的声学特性。当超声探头接触到消化道壁或周围组织时，它会发射出高频率的超声波信号。这些超声波信号在人体内传播时，会遇到不同的组织界面，如黏膜层、黏膜下层、肌层和浆膜层等，并产生反射。反射回来的超声波信号被超声探头的接收器捕捉，并经过一系列复杂的信号处理，最终转换成清晰的超声图像。医师可以通过这些图像，直观地观察到消化道壁各层组织的结构特征及其邻近脏器的病变情况，从而做出准确的诊断。

细针穿刺抽吸活检技术基于负压抽吸取材的原理。在操作过程中，医师使用一次性灭菌注射器（普通针头）作为穿刺工具，将其刺入病变区域内。随后，通过针管的负压作用吸出少量病变细胞和组织标本。这些样本随后会被制成玻片，经过固定、染色等处理后，在显微镜下进行观察诊断。由于穿刺针是带芯的套针，在进入病灶前是实心的，进入病灶后抽出针芯再取材，因此穿刺路径上不会引起肿瘤的扩散。细针穿刺抽吸活检技术以其微创性、操作简便、恢复快、并发症少等优点，在临床诊断和治疗中发挥着越来越重要的作用。

三、工作装置

（一）超声内镜

超声内镜是一种将内镜和超声探头相结合的设备。内镜部分可以通过人体的自然腔道（如食管、胃、十二指肠等）进入体内，到达靠近病变部位的位置。超声探头则可以发射超声波并接收反射回来的回波，从而生成病变部位及其周围组织的超声图像。通过超声图像，医师可以清晰地看到病变的位置、大小、形态、内部结构及与周围组织的关系等信息，为准确进行细针穿刺提供引导。主要分类如下。

1. 按扫描方式分类

（1）电子线阵超声内镜

1）特点：采用电子线阵扫描方式，可提供较宽的视野，能够同时观察较大范围的组织和器官。对于较大的病变或需要观察多个目标区域时较为适用。

2）应用场景：常用于对胰腺、肝脏等实质脏器病变进行检查，以及对纵隔和腹腔内淋巴结进行评估。例如，在怀疑胰腺癌并评估周围淋巴结转移时，电子线阵超声内镜可以快速扫描胰腺及周围区域，确定可疑淋巴结的位置和大小，为EUS-FNA/B提供准确的引导。

（2）电子凸阵超声内镜

1）特点：具有一定的聚焦能力，能够提供较深的扫描深度和较好的分辨率。对于深部病变的观察和穿刺引导具有优势。

2）应用场景：主要用于对胃肠道深层病变及邻近器官病变进行检查。例如，在诊断胃壁深层肿物或评估肝脏深部病变时，电子凸阵超声内镜可以清晰显示病变的内部结构及与周围组织的关系，为EUS-FNA/B确定最佳穿刺路径。

2. 按插入部位分类

（1）上消化道超声内镜

1）特点：经口插入，主要用于检查食管、胃、十二指肠等上消化道及邻近器官的病变。操作相对较为方便，患者耐受性较好。

2）应用场景：常用于对食管旁淋巴结、纵隔肿物、胰腺头部和体部病变进行检查和穿刺。例如，在怀疑食管癌并评估纵隔淋巴结转移情况时，上消化道超声内镜可以直接观察食管周围的淋巴结，并进行EUS-FNA/B以明确诊断。

（2）下消化道超声内镜

1）特点：经肛门插入，用于检查直肠、乙状结肠等下消化道及周围器官的病变。对于直肠周围病变和盆腔内的肿物具有较好的诊断价值。

2）应用场景：主要用于对直肠肿物、盆腔淋巴结、前列腺病变等进行检查。例如，在诊断直肠癌并评估盆腔淋巴结转移情况时，下消化道超声内镜可以准确定位淋巴结，并进行穿刺活检以确定是否存在转移。

3. 按频率分类

（1）低频超声内镜

1）特点：频率较低，一般在 5～10MHz。穿透深度较大，能够观察到较深部位的病变，但分辨率相对较低。

2）应用场景：适用于对深部病变的初步筛查和定位。例如，在评估肝脏深部肿物或腹腔内较大肿物时，低频超声内镜可以提供整体的病变范围和位置信息，为进一步的检查和治疗提供指导。

（2）高频超声内镜

1）特点：频率较高，通常在 12～30MHz。分辨率较高，能够清晰显示病变的细微结构，但穿透深度较浅。

2）应用场景：主要用于对浅表病变和小肿物的检查和穿刺。例如，在诊断胃黏膜下肿物或胰腺微小病变时，高频超声内镜可以提供更详细的病变形态和内部结构信息，提高 EUS-FNA/B 的准确性。

（二）细针穿刺装置

通常由细针、针鞘和注射器组成。细针一般非常纤细，直径通常在几毫米以下，以便能够通过内镜的工作通道插入体内。针鞘用于保护细针在插入过程中不被损伤，同时也可以帮助固定细针的位置。注射器则用于在穿刺成功后进行抽吸细胞或组织样本。

1. 穿刺针的分类

（1）较细穿刺针（如 22G、25G）

1）适用情况

①对于位置较深、紧邻重要血管或脏器的病变，较细的穿刺针可以降低穿刺过程中损伤周围组织的风险。例如，在穿刺胰腺头部靠近肠系膜上动静脉病变时，使用细针可以减少血管损伤导致出血的可能性。

②对于囊性病变的穿刺，较细的针可以减少囊液外漏和感染的风险。比如在诊断胰腺囊性肿瘤时，细针可以获取少量囊液进行细胞学和生化分析，而不至于引起严重的并发症。

③对于凝血功能较差的患者，细针穿刺出血风险相对较低。如果患者有血小板减少、凝血因子缺乏等情况，使用细针可在一定程度上降低出血的概率。

2）优势

①创伤小：对组织的损伤较小，患者术后恢复较快，疼痛和不适相对较轻。

②安全性高：降低了并发症的发生率，尤其是出血、感染和周围组织损伤等严重并发症。

（2）较粗穿刺针（如 19G、20G）

1）适用情况

①对于质地较硬的实性病变，较粗的穿刺针可能更容易获取足够的组织样本，提高诊断的准确性。例如在鉴别一些恶性肿瘤时，粗针可以获取较多的组织进行病理检查，有助于明确肿瘤的类型和分级。

②当需要进行分子生物学检测或免疫组化分析时，粗针获取的组织量相对较多，更有利于进行这些特殊检测。比如在确定某些肿瘤的基因突变情况或特定蛋

白表达水平时，需要足够的组织样本。

2）优势

①样本量大：能够获取更多的细胞或组织，为诊断提供更丰富的信息。

②诊断准确性高：对于一些疑难病例，粗针穿刺可能更有助于明确诊断。

③在实际应用中，医师会根据患者的具体情况，如病变的性质、位置、大小、患者的身体状况等因素，综合考虑选择合适粗细的穿刺针，以达到最佳的诊断效果和最小的风险。

2. EUS-FNA/B 应如何选择 FNA 与 FNB 穿刺针　穿刺针包括 19G、22G 和 25G 等型号。对于哪种型号穿刺针诊断率更高目前仍缺乏高级别的研究。普遍观点认为 19G 穿刺针常常用来进行 EUS 引导下的介入治疗；22G 穿刺针用来获取组织标本进行诊断。近几年来，随着快速现场病理评估（rapid on-site evaluation，ROSE）及细胞学诊断越来越被重视（尤其是胰腺实性肿物的诊断中体现出的巨大应用价值），25G 穿刺针的使用也越来越广泛。许多专家认为 25G 穿刺针是进行胰腺癌诊断理想的穿刺针，但仅仅是以细胞学诊断为主时具有优势。此外，穿刺针的操控性也是要考虑的因素，针越粗越不利于在十二指肠进行穿刺操作，所以单从型号考虑 22G 或 25G 适合于经十二指肠穿刺操作。当进行囊性病变穿刺，如果怀疑囊液可能为黏液性，选择 19G 更利于吸取囊液。

四、临床应用

（一）EUS-FNA/B 技术辅助治疗胃部病变的临床应用

1. 黏膜下肿瘤（上皮下肿物）　黏膜下肿瘤（submucosal tumor，SMT）是内镜检查常见疾病（图 4-1），SMT 无论良恶性，内镜表现都极为相似，大部分为表面光滑的隆起性病变。SMT 是一个传统名词，近年来许多内镜超声学者更倾向于将其统称为上皮下病变（subepithelial lesion）。大部分情况下在临床应用中这两个名词所指疾病并无区别。迄今为止，EUS 是诊断 SMT 的首选方法。但并不是所有 SMT 均需要行 FNA。针对 SMT 实施 EUS-FNA/B 应综合考虑以下因素：临床症状、SMT 特点（大小、位置和回声特点）及患者的一般状态。以下情况推荐使用 EUS-FNA/B：①当 SMT 高度怀疑为胃肠间质瘤，可以获取组织样本进行病理诊断，明确肿物的性质和类型。这有助于确定治疗方案，如对于低风险的胃肠道间质瘤可以选择随访观察，而对于高风险的则可能需要手术切除且无法手术切除，拟行酪氨酸激酶抑制剂治疗者。②患者既往有恶性 SMT 或其他恶性肿瘤病史，不能排除转移灶。③根据 EUS 检查、临床症状或生化检查结果高度怀疑淋巴瘤、神经内分泌肿瘤或外压性肿瘤且暂不考虑直接切除者。

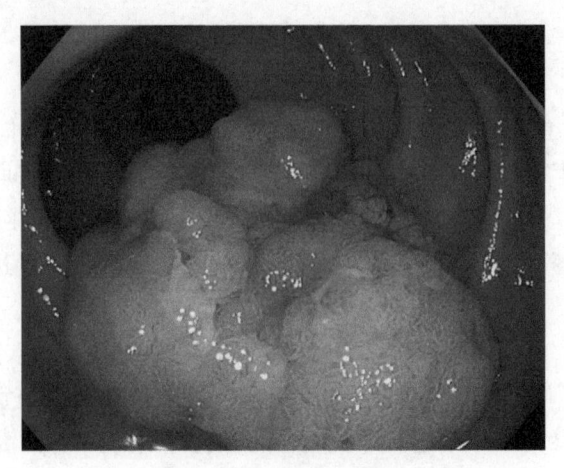

图 4-1 黏膜下肿瘤

其他 SMT，帮助鉴别一些难以通过常规内镜和影像学检查确定性质的肿物，如胃黏膜下囊肿与实性肿物的鉴别。如具有典型的脂肪瘤表现或直径较小（如<2cm）均不应将 FNA 作为常规诊断手段。食管 SMT 约占消化道 SMT 的30%，发生于食管的 SMT 与消化道其他部位（胃或十二指肠）相比生物学特性有很大不同，前者更倾向于良性发展。因此对于食管 SMT，EUS-FNA/B 也不作为常规诊断手段。EUS-FNA/B 可以提供足够组织学及细胞学诊断，但有时难以满足免疫组化的诊断要求，而免疫组化常常用来区分胃肠间质瘤和其他间质来源肿瘤。对于 SMT 也可以考虑内镜下完整切除后送检。

2. **弥漫性的胃壁增厚** 上消化道内的恶性弥漫性胃壁增厚（图4-2）包括硬癌（scirrhous type cancer）、淋巴瘤或其他肿瘤胃壁内转移灶，后两者少见。良性病变包括嗜酸细胞性胃肠炎、卓-艾综合征、Ménétrier 病，以及克罗恩病、结核和淀粉样变性。EUS 的影像学检查对胃内此类疾病鉴别具有较高的准确率。这类疾病表面活检假阴性率较高，较常使用的方式为深挖活检，但是总体准确率尚无研究数据。关于 EUS-FNA/B 对消化道壁弥漫性增厚诊断的研究也比较少。已有的研究提示 EUS-FNA/B 对此类疾病的检出率约60%，因此对于需要取得病理学诊断的胃壁弥漫性增厚，如果深挖活检结果不理想，也可行 EUS-FNA/B。

3. **胃癌** 细针穿刺同样不是胃癌的常规诊断方式。对于胃癌患者，如果远处转移灶的病理诊断结果对治疗计划制订有指导意义时，可考虑远处转移灶的 EUS-FNA/B 取材（图4-3）。

4. **胃周淋巴结肿大**

（1）当发现胃周淋巴结肿大时，EUS-FNA/B 可以对淋巴结进行穿刺，确定其是否为恶性肿瘤转移所致。这对于胃癌等胃部恶性肿瘤的分期至关重要，从而指导后续的治疗决策，如是否需要进行手术、化疗或放疗等。

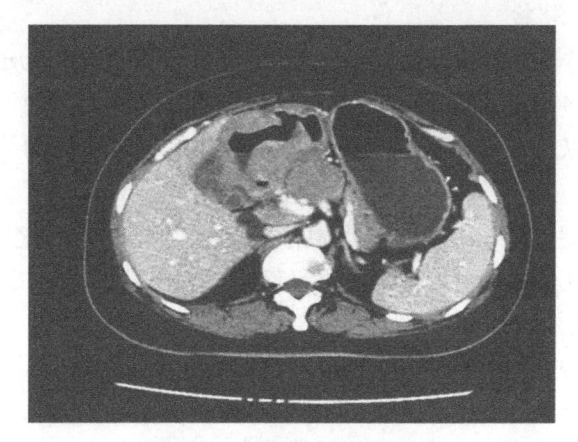

图 4-2　弥漫性的胃壁增厚

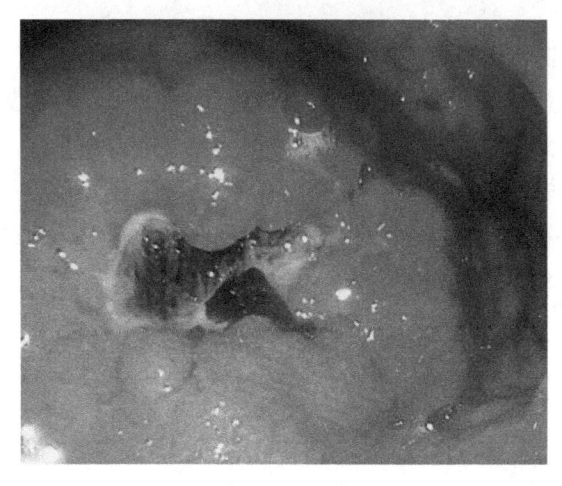

图 4-3　胃癌

（2）对于不明原因的胃周淋巴结肿大，EUS-FNA/B 有助于排除恶性肿瘤的可能性，明确病因，如炎症、结核等，以便进行针对性治疗。

5. 胃部占位性病变

（1）对于性质不明的胃部占位性病变，EUS-FNA/B 可以获取组织进行病理检查，确定其良恶性。例如，对于一些胃镜下表现不典型的病变，或者影像学检查难以明确诊断的病变，EUS-FNA/B 可以提供准确的诊断依据。

（2）在治疗过程中，对于一些治疗效果不佳的胃部病变，EUS-FNA/B 可以进行复查，评估治疗效果，调整治疗方案。

(二)肠道病变

1. **肠道黏膜下肿物**

（1）与胃部黏膜下肿物类似，对于肠道黏膜下肿物，如肠道间质瘤、平滑肌瘤等，EUS-FNA/B可以明确肿物的性质，指导治疗。例如，对于较小的、良性可能性大的肿物可以选择随访观察，而对于较大的、有恶性倾向的肿物可能需要手术切除。

（2）对于一些特殊部位的肠道黏膜下肿物，如直肠、乙状结肠等，EUS-FNA/B可以在避免经腹手术的情况下进行诊断，为内镜下治疗提供依据。

2. **肠周淋巴结肿大**

（1）肠周淋巴结肿大可能是肠道恶性肿瘤转移、炎症性肠病等原因引起。EUS-FNA/B可以对淋巴结进行穿刺，确定病因，为治疗提供指导。例如，对于怀疑结肠癌转移的患者，EUS-FNA/B可以明确淋巴结的性质，确定是否需要进行手术或化疗。

（2）在炎症性肠病的诊断和治疗过程中，EUS-FNA/B可以帮助鉴别炎症性肠病与其他肠道疾病，评估疾病的活动程度，指导治疗方案的调整。

3. **肠道占位性病变**

（1）对于肠道占位性病变，如结肠癌、直肠癌等，EUS-FNA/B可以在术前进行穿刺，确定肿瘤的性质、分期，为手术方案的制定提供依据。例如，对于局部晚期的结肠癌，EUS-FNA/B可以明确是否有淋巴结转移，决定是否需要进行新辅助化疗。

（2）在治疗后，EUS-FNA/B可以对治疗部位进行复查，评估治疗效果，如肿瘤是否完全切除、是否有复发等。

(三)其他适用情况

1. **不明原因的消化道出血**

（1）对于一些不明原因的消化道出血，如小肠出血等，常规检查难以明确出血的部位和原因。EUS-FNA/B可以对小肠黏膜下肿物、血管畸形等进行穿刺，明确病因，为治疗提供指导。

（2）在一些特殊情况下，如消化道出血伴有肠周淋巴结肿大，EUS-FNA/B可以同时对淋巴结和出血部位进行穿刺，确定病因是否与恶性肿瘤有关。

2. **疑似转移性胃肠病变**　对于有其他部位恶性肿瘤病史的患者，出现胃肠病变时，EUS-FNA/B可以帮助确定是否为转移性病变。例如，乳腺癌、肺癌等患者出现胃肠道症状时，EUS-FNA/B可以对胃肠病变进行穿刺，明确是否为肿瘤转移，为进一步治疗提供依据。

3. **胰腺疾病中的应用**　超声内镜通过胃或十二指肠的自然通道，将超声探头直接置于胰腺附近，提供近距离观察。这种"贴面"检查，能捕捉到直径＜5mm的胰腺异常病灶，对于胰腺疾病的早期发现至关重要，其诊断准确率远超传统方法，尤其对于早期胰腺癌直径＜2cm时，通过EUS的高敏感性，可以显著提高诊断率，为患者争取到最佳治疗时机。

随着超声内镜（EUS）的发展，出现了超声内镜引导下细针抽吸/活检术（EUS-FNA/B），是EUS与细针穿刺活检相结合的一种技术，通过探头获得清晰的胰腺影像，并应用细针穿刺抽吸获取病变标本，获取组织或囊液样本，然后通过细胞学和（或）分子生物学分析来确定病变的性质。它在胰腺实性占位和囊性肿瘤的诊断中显示出高灵敏度，尤其是在结合了造影增强超声内镜（CE-EUS）等技术后，能更准确地评估病灶的血供情况和性质。

超声内镜在胰腺相关疾病治疗方也有着举足轻重的作用。下面主要介绍常用的几种治疗方法。

（1）胰腺假性囊肿和脓肿的引流：对于胰腺炎后形成的假性囊肿或脓肿，EUS引导下可以放置内引流管，图4-4EUS引导下放置内引流管，如通过胃或十二指肠壁直接将囊肿与消化道连接，实现内引流，减少外科手术的需求。

（2）胰腺肿瘤的消融治疗：在某些情况下，EUS可以引导射频消融（RFA）或微波消融（MWA）等技术，直接对胰腺内的小肿瘤进行局部消融，尤其适用于不适合手术的患者。

（3）EUS引导下的胆胰管引流：对于胰腺癌或其他原因引起的胆胰管梗阻，可以通过经内镜逆行胰胆管造影（ERCP）放置支架，图4-5内镜下支架置入术，以缓解胆管或胰管的狭窄。

（4）胰腺神经丛阻滞：对于慢性胰腺炎引起的剧烈腹痛，EUS可以引导进行胰腺神经丛的乙醇注射，以达到长期疼痛缓解的效果。

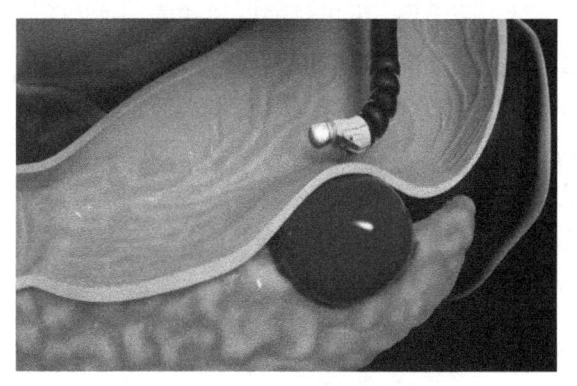

图4-4　EUS引导下放置内引流管

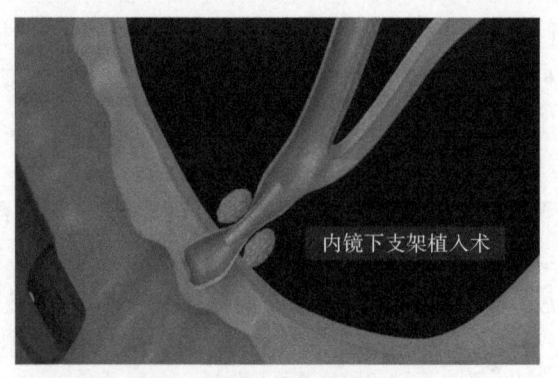

图 4-5 内镜下支架植入术

超声内镜的应用远不止于诊断和治疗。在慢性胰腺炎、胰腺囊性病变的管理中，它同样发挥着重要作用。通过定期监测，可以及时调整治疗策略，减少不必要的风险。对于胰腺假性囊肿等并发症，EUS 引导下的治疗，如内引流或药物注射，提供了创伤更小的解决方案。其次，EUS 在胰腺癌高风险群体的筛查中发挥重要作用，大量研究表明，EUS 在检测胰腺恶性肿瘤方面具有高灵敏度（92%～100%）、高特异度（89%～100%）和高准确度（86%～99%）。超声内镜还可用于胰腺功能的评估。EUS 能够提供胰腺实质的高分辨率图像，帮助识别胰腺的炎症、纤维化或肿瘤等导致的结构变化，这些变化与胰腺功能下降相关。通过 EUS，可以细致观察胰腺导管的形态和直径异常，如导管扩张可能提示慢性胰腺炎或胰腺癌，这些都直接影响胰腺的分泌功能。

五、常规检测项目

EUS-FNA/B 的标本可以进行细胞学或组织学检测，根据不同的诊断目的，选用相应的检测项目。对于胰腺癌、淋巴结或肝转移癌，通常细胞学检测即可诊断。而对于可疑淋巴瘤、神经内分泌肿瘤或胃肠道间质瘤等则常需要进行组织学检测。目前临床常用的细胞学检测项目主要为传统细胞学涂片和液基薄层细胞学检测，前者可以提供穿刺现场或当天的快速诊断，但由于标本血污染或涂片较厚可能导致诊断困难，而液基薄层细胞学检测通过高速离心制作均匀的薄层细胞涂片，有利于细胞形态学观察，还可以在此基础上进行 DNA 倍体检测，但同时也存在细胞丢失的可能，降低诊断敏感度。

六、操作方法

操作流程

1. 术前准备　患者需要进行一定准备，包括禁食 6～8h，以确保胃部没有食物残留物干扰检查结果及进行清肠处理。同时，医师会对患者的凝血功能、肝功能和血尿粪常规进行检查。

2. *体位调整*　患者取左侧卧位，上下肢屈曲，头微微后仰，松解衣领及裤带。同时，头肩部垫一弯盘及治疗巾，以防止口水污染衣物及治疗床。

3. *麻醉处理*　医师会对患者进行咽部局部麻醉或全身麻醉，确保患者在检查过程中保持安静和放松。

4. *超声内镜插入*　医师会通过内镜导入超声探头。对于上消化道检查，超声内镜通常从口腔插入至上消化道中。在插入过程中，医师会适当改变患者体位，以排除骨结构、肠积气等干扰。当超声探头接触到消化道壁时，会产生高频率的超声波信号，这些信号会被接收器收集并转换成图像。

5. *实时成像*　通过超声内镜，医师可以清晰显示上消化道管壁的5个层次结构，包括黏膜层、黏膜肌层、黏膜下层、固有肌层和浆膜层。医师可以实时观察到消化道内的血管、淋巴管和其他结构，以及是否存在异常病变。

6. *病变分析*　医师可以根据超声内镜图像判断病变的位置、大小、层次及性质。例如，可以精确测量黏膜下隆起的大小，判断其是位于黏膜层还是黏膜下层，以及是瘤体还是血管。对于肿瘤等病变，超声内镜还可以评估其浸润深度、有无周围淋巴结及邻近器官转移等情况，有助于肿瘤分期和制订治疗方案。

7. *特殊检查*　在某些情况下，医师可能会进行超声内镜引导下细针穿刺活检。这种方法主要用于胰腺占位性病变穿刺活检、消化道壁周围肿大淋巴结或肿瘤的穿刺活检等，以进一步确定病变的性质。

细针穿刺与组织抽吸操作如下。

（1）穿刺前准备

1）患者准备：确保患者处于适当体位，通常为左侧卧位，以便于超声内镜的插入。同时，确保患者已经接受了必要的麻醉处理，以保持安静和放松状态。

2）设备准备：选择合适的穿刺针，通常为细针（如22G或25G穿刺针），并确保其处于无菌状态。同时，准备好负压注射器等相关器械。

（2）穿刺过程

1）超声内镜引导：在超声内镜的实时成像下，精确定位病变部位。医师会根据超声图像判断病变的位置、大小、层次及与周围血管、器官的关系。

2）穿刺路径规划：根据病变部位和超声内镜的视野，规划最佳穿刺路径，以避开重要的血管和器官，减少并发症的发生。

3）穿刺操作：在超声内镜引导下，将穿刺针通过内镜活检管道刺入目标组织。医师会根据需要调整穿刺的角度和深度，以确保准确到达病变部位。

4）负压吸引：在穿刺针到达病变部位后，使用负压注射器产生负压，抽吸病变组织样本。医师会根据抽吸的阻力感判断样本量是否足够，并适时停止抽吸。

（3）穿刺后处理

1）样本处理：将抽吸出的组织样本涂于载玻片上，进行固定、染色等处理，以便进行病理检查。同时，将剩余的样本保存于专用保存液中，以备后续分析。

2）患者监测：穿刺完成后，密切监测患者的生命体征和症状变化，确保患者无出血、穿孔等并发症的发生。

（4）穿刺要点

1）负压穿刺：对胰腺肿瘤同时进行 EUS-FNA/B 的组织学和细胞学评估可以提高检出率和诊断敏感性。对于细胞学评估，为减少混血可考虑不使用负压或使用较小负压（如慢提针芯操作）。在取得组织学标本时，为提高组织量需要一定负压，使用高负压的组织获得量和诊断准确性明显优于低负压。此外使用湿法也可在一定程度上提高组织量。组织学评估优势还包括可以进行免疫组化染色，从而诊断特定的肿瘤类型，在今后精准医疗中将有更为重要的作用。已有的临床随机对照研究证实负压并不能增加淋巴结穿刺的诊断准确性；并且负压容易使淋巴结穿刺标本混血而污染标本，所以建议不使用负压吸引。

2）针芯穿刺：近年来多个临床中心都针对细针穿刺中是否使用针芯进行了对比研究，结果是相似的。总体来说是否使用针芯进行细针穿刺并不影响病变检出率及取得标本的质量。此外，通过随机对照临床研究也证实，在将标本从针腔内推出时，使用缓慢注入空气推送优于采用针芯推送。

3）快速现场细胞学评价（Rapid On-Site Evaluation，ROSE）的应用：是指在 EUS-FNA/B 过程中，由细胞病理学家在现场对穿刺获取的样本进行快速评估，包括判断样本的细胞成分、充足性、是否存在可疑病变细胞等，以便及时调整穿刺操作或为后续诊断提供初步指导。由于肿瘤周围结构复杂，EUS-FNA/B 可能过多地抽吸到无代表性的组织，如抽吸到过多的血液、肿瘤周边的正常组织、肿瘤内部的坏死组织等，从而干扰正常的诊断。有 ROSE 的帮助，可在操作过程中及时发现细胞取材量不足或缺乏代表性，这样术者可以重复进行 FNA 以提高阳性率。研究发现 EUS-FNA/B 联合 ROSE 的检出率可以超过 90%。

（5）标本处理与送检

1）组织学评估的标本处理：制备组织学检查标本的方法是用空气或针芯将吸取物缓缓推到玻片上或将吸取物推入生理盐水中后，需要在穿刺完成后立即进行，以防止样本干燥或凝固。将涂有样本的载玻片放入固定液中，固定液通常为 95% 乙醇或甲醛。固定的目的是使样本中的细胞或组织保持其形态和结构，便于后续的染色和观察。

2）细胞学评估的标本处理

①涂片。可以使用传统的直接涂片方法，或使用液基细胞学方法。直接涂片是把针道内物质直接推送到玻片上，然后均匀地薄薄地推在玻片上。涂片需要一定的技巧。涂片可以晾干或使用95%乙醇固定。没有固定的组织具有潜在的生物危害，应当妥善处理。制备的涂片通常根据需要进行吉姆萨染色或巴氏染色。针道冲洗物储存在运送培养基中以便进一步检测，包括特殊染色、免疫细胞化学检测、微生物研究、流式细胞学检查或分子检测，染色后的样本可以更加清晰地显示细胞或组织的形态和结构特征。

对于液基细胞检测，吸取的组织应保存在装有固定液或运送液介质的小瓶内。可适用于液体量多而细胞量少的囊性肿块抽吸液，起到富集细胞的作用。通常在病理实验室中制备涂片。应当注意的是，余下的组织应当储存以便在细胞学评估以后进行其他检测。目前没有EUS-FNA/B取得组织进行各种液基细胞学检测方法的比较，因此应当根据所在医院病理科的常规方式。薄层液基细胞学的方法是为了克服手工涂片可能产生的问题。

②染色。Diff-Quik染色：涂片后不需固定，自然干燥，在干燥玻片样本上直接用Diff-Quik染液染色。此方法快速简单，常用于现场分析。巴氏染色：涂片后立即将玻片样本放置于95%乙醇中固定，浸泡30min后行巴氏染色。巴氏染色因能很好地呈现出细胞核特征而广泛应用于细针穿刺细胞学诊断，其对鳞状细胞癌诊断尤其重要。HE染色：组织学切片常用染色，也可应用于细胞学。涂片后立即将玻片样本放置于95%乙醇中固定，浸泡30min后染色。

③细胞蜡块。细胞蜡块是标本离心后通过福尔马林固定，石蜡包埋，切片后进行常规染色或一些辅助检测，包括免疫组化和基因检测。用于细胞蜡块的组织可以是常规涂片以外的剩余组织或专门留取的组织。细胞蜡块是涂片检查的补充检查，并不能替代涂片。

七、新辅助技术

（一）分子生物学检测技术

1. 基因突变检测　通过EUS-FNA/B获得的组织样本可以进行特定基因突变的检测。例如，在胃肠道肿瘤中，检测KRAS、BRAF等基因突变情况，这些基因突变信息可以为新辅助化疗或靶向治疗提供重要依据。如果检测到特定的基因突变，可能提示患者对某些靶向药物敏感，从而可以在新辅助治疗中加入相应的靶向药物，提高治疗效果。

2. 基因表达谱分析　对穿刺样本进行基因表达谱分析，可以了解肿瘤的生物学特性和潜在的治疗靶点。例如，通过分析不同基因的表达水平，可以判断肿瘤的侵袭性、转移潜能及对化疗和放疗的敏感性。根据基因表达谱的结果，可以为患者制订个性化的新辅助治疗方案，提高治疗的针对性和有效性。

（二）免疫组化分析

1. 肿瘤标志物检测　利用 EUS-FNA/B 获得的样本进行免疫组化分析，检测肿瘤标志物的表达情况。例如，在胰腺癌中，检测 CA19-9、CEA 等肿瘤标志物的表达水平，可以辅助诊断和评估肿瘤的恶性程度。在新辅助治疗过程中，监测肿瘤标志物的变化可以评估治疗效果，如肿瘤标志物水平下降可能提示治疗有效。

2. 免疫检查点分子检测　检测肿瘤组织中免疫检查点分子如 PD-L1 的表达情况，可以评估患者对免疫治疗的潜在反应。如果 PD-L1 表达较高，可能提示患者对免疫检查点抑制剂治疗有较好的反应，在新辅助治疗中可以考虑加入免疫治疗。

（三）液体活检辅助

1. 循环肿瘤细胞（CTC）检测　在新辅助治疗前后，通过采集患者的血液样本进行 CTC 检测。CTC 是从肿瘤原发灶或转移灶脱落进入血液循环的肿瘤细胞。检测 CTC 的数量和特征可以反映肿瘤的负荷和生物学特性。在新辅助治疗过程中，监测 CTC 的变化可以评估治疗效果，如 CTC 数量减少可能提示治疗有效。此外，CTC 的分子特征分析也可以为治疗提供指导，例如检测 CTC 中的特定基因突变或表达特定的生物标志物。

2. 循环肿瘤 DNA（ctDNA）检测　ctDNA 是由肿瘤细胞释放到血液中的游离 DNA。通过检测 ctDNA 中的基因突变、甲基化状态等，可以了解肿瘤的基因组变化。在新辅助治疗中，ctDNA 检测可以用于监测肿瘤的动态变化、评估治疗效果及早期发现肿瘤的复发和转移。例如，治疗后 ctDNA 水平下降可能提示治疗有效，而 ctDNA 中出现新的基因突变可能提示肿瘤的耐药或复发。

（四）多模态影像融合技术

1. EUS 与其他影像学技术融合　将 EUS 与 CT、MRI 等影像技术进行融合，可以更准确地定位病变和评估肿瘤的范围。在新辅助治疗前，通过多模态影像融合可以制订更精确的穿刺计划，提高 EUS-FNA/B 的准确性和安全性。在治疗过程中，结合多种影像技术可以更全面地监测肿瘤的变化，评估新辅助治疗的效果。

2. 弹性成像技术辅助　弹性成像是一种新型超声技术，可以评估组织的硬度。在 EUS-FNA/B 中结合弹性成像，能够帮助医师更好地评估肿瘤的硬度，辅助判断肿瘤的性质和恶性程度。在新辅助治疗后，医师可以根据弹性成像的结果，选择更有价值的穿刺部位，增加获取有效组织样本的概率，评估治疗对肿瘤组织的影响，提高穿刺的准确性和诊断的可靠性。

3. 共聚焦激光显微内镜引导　共聚焦激光显微内镜可以在细胞水平上实时观察组织的微观结构。与 EUS-FNA/B 结合使用时，可以在穿刺前对病变进行更详细的评估，确定最佳穿刺点。同时，在穿刺后可以立即对获取的组织样本进行微观检查，初步判断样本的质量和病变的性质，为进一步的病理检查提供指导。

（五）影像融合与导航技术

1. *电磁导航技术*　在 EUS-FNA/B 过程中，结合电磁导航系统可以实现更精准的穿刺定位。电磁导航系统通过在患者体内放置磁场发生器和在穿刺针上安装传感器，实时跟踪穿刺针的位置和方向，帮助医师准确穿刺到目标病变部位。这对于一些位置较深、难以到达的病变尤其有用，可以提高穿刺的准确性和安全性，减少并发症的发生。

2. *影像融合技术*　将 EUS 图像与其他影像学检查（如 CT、MRI）进行融合，可以提供更全面的病变信息。在新辅助治疗前，通过影像融合可以更准确地评估病变的范围、与周围结构的关系及淋巴结转移情况，为制订治疗方案提供依据。在治疗过程中，结合影像融合可以更准确地监测病变的变化，评估新辅助治疗的效果。

（六）人工智能辅助诊断

1. *图像识别与分析*　利用人工智能算法对 EUS 图像进行自动识别和分析，可以辅助医师快速准确地识别病变特征，提高诊断的效率和准确性。例如，通过训练深度学习模型，可以自动识别肿瘤的边界、形态、内部结构等特征，为 EUS-FNA/B 的穿刺定位提供参考。

2. *病理诊断辅助*　人工智能技术可以对 EUS-FNA/B 获得的病理图像进行自动分析，辅助病理医师进行诊断。例如，通过训练卷积神经网络模型，可以自动识别肿瘤细胞的形态、核分裂象等特征，提高病理诊断的准确性和一致性。

3. *机器人辅助穿刺技术*　机器人辅助穿刺系统可以提高穿刺的精度和稳定性。医生可以通过操作控制台，精确地控制穿刺针的位置和方向，减少人为误差。此外，机器人系统还可以提供三维图像和实时反馈，使操作更加安全和可靠。

第三节　超声内镜引导下细针穿刺抽吸/活检术的精准护理

一、术前精准护理

术前准备

1. 患者准备与设备检查

（1）患者准备

1）询问患者的既往病史，充分了解患者有无凝血功能障碍。特别是与胃部病变相关的疾病史，术前需评估患者的身体状况，确定是否符合EUS-FNA/B的适应证，全面排查有无禁忌证。了解患者目前的用药情况，特别是抗凝血药物、非甾体抗炎药等可能影响手术安全的药物。

2）复习全部的影像学检查，包括CT、MRI、体表超声及内镜检查等。对CT图像进行深入分析，明确病变位置、大小、形态及与周围组织的关系；仔细研究MRI检查结果，利用其对软组织的高分辨率优势，获取更详细的病变信息；重视体表超声检查结果，虽其对深部病变显示有限，但可作为初步筛查手段；深入回顾内镜检查结果，了解消化道内黏膜是否有病变，有无溃疡、狭窄等情况，为EUS-FNA/B提供参考依据。

3）详细向患者交代EUS-FNA/B的检查目的及风险，签署手术知情同意书。避免患者过于紧张或焦虑，让患者提前了解手术的目的、过程、可能的风险及并发症，以便更好地配合手术。

4）检查前一天晚8：00遵医嘱给予禁食，术日空腹，保证消化道内没有食物残留，以便在检查过程中能够清晰地观察病变部位和进行穿刺操作。

5）确保患者血小板计数不低于$80×10^9$/L，凝血酶原时间比值（INR）<1.5。对于血小板计数过低或凝血功能异常的患者，应在医师的指导下进行治疗或调整，待指标达到要求后再进行EUS-FNA/B。

6）术前部分抗凝血药须停用。根据患者具体情况，在医师的指导下停用部分抗凝血药，如华法林、阿司匹林、氯吡格雷等。不同的抗凝血药物停药时间不同，一般华法林需要提前3～5d停药，阿司匹林和氯吡格雷需要提前5～7d停药，具体停药时间应根据患者病情、凝血功能等因素进行调整。

（2）设备检查：在术前准备阶段，医师需要仔细检查超声内镜及其附件的完整性和功能性。包括内镜的镜头是否清晰、弯曲部是否灵活、光源是否正常等。同时还需要检查穿刺针、负压注射器等相关器械是否齐全、完好，并确保它们处于无菌状态。

除了内镜和器械检查外，医师还需要检查超声设备的工作状态。包括超声图像的清晰度、分辨率及色彩多普勒功能是否正常等。这些检查有助于确保在检查过程中能够获得高质量的超声图像，从而提高诊断的准确性。此外，必须进行负压抽吸系统压力测试，保证其压力稳定，满足手术中抽吸组织样本的需求。

此外，在术前准备阶段，医师还需要准备好各种急救设备和药品。这是为了应对在检查过程中可能出现的各种突发情况，如出血、穿孔等。通过提前准备好这些急救设备和药品，医师可以在紧急情况下迅速采取措施，保障患者的安全。

2. 麻醉　在术前准备中，麻醉方式与选择是一个至关重要的环节。麻醉不仅关乎患者的舒适度，更直接影响到检查的安全性和准确性。因此，医师需要根据患者的具体情况，谨慎选择合适的麻醉方式。

（1）麻醉方式：麻醉方式主要分为局部麻醉、全身麻醉和静脉麻醉三种。局部麻醉是通过在穿刺部位注射麻醉药物，使该区域的感觉神经暂时失去功能，从而达到麻醉效果。全身麻醉则是通过静脉注射或吸入麻醉药物，使患者进入全身麻醉状态，意识消失，痛觉和肌肉松弛。静脉麻醉是一种介于局部麻醉和全身麻醉之间的麻醉方式，通过静脉注射麻醉药物，使患者进入浅麻醉状态，保留自主呼吸和意识，但痛觉和肌肉得到一定程度的松弛。

（2）选择：麻醉方式的选择需全面权衡诸多因素。患者的身体状况是选择麻醉方式的重要依据。患者身体状况佳，且对疼痛具备较强的耐受能力，可以选择局部麻醉。针对身体状况欠佳、对疼痛敏感或者患有诸如心脏病、高血压等疾病的患者而言，则需要考虑全身麻醉或静脉麻醉。检查部位及其操作难度是决定麻醉方式的重要因素。当病变处于消化道较浅位置，且易于实施穿刺时，局部麻醉即可满足需求。但若病变位于消化道深部，穿刺难度较大，为保证患者在检查过程中能够保持安静并积极配合，进而提升检查的准确性，全身麻醉或静脉麻醉则更为适宜。若采用无痛超声内镜检查，需提前评估患者心肺功能，了解有无心肺疾病史、近期心肺功能状况等；若是局部麻醉，要着重评估患者咽部反射，判断其对局部麻醉药物的耐受程度。此外，医师的专业经验以及医院的设备条件亦是选择麻醉方式时需要考虑的因素。在医师经验丰富且医院设备完备的情况下，可以考虑采用更为复杂的麻醉方式，从而为检查的安全性与准确性提供坚实保障。

（3）麻醉前的准备与注意事项：在麻醉前，医师需要详细了解患者的病史、过敏史和用药史，以评估患者的麻醉风险。同时，还需要向患者详细解释麻醉的方式、过程和可能的风险，取得患者的知情同意。在麻醉过程中，医师需要密切观察患者的生命体征和反应情况，及时调整麻醉药物的剂量和速度，以确保患者的安全和舒适。

二、术中精准护理

超声内镜引导下细针穿刺抽吸/活检术（EUS-FNA/B）辅助治疗胃部病变的过程中，术中精准护理至关重要，其中密切监测生命体征是核心环节。手术期间，需持续关注患者的心率、血压、呼吸频率及血氧饱和度，这些指标能即时反映患者的生理状态。利用先进的监护设备，可以实时、精确地获取这些数据，为医师提供及时的反馈。发现生命体征有异常波动，如心律失常、血压不稳或呼吸受阻，医护人员需迅速响应，调整手术策略或采取必要的医疗措施，以确保患者安全。此外，体温的监测也不容忽视，它能帮助医护人员及时发现并处理可能的体温异常，从而维持患者生命体征的平稳。

在整个手术过程中,医护人员的紧密合作与有效沟通是确保精准护理的关键。通过共同关注患者的生命体征变化,并及时做出调整,可以最大程度地降低手术风险,确保手术的成功进行。

1. 超声内镜插入与病变定位

(1)操作前准备:患者需要进行一定的准备,包括禁食一段时间以确保胃部没有食物残留物干扰检查结果,以及进行清肠处理。同时,医师会对患者的凝血功能、肝功能和血尿便常规进行检查。

(2)体位调整:患者取左侧卧位,上、下肢屈曲,头微微后仰,并松解衣领及裤带。同时,头肩部垫一弯盘及治疗巾,以防止口水污染衣物及治疗床。

(3)麻醉处理:医师会对患者进行咽部局部麻醉或全部麻醉,确保患者在检查过程中保持安静和放松。

(4)超声内镜插入:医师会通过内镜导入超声探头。对于上消化道检查,超声内镜通常从口腔插入至上消化道中。在插入过程中,医师会适当改变患者体位,以排除骨结构、肠积气等干扰。当超声探头接触到消化道壁时,会产生高频率的超声波信号,这些信号会被接收器收集并转换成图像。

(5)实时成像:通过超声内镜,医师可以清晰显示上消化道管壁的5个层次结构,包括黏膜层、黏膜肌层、黏膜下层、固有肌层和浆膜层。医师可以实时观察到消化道内的血管、淋巴管和其他结构,以及是否存在异常病变。

(6)病变分析:医师可以根据超声内镜图像判断病变的位置、大小、层次及性质。例如,可以精确测量黏膜下隆起的大小,判断其是位于黏膜层还是黏膜下层,以及是瘤体还是血管。对于肿瘤等病变,超声内镜还可以评估其浸润深度、有无周围淋巴结及邻近器官转移等情况,有助于肿瘤分期和制订治疗方案。

(7)特殊检查:在某些情况下,医师可能会进行超声内镜引导下细针穿刺活检。这种方法主要用于胰腺占位性病变穿刺活检、消化道壁周围肿大淋巴结或肿瘤的穿刺活检等,以进一步确定病变的性质。

2. 细针穿刺与组织抽吸

(1)穿刺前准备

1)患者准备:确保患者处于适当的体位,通常为左侧卧位,以便于超声内镜的插入。同时,确保患者已经接受了必要的麻醉处理,以保持安静和放松状态。

2)设备准备:选择合适的穿刺针,通常为细针(如22G或25G穿刺针),针对实性肿瘤,一般选用22G穿刺针,因其能较好地获取组织样本,满足病理诊断需求;对于囊性病变,则多使用25G穿刺针,可减少对周围组织的损伤,且能有效抽取囊液进行检测。并确保其处于无菌状态。同时,准备好负压注射器等相关器械。

（2）穿刺过程

1）超声内镜引导：在超声内镜的实时成像下，精确定位病变部位。医师会根据超声图像判断病变的位置、大小、层次及与周围血管、器官的关系。

2）穿刺路径规划：根据病变部位和超声内镜的视野，规划最佳的穿刺路径，以避开重要血管和器官，减少并发症的发生。

3）穿刺操作：在超声内镜引导下，将穿刺针通过内镜活检管道穿刺入目标组织。医师会根据需要调整穿刺角度和深度，以确保准确到达病变部位。

4）负压吸引：在穿刺针到达病变部位后，使用负压注射器产生负压，抽吸病变组织样本。医师会根据抽吸的阻力感判断样本量是否足够，并适时停止抽吸。

（3）穿刺后处理

1）样本处理：将抽吸出的组织样本涂于载玻片上，进行固定、染色等处理，以便进行病理检查。同时，将剩余的样本保存于专用保存液中，以备后续分析。

2）患者监测：穿刺完成后，密切监测患者的生命体征和症状变化，确保患者无出血、穿孔等并发症的发生。

（4）组织抽吸：在 EUS-FNA/B 中，组织抽吸通常与细针穿刺同时进行。在穿刺针到达病变部位后，通过负压吸引将病变组织样本抽吸至穿刺针内。抽吸的组织样本量应足够用于病理检查。在抽吸过程中，医师会根据病变部位和超声内镜的视野，适时调整穿刺针的位置和角度，以确保获取到足够的组织样本。

（5）注意事项

1）无菌操作：整个穿刺和组织抽吸过程中应严格遵守无菌操作原则，以防止感染等并发症的发生。

2）避免损伤：在穿刺和组织抽吸过程中，应避免损伤周围的重要血管和器官，减少并发症的发生。

3）样本质量：确保获取的组织样本量足够且质量良好，以便进行准确的病理检查。

4）患者监测：在穿刺和组织抽吸过程中及完成后，应密切监测患者的生命体征和症状变化，确保患者的安全。

3. 标本处理与送检

（1）标本处理

1）初步处理：抽吸出的组织样本应即放置 10% 福尔马林溶液中进行固定，确保组织形态与结构的完整性，便于后续病理分析；细胞学标本则需迅速制作成涂片，随即喷洒固定液，避免细胞形态发生改变而干扰诊断结果。穿刺操作完成后，需立即将抽吸出的组织样本快速涂抹于载玻片上，防止样本出现干燥或凝固现象。涂抹好样本的载玻片应放入固定液中，常用的固定液为 95% 乙醇溶液或甲醛溶液。

固定的关键作用在于维持样本中细胞或组织的固有形态与结构，为后续染色及镜下观察创造有利条件。依据病理检查的具体需求，对完成固定的样本进行染色处理。常见的染色技术包含 HE 染色（即苏木精－伊红染色法）、巴氏染色法等。

2）样本保存：对于剩余的样本，可以将其保存于液基细胞保存液中。这种保存液可以保持样本中的细胞活性，便于后续的分子检测或长期保存。将保存有样本的液基细胞保存液放入冷藏或冷冻设备中，以防止样本降解或变质。具体的保存温度和时间应根据病理学实验室的要求进行。

（2）送检

1）在送检前，需要填写详细的送检单。送检单上应包含患者的基本信息、穿刺部位、穿刺日期、样本类型、样本数量等信息。这些信息有助于病理实验室对样本进行准确的标识和处理。

2）样本包装与运输将处理好的样本和送检单一起放入专用的样本容器中。样本容器应具有良好的密封性和防漏性，以防止样本在运输过程中泄漏或污染。

3）将包装好的样本尽快送至病理实验室。在运输过程中，应确保样本处于适当的温度条件下，并保持容器的稳定性和安全性。

（3）接收与登记

1）病理实验室在收到样本后，应进行仔细的核对和登记。核对的内容包括患者的基本信息、样本类型、样本数量等是否与送检单一致。

2）将核对无误的样本进行登记，并分配唯一的病理号。这个病理号将用于后续的样本处理和报告发放。

（4）样本处理与检测

1）病理实验室在收到样本后，会根据需要进行进一步的样本处理。这包括样本的切片、染色等步骤，以便进行更加详细的病理学观察和分析。

2）根据病理检查的需要，对处理后的样本进行各种检测。这包括细胞学检查、组织学检查、免疫组化检查、分子检测等。这些检测有助于确定病变的性质、类型、分期等关键信息。

（5）报告发放

1）病理医师在完成样本的检测和分析后，会撰写详细的病理学报告。报告内容应包括患者的基本信息、穿刺部位、样本类型、病理诊断、建议等。

2）将撰写好的病理报告及时发放给临床医师或患者。临床医师可以根据病理报告制订下一步的治疗方案或随访计划。

（6）注意事项

1）整个标本处理与送检过程需要尽快完成，以确保样本的新鲜度和准确性。特别是对于一些需要保持细胞活性的样本，更需要在规定时间内完成处理和送检。

2）在标本处理与送检的每个环节，都需要进行严格的质量控制。这包括样本的采集、处理、保存、运输及病理实验室的检测和分析等。通过质量控制，可以确保病理检查结果的准确性和可靠性。

三、术后精准护理

穿刺点观察与生命体征监测

1. 穿刺点观察　穿刺点作为手术操作的直接入口，其术后状况直接关系到患者的康复进程。主要目的是检测是否有出血、渗血或其他异常情况。由于EUS-FNA/B是一种有创检查，穿刺过程中可能会损伤到周围的小血管或组织，因此术后对穿刺点的密切观察是必要的。

2. 观察方法

（1）直接观察：术后，医师或护士应直接观察患者的穿刺点，注意是否有血液渗出、红肿、疼痛等症状。

（2）辅助检查：如有必要，可以通过超声或CT等影像学检查手段来观察穿刺点及其周围组织的情况。

3. 处理措施

（1）压迫止血：如发现穿刺点有出血或渗血情况，应立即进行压迫止血，直至出血停止。

（2）药物治疗：对于出血较多或难以止血的患者，可以考虑给予止血药物或其他相关药物治疗。

4. 生命体征监测

（1）监测目的：生命体征是评估患者术后身体状况的重要指标，持续监测生命体征有助于及时发现并处理潜在的并发症，如感染、出血、穿孔等。这些并发症可能会对患者的生命造成威胁，因此术后的生命体征监测是至关重要的。

（2）监测内容

1）血压：血压是反映患者循环系统功能的重要指标。术后应密切监测血压变化，确保血压处于正常范围。对于血压异常的患者，需及时采取措施进行调整。

2）心率：心率可以反映患者的心脏功能状态。术后应密切监测患者的心率变化，及时发现并处理心律失常等异常情况。

3）呼吸：呼吸是反映患者呼吸系统功能的重要指标。术后应观察患者的呼吸频率、呼吸深度等，确保呼吸平稳。

4）体温：体温可以反映患者的感染状况。术后应定期测量患者的体温，及时发现并处理感染等异常情况。

5）血氧饱和度：是衡量血液中氧气含量的重要指标。对于术后患者，尤其是接受全身麻醉的患者，应密切监测血氧饱和度，确保氧气供应充足。

（3）处理措施：根据生命体征监测结果，对出现的异常情况进行对症治疗。例如，对于血压升高或降低的患者，可以给予相应的降压或升压治疗；对于心律失常的患者，可以给予抗心律失常药物治疗等。如出现严重并发症如大出血、穿孔等，应立即进行紧急处理，包括止血、补液、穿刺引流等措施，为确保患者的生命安全及时转送至重症监护室进行进一步治疗。

（4）注意事项：术后对患者的穿刺点观察和生命体征监测应持续进行一段时间，通常为24h或更长时间，以确保患者的安全。医护人员应及时与患者及其家属沟通术后观察与监测的结果和注意事项，以便及时发现并处理异常情况。对患者的术后观察与监测结果应进行详细记录，包括时间、观察内容、异常情况及处理措施等，以便为后续治疗提供参考和依据。

5.疼痛管理

（1）多维度评估工具运用：采用视觉模拟评分法（VAS）、数字评分法（NRS）等直观量化工具，评估患者疼痛强度。同时结合面部表情疼痛量表（FPS-R），用于无法准确表达的患者，如儿童、认知障碍者。此外，麦吉尔疼痛问卷（MPQ）能从感觉、情感、认知等多维度全面评估疼痛性质、部位及伴随症状。

（2）动态评估：疼痛程度会随时间、治疗进展等因素变化。因此，需定时进行评估，如术后患者每2～4小时评估一次，根据病情调整评估频率。同时关注患者在活动、休息等不同状态下的疼痛变化，为及时调整干预措施提供依据。

（3）药物干预精准化：依据疼痛类型、程度及患者个体差异，精准选择药物。轻度疼痛首选非甾体抗炎药，如对乙酰氨基酚等；中度疼痛可选用弱阿片类药物，如曲马多；重度疼痛则使用强阿片类药物，如吗啡。同时，严格把控药物剂量、给药时间及途径，采用多模式镇痛，如联合使用局部麻醉药与镇痛药，减少单一药物用量，降低不良反应。

（4）非药物干预个性化：针对不同患者偏好与病情，开展个性化非药物干预。如肌肉紧张性疼痛患者实施按摩、热敷，促进血液循环，缓解肌肉痉挛；对慢性疼痛患者进行放松训练，包括深呼吸、渐进性肌肉松弛等，减轻焦虑情绪，提高疼痛阈值；对于神经病理性疼痛患者，可采用经皮神经电刺激（TENS），通过调节神经传导缓解疼痛。

6.并发症的监测与处理

（1）出血：术后应密切观察穿刺点及周围区域是否有出血或渗血现象。同时，注意患者的生命体征，如心率加快、血压下降等，这些都可能是出血的间接表现。

（2）感染：术后应关注患者的体温变化，发热往往是感染的早期信号。此外，穿刺点及周围区域的红肿、疼痛、渗液等也是感染的明显迹象。

（3）穿孔：穿孔可能导致患者出现腹痛、腹胀、腹膜刺激征等症状。术后应仔细询问患者的腹部感受，并进行必要的体格检查以排除穿孔的可能性。

（4）胰腺炎：术后应监测患者的血清淀粉酶和脂肪酶水平，这些指标的异常升高可能是胰腺炎的征兆。同时，关注患者的腹部症状和体征，如腹痛、恶心、呕吐等。

（5）其他并发症：如气胸、胆汁漏等并发症，可能通过患者的症状、体征及影像学检查（如X线、CT）来发现。

（6）并发症的处理

1）出血：对于轻度出血，可采用压迫止血、药物治疗（如止血药）等方法。若出血持续或加重，应立即进行输血、补液等抗休克治疗，并考虑介入或外科手术止血。

2）感染：一旦确认感染，应根据细菌培养及药敏试验结果选用敏感的抗生素进行治疗。同时，加强穿刺点及周围区域的清洁和消毒工作，避免感染扩散。

3）穿孔：对于小穿孔或无症状穿孔，可采用非手术治疗（如禁食、胃肠减压、抗生素预防感染等）并密切观察。若穿孔较大或症状明显，应立即进行外科手术修补或引流治疗。

4）胰腺炎：对于轻度胰腺炎，可采用禁食、胃肠减压、抗生素预防感染、补液等非手术治疗方法。若病情严重，应使用抑制胰酶分泌和活性的药物（如生长抑素等），并进行重症监护治疗。

5）其他并发症：如气胸可采用胸腔闭式引流术；胆汁漏则给予胆汁引流术，并给予抗生素预防感染。具体处理方法需根据并发症的类型和严重程度来制订。

7. 中医护理　根据患者的治疗方案及日程计划，结合中医护理的整体观念和辨证施护原则，制订适合患者的中医护理路径，分为5个阶段：入院第1天、第2天至术前1天、术日、术后第1天至第3天、术后第4天至出院。内容涵盖入院评估、体位指导、症状护理、辨证施膳、生活起居指导、健康指导、中医操作技术指导及变异等方面。

（1）入院第1天：完成中医特色的入院评估，进行中医辨证，确定患者的证型，明确施护原则，为后续的护理提供依据。劝导有吸烟史者戒烟，女性患者避开月经期手术。询问家族出血病史及近2周抗凝血药服用情况，并向主管医师汇报。介绍检查标本留取的目的及意义。

（2）入院第2日至手术前1d：讲解手术方式及配合要点，消除焦虑情绪。根据中医症候分型给予饮食指导，如薏苡仁、茯苓、赤小豆等煮粥饮用，或白茅根、车前草、玉米须煎汤代茶饮等。避免感冒，活动适度，勿劳累。练习俯卧位大口吸气末屏气，练习床上使用便盆及尿壶。如术前焦虑引起失眠，给予耳部揿针治疗，指导按摩足底涌泉穴；高血压头晕者进行穴位贴敷。

（3）术日：指导患者取俯卧位，腹部垫硬枕，保持腰部位置固定。穿刺完成后协助患者轴线缓慢翻身。讲解适度水化、轻度利尿的必要性，指导患者大量饮水，适宜进食富含纤维素的食物。准备吸管饮水，注意观察小便量及颜色，及时留取尿标本送检。如排尿困难，先行温水清洗会阴或听流水声刺激排尿中枢，如仍不能排尿，可行艾灸中极穴。

（4）术后第1天至第3天：术后可根据患者的病情给予足三里、内关穴位按摩，每次按摩10min，每日进行3次。通过按摩这两个穴位，可有效调节胃肠功能，促进胃肠蠕动，从而缓解术后患者常出现的恶心、腹胀等不适症状。向患者介绍术后康复的相关知识，包括饮食、休息、活动等。腰痛腰酸者可给予耳穴压豆，佩戴"化瘀护肾"腰围，应用吴茱萸中药热奄包热敷神阙、中脘穴。第2日以床旁活动为主。预防感冒，减少腹部压力对穿刺点的刺激。

（5）术后第4天至出院：向患者介绍出院后的注意事项，如饮食、休息、活动、用药等。可根据患者的病情，逐渐增加活动量，进行适量的体育锻炼。指导患者分散注意力，减少不良情绪。介绍中药口服方法及注意事项，自我观察及预防药物不良反应。穿刺术后3个月内避免提重物或剧烈活动，避免增加腹压的动作或方式。

（6）变异情况处理：患者对中医护理路径中的某些内容不适应或有特殊需求，应及时与医师沟通，进行调整。如患者因其他原因需要延长住院时间或提前出院，应根据患者的具体情况，对护理路径进行相应的调整。

四、健康宣教

（一）术后注意事项

1. **个性化饮食指导** 根据患者具体病情、手术类型及身体恢复状况，提供个性化的饮食建议。术后2h内，须禁食、禁水，确保患者麻醉清醒后，胃肠道功能初步恢复且无恶心、呕吐等不适症状。若患者无不适，可进食温凉流质食物，如米汤，减少对胃肠道的刺激，之后可逐渐过渡至半流质饮食，如粥类。易于消化吸收。当患者胃肠功能恢复良好，可逐渐恢复正常饮食。避免食用辛辣、油腻、刺激性食物和饮酒，防止加重胃肠道负担。

2. **休息与活动** 指导患者术后保证充足的休息时间，以促进身体功能的修复与恢复。休息环境应保持安静、舒适，温度与湿度适宜。避免患者过度劳累，过度劳累可能导致身体免疫力下降，影响伤口愈合及整体康复进程。随着身体状况的逐渐好转，患者可根据自身实际情况，在医护人员的指导下逐渐增加活动量。

早期活动有助于促进胃肠蠕动恢复、预防肺部并发症等，但需特别注意避免进行剧烈运动。剧烈运动可能导致腹压突然升高，影响伤口愈合，甚至可能引发伤口裂开、出血等严重后果。

3. 穿刺点护理　患者需保持伤口清洁干燥，避免伤口沾水或受到其他污染物的侵袭。日常活动中，要注意保护穿刺点，防止外力碰撞或摩擦。若患者发现伤口出现红肿、疼痛加剧或有出血现象，应立即告知医护人员或及时前往医院就诊。早期发现并处理伤口异常情况，能够有效降低感染风险，促进伤口顺利愈合。

4. 用药指导　向患者说明术后所需药物的具体用法、用量及相关注意事项。针对每种药物，详细解释其治疗作用、可能出现的不良反应及应对方法。鼓励患者如有任何不适或对药物使用存在疑问，及时与医师沟通咨询，避免因自行调整用药而影响治疗效果。

（二）心理支持

1. 心理状态关注与疏导　密切关注患者的心理状态，患者往往因身体不适、对疾病恢复的担忧等因素，易出现焦虑、抑郁等不良情绪。护理人员应主动与患者交流沟通，鼓励患者充分表达内心的感受和疑虑。通过耐心倾听，给予患者情感上的支持与理解，帮助患者缓解心理压力，树立战胜疾病的信心。引导患者以积极乐观的心态面对疾病及治疗过程中可能遇到的各种挑战，向患者强调健康心态对于促进身体康复的重要作用，鼓励患者积极主动地配合医师治疗与护理工作。

2. 认知行为疗法应用　引入认知行为疗法，帮助患者改善心理状态。护理人员引导患者识别自身焦虑情绪的来源，协助患者认识到焦虑产生的原因及不合理认知模式。通过引导患者对自身思维和行为的反思，帮助其逐步改变消极的认知方式，建立积极的思维模式。

3. 放松训练指导　开展渐进式肌肉放松训练，帮助患者缓解焦虑情绪。护理人员指导患者先将身体各部位的肌肉依次紧绷，保持数秒后再缓慢放松，从足开始，逐渐向上依次进行至头部。如让患者用力紧绷足部肌肉，感受肌肉的紧张状态，持续 5～10s 秒后，突然放松，体会肌肉放松后的轻松感。通过这种反复的肌肉紧张与放松练习，帮助患者转移注意力，放松身心，降低身体的紧张程度，从而有效缓解焦虑情绪，改善心理状态，促进患者心理康复。

（三）康复指导与定期复查

根据患者的具体情况，制订个性化康复计划。包括饮食、运动、休息等方面的建议，以及康复过程中的注意事项。强调定期复查的重要性，以便及时了解病情变化并调整治疗方案。告知患者复查的时间、地点及所需准备的事项。

第 5 章

超级微创内镜隧道法治疗胃肠道间质瘤

第一节 概 述

一、定义

胃肠道间质瘤（gastrointestinal stromal tumor，GIST）是一种原发于胃肠道的罕见肿瘤，同时也是胃肠道最常见的间叶源性，被认为起源于 Cajal 细胞或其前体细胞。GIST 可发生于消化道的任何部位，原发部位包括胃（64.5%）、小肠（25.1%）、结直肠（5.1%）、食管（1.9%）和肠系膜、网膜、骨盆、腹膜后等胃肠外部位（3.4%）。GIST 均有恶性倾向，且 10%～30% 为恶性肿瘤。因此，GIST 早期诊断、治疗和规律随访尤为重要。

二、流行病学调查

GIST 是罕见的肿瘤，占原发性胃肠道恶性肿瘤的 1%～2%。GIST 是胃肠道最常见的间叶源性（即非上皮源性）肿瘤。

（一）发病年龄

GIST 主要发生于老年人，中位诊断年龄为 65～69 岁。GIST 很少发生于 40 岁以下人群。0.4%～2% 的 GIST 发生于儿童及 20 岁以下的年轻成人。这些患者通常对此类肿瘤有潜在的遗传易感性。

（二）性别

GIST 的男女发病比例相当（1∶1），但 SDH 缺陷型肿瘤（最常见于儿科患者）在女性中的发病率约为男性的 2 倍。

三、发病机制

GIST 大多起源于肠道平滑肌或神经内分泌系统的间质细胞 Cajal（interstitial cell of Cajal，ICC；有时称为胃肠道起搏细胞）。ICC 位于肠壁上皮下方的肌内层，通过在肠壁自主神经与平滑肌自身之间形成交界来调节蠕动。胃肠道 GIST

通常表现为上皮下肿块。GIST 的主要发病机制涉及编码受体酪氨酸激酶的基因突变，尤其与 KIT 或 PDGFR A 基因的特异性突变密切相关，而这些突变主要导致了 KIT 或 PDGFR A 激酶的活化。KIT 或 PDGFR A 作为"双开关"酪氨酸激酶，主要控制两个主要结构域：自抑制的近膜（Juxtamembrane，JM）结构域和激活开关结构域。这些结构域的突变会导致受体的异常激活，进而促进 GIST 的发展。

四、临床表现

胃肠道间质瘤（GIST）是胃黏膜下肿瘤的常见类型，贲门和胃是好发部位。GIST 约占胃肠道恶性肿瘤 1%，是起源于 Cajal 细胞的间叶组织肿瘤，也是消化道最常见间叶源性肿瘤，其中胃间质瘤最常见，占 60%～70%，其次是空回肠、十二指肠和结直肠，少数位于食管、阑尾、胆囊、肠系膜、网膜和腹膜后。胃间质瘤多发生于胃底，其次为胃体部，胃角及贲门处发生较少见。

1. 当肿瘤体积较小时可无明显消化道症状，常在影像学检查或内镜检查中偶然发现。

2. 当肿瘤向腔内膨胀性生长至一定程度导致压迫时，会有不同程度的上腹部不适，如腹痛、腹胀、反酸、嗳气等。

3. 当胃壁固有肌层的肿瘤突向或侵犯腔内时，其溃烂部位容易发生出血，多表现为黑粪或呕血，一般可通过胃镜检查发现出血病灶，病灶均位于胃底部，病灶中央见凹陷，表面呈不同程度的糜烂、溃疡样改变。

4. 胃肠道梗阻：胃肠道内的 GIST 会阻碍食物的通过，导致消化道阻塞、吞咽困难或梗阻性黄疸，而结肠或直肠内的 GIST 可表现为便秘、肠梗阻或男性排尿踌躇感（由邻近前列腺的直肠肿瘤所致）。

5. 可触及肿块：在某些情况下，体检时可触及腹部肿块。

6. 在极少数情况下，GIST 可能会出现与肿瘤破裂相关的症状，如急性腹痛或腹膜炎。

五、影像学检查

（一）超声检查

1. 腹部超声（ultrasonography，US）　可以显示一些较大的肿块，但通常无法检测到肿瘤的起源。

2. 超声造影（contrast-enhanced ultrasound，CEUS）　可用于检测原发肿瘤中活的肿瘤组织的存在。

3. 超声内镜（endoscopic ultrasonography，EUS）　对于诊断黏膜下微小 GIST

很有价值,超声探头下可以清晰显示肠壁层次,且便于活检。

(二)腹部 CT 平扫+增强

腹部 CT 平扫+增强是诊断 GIST 的首选方法,尤其适用于评估肿瘤大小、位置、形态和是否有转移。CT 图像上,GIST 通常表现为均匀增强的实性肿块,边界清晰。较大的肿瘤可能会出现坏死或囊变。通过增强扫描,可以观察到肿瘤的血供情况。

(三)MRI

在软组织对比方面优于 CT,特别适用于鉴别肿瘤的组织特性。由于其高软组织对比,有助于观察肿瘤的范围、中心坏死和出血。MRI 图像中,小 GIST 倾向于圆形并在动脉期呈强均匀增强,而大 GIST 倾向于多叶,通常表现为轻微异质逐渐增强,伴有肿瘤内囊性变化。

(四)钡剂 X 线检查(胃肠道造影)

钡剂 X 线检查(胃肠道造影)虽然不如 CT 或 MRI 常用,但在某些情况下,胃肠道造影检查可以显示肿瘤对胃肠道轮廓的影响,更适用于评估肿瘤导致的胃肠道阻塞情况。

(五)PET/CT

PET/CT 能提供有助于分期的功能信息,特别是当与 CT 提供的形态学信息相结合时。可能有助于将活的肿瘤组织与坏死组织、恶性组织、良性组织及复发肿瘤、瘢痕组织区分开来,特别是在作为前治疗基线扫描时。

(六)多阶段 CT 扫描与放射学模型

利用多阶段 CT 放射学数据,提取大量的放射学特征,通过高通量定量分析,可以提供肿瘤异质性的深度表征。

(七)病理学诊断

GIST 呈现三种不同的组织学模式:图 5-1 胃肠道间质瘤,约 70% 为梭形细胞型,由浅嗜酸性纤维细胞质、卵形均匀核和不清晰的细胞边界组成;约 20% 为上皮样细胞型,由圆形细胞组成,具有嗜酸性的细胞质,排列成片状和巢状;剩余的 10% 为梭形和上皮样细胞混合型。六、治疗原则

GIST 的治疗方式包括手术治疗、药物治疗及内镜治疗。

(一)药物治疗

1. 伊马替尼(imatinib)　　作为一线标准治疗,用于治疗未切除的局部晚期或转移性 GIST。

2. 舒尼替尼(sunitinib)　　作为二线治疗,用于对伊马替尼耐药或无法耐受的 GIST 患者。

3. 瑞戈非尼(regorafenib)　　用于伊马替尼和舒尼替尼治疗失败的 GIST 患者。

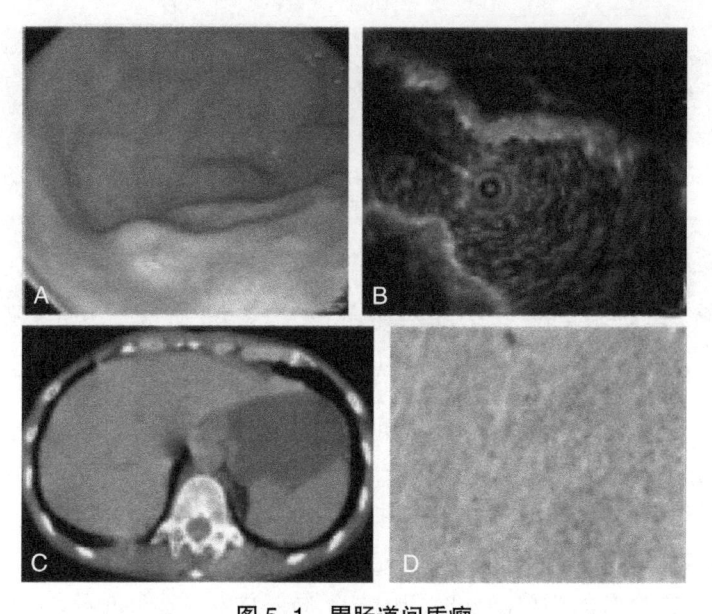

图 5-1 胃肠道间质瘤

A. 白光内镜；B. 超声内镜；C. CT；D. 病理图

（二）手术治疗

适用于胃内直径≥2cm 的局限性肿瘤；瘤体短时间内增大或具有恶性表现者，如白光内镜或 EUS 下所见病变存在边缘不规则、溃疡、出血、坏死、囊性变或不均质回声等；所有胃外肿瘤；GIST 导致的急腹症，如消化道穿孔、完全性肠梗阻等。

（三）内镜治疗

一项 meta 分析显示，内镜下治疗 GIST 具有与腹腔镜相当的完全切除率、并发症发生率及复发率，但内镜下治疗具有操作时间短、术中出血少、住院时间短及费用低的优势。

对于胃肠间质瘤可用以下几种手术。

1. 内镜黏膜下剥离术（endoscopic mucosal dissection，ESD） 主要适用于 GIST 直径 2～5cm、术前 EUS 或 CT 评估向腔内生长的黏膜下肿瘤。

其手术主要步骤如下（图 5-2）。

（1）标记病灶：距病灶边缘 3～5mm 处通过电凝做点状标记。

（2）黏膜下注射：于病灶边缘行黏膜下注射（0.9% 生理盐水或甘油果糖或玻璃酸钠＋亚甲蓝＋0.01% 肾上腺素）抬举黏膜。

（3）显露病灶：沿标记点切开黏膜层和黏膜下层，逐步剥离黏膜下层显露瘤体。

（4）病灶剥离：沿病灶边缘完整剥离病灶。

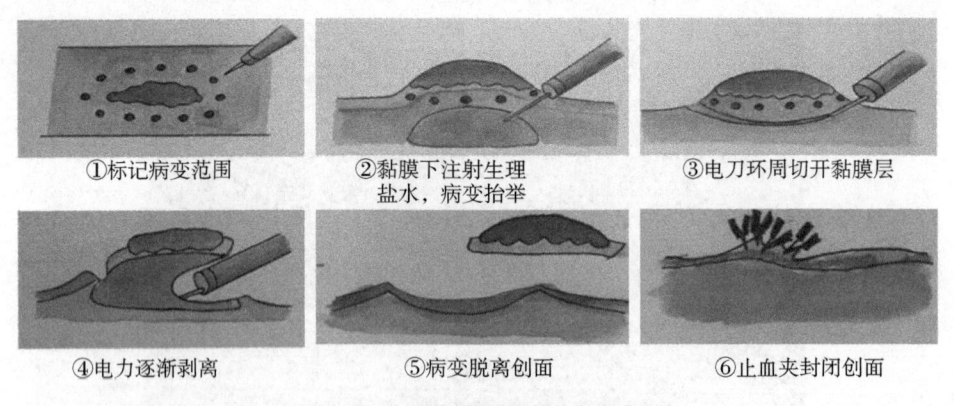

①标记病变范围　②黏膜下注射生理盐水，病变抬举　③电刀环周切开黏膜层
④电力逐渐剥离　⑤病变脱离创面　⑥止血夹封闭创面

图 5-2　内镜黏膜下剥离术手术步骤

（5）封闭创面：充分止血后，根据创面情况使用钛夹封闭创面。

一项纳入 168 例患者的回顾性研究显示 ESD 治疗胃肠道间质瘤的完全切除率达 100%，在 25 个月的中位随访时间内，无局部复发或远处转移。

2. 内镜全层切除术（endoscopic full-thickness resection，EFR）　主要适用于术前 EUS 和 CT 评估。起源于固有肌层，并向浆膜外生长及 ESD 术中发现瘤体与浆膜层紧密粘连而无法分离的 GIST。

其手术主要步骤如下（图 5-3）。

（1）标记病灶。

（2）黏膜下注射抬举黏膜。

（3）显露病灶：预切开黏膜层和黏膜下层，逐步剥离显露瘤体。

（4）沿病灶边缘剥离固有肌层至浆膜层。

（5）吸净消化道管腔内液体，沿肿瘤边缘切开浆膜，造成"人工穿孔"，完全切除病灶。

（6）为避免切除的瘤体落入腹腔，可利用圈套器或抓取钳等方法固定及取出病灶。

（7）创面闭合：根据创面大小可采取内镜下钛夹夹闭、内镜下荷包缝合术、内镜下网膜修补术及耙状金属夹闭合系统(over the scope clip，OTSC)等方法闭合创面。

（8）术中密切观察患者腹部变化情况，必要时可采用注射针于患者右上腹穿刺排气，缓解气腹。

回顾性研究比较：EFR 与外科手术治疗起源于胃固有肌层的 GIST，对于直径 ≤ 3cm 者，EFR 与外科手术的技术成功率（100% vs. 100%）、完全切除率（94.7% vs. 100%）、病理 R0 切除率（100% vs. 100%）相当，但在失血量、肠功能恢复时间及医疗费用上，EFR 具有显著优势。

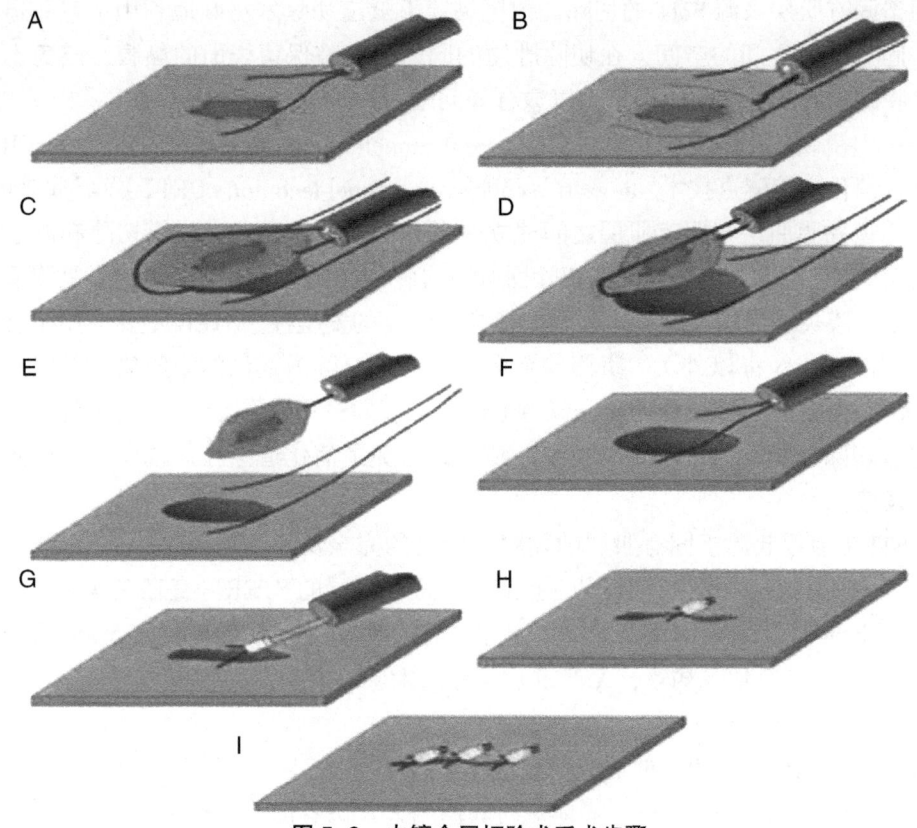

图 5-3 内镜全层切除术手术步骤

第二节 评估治疗胃肠道间质瘤的临床新技术

1. 随着内镜超声引导下细针抽吸术（EUS-FNA）的广泛开展，其已成为美国国家综合癌症网络（National Comprehensive Cancer Network，NCCN）指南推荐用于局限性胃肠道间质瘤（GIST）活检的首选方法。结合病理组织形态学、免疫组织化学（CD117、DOG1 及 CD34 分子等）及分子生物学检测（c-Kit 及 PDGFRA 基因），GIST 通常可确诊。

2. 随着内镜技术的发展，内镜手术逐渐成为 SMT 的首选方法。研究报道，内镜黏膜下剥离术（endoscopic mucosal dissection，ESD）、内镜黏膜下挖除术（endoscopic submucosal excavation，ESE）和内镜下全层切除术（endoscopic full thickness resection，EFTR）等内镜技术均可以成功切除 SMT。然而，对于固有肌层来源的 SMT，ESD 的整体切除率仅 64%～75%，ESE 和 EFTR 治疗相关的穿孔和感染也较为常见。这三种内镜治疗方法都不能保持黏膜的完整性，有可能导致穿孔、感染和术后狭窄等并发症。基于此，全新的术式内镜黏膜下隧道切除术应用于固有肌层来源 SMT 的切除。内镜黏膜下隧道切除术巧妙地利用了胃肠道黏膜和固有肌层之间的空间，在切除肿瘤的同时，完整保留表面的黏膜，避免术后因黏膜缺失导致的创面感染、难以愈合等问题。

3. 内镜黏膜下隧道切除术（submucosal tunneling endoscopic resection，STER）是基于消化内镜隧道技术（di-gestive endoscopic tunnel technique,DETT）发展起来的，在消化道黏膜肌层与固有肌层之间建立一条人工隧道，通过此隧道切除起源于固有肌层的肿瘤。STER 实现了在切除固有肌层肿瘤的同时完整保留消化道黏膜层，降低了腹膜炎或纵隔炎的风险，大大提高了治疗的安全性。STER 主要适用于食管（距咽部 3～5cm 以外）、贲门与胃大弯等易建立隧道部位的间质瘤，而对于其他部位，由于建立隧道难度大，应当由经验丰富的医师操作。STER 通过建立黏膜下隧道切除肿瘤，保持了胃黏膜的完整性，避免了消化道穿孔，减少了术后感染等并发症。

STER 治疗起源于固有肌层的黏膜下肿瘤的完全切除率达 83.3%～100%，局部复发率为 0～2.7%。一项研究起源于胃固有肌层的 STER（直径≤4cm），均行内镜下治疗，其中 18 例行 STER 治疗，内镜治疗完全切除率达 96.5%，所有行 STER 治疗者完全切除病灶，无严重并发症发生。

4. 治疗原则

（1）内镜治疗 GIST 的适应证

1）直径≤2cm 的 GIST，瘤体短时间内增大及患者治疗意愿强烈。

2）直径＞2～5cm 的低风险 GIST，术前应全面评估以除外淋巴结或远处转移，且应确保肿瘤可完整切除，且保证瘤体包膜完整。

3）根据肿瘤起源、大小、部位、并发症发生风险等因素综合选择内镜下治疗方式。

（2）内镜治疗 GIST 的禁忌证

1）明确发生淋巴结或远处转移者。

2）体积较大（直径＞5cm），无法完整切除者。

3）一般状况差、无法耐受插管麻醉与内镜手术者。

第三节　内镜黏膜下隧道切除术治疗胃肠道间质瘤切除术的精准护理

一、治疗前准备

治疗前准备是确保患者治疗成功和患者安全的重要环节。护士需要对患者的病史、用药情况、过敏史等信息进行详细沟通。同时，还需要对患者进行全面的评估，包括手术期望值、全身功能评估和精神状态评估等，以确保治疗的安全性和有效性。

（一）一般评估

1. **入院评估** 患者及其家属入科后，护士首先要热情接待他们，主动与他们进行沟通，介绍本科室的环境及胃黏膜下肿物的相关知识、护理及注意事项。在与患者及其家属进行沟通时，应随时关注患者的心理状态。如果有明显的负面情绪，及时采取有针对性的护理措施来指导、转移注意力等方法进行缓解。

2. **病史评估** 护士详细询问并记录全身疾病，了解外伤、手术等病史，用药史、药物不良反应及过敏史、家族史及有无糖尿病、高血压、心血管疾病等，对高血压、糖尿病患者控制血压、血糖；了解患者要求手术的原因和期望值，语言沟通等术中配合度评估情况等。

3. **实验室检查** 包括血常规、尿常规、粪常规、生化、凝血、血型、术前八项、肿瘤标志物、幽门螺杆菌；糖尿病患者需查糖化血红蛋白，65岁以上人群需查动脉血气分析。

4. **心肺功能评估** 心电图、胸部X线（年龄＜60岁）、胸部CT（年龄＞60岁或有肺病史）；65岁以上人群需做超声心动图。

5. **心理评估与支持** 胃镜技术已经成为诊治消化系统疾病的常规方法，但由于胃镜检查是侵入性操作，患者在认识上存在误区，常出现不同程度的紧张、恐惧、恶心、血压升高、脉搏加快等生理、心理应激反应，需要具备良好的心态和适应性。在与患者交流中，护士应深入了解患者的需求和担忧。对特定人群，需制订个体化心理干预。如焦虑、抑郁患者，向患者耐心讲解治疗的目的、方法、安全性、意义等。提高患者检查的主动性，鼓励患者调整自己的心态和情绪，与疾病做斗争。必要时配合音乐疗法，减轻患者的紧张、焦虑情绪。对于人际关系敏感型患者给予情感支持。全面评估和良好的医患沟通与相关知识宣教在决策过程中至关重要，也需避免高期望值导致的问题。护士可以多与患者进行交流，了解其心理状态并提供相应的心理支持和安慰，以提高患者的手术适应性和预后。

6. **营养评估** 消化科疾病经常会引起患者吞咽困难、厌食、胃食管反流等症状，从而易发生营养不良。对消化系统肿瘤患者提供营养支持可有效改善预后，缩短住院时间等。

临床上常用营养风险筛查2002（NRS 2002）来筛查患者是否存在营养风险（表5-1）。NRS 2002包括4个方面的评估内容，即人体测量、近期体重变化、膳食摄入情况和疾病的严重程度。

表 5-1 营养风险筛查简表（NRS 2002）

姓名：	性别：	年龄：	身高　/cm	现体重　/kg	BMI：
疾病诊断：				科室：	
住院日期：		手术日期：		测评日期：	

NRS 营养风险筛查：　　　　分

1.疾病有关评分：　□0分　□1分　□2分　□3分

评分1分	营养需要量轻度增加：髋骨折□　慢性疾病有并发症□　COPD□ 血液透析□　肝硬化□　一般恶性肿瘤患者□
评分2分	营养需要量中度增加：腹部大手术□　脑卒中□ 重度肺炎□　血液恶性肿瘤□
评分3分	营养需要量重度增加：颅脑损伤□　骨髓移植□ APACHE＞10分的ICU患者□

2.营养状态有关评分（下面3项取最高分）：　□0分　□1分　□2分　□3分

（1）人体测量：□0分　□1分　□2分　□3分
　　　身　　高＿＿＿＿＿＿（m，精度到0.5cm）（免鞋）
　　　实际体重＿＿＿＿＿＿（kg，精度到0.5kg）（空腹，病房衣服，免鞋）
　　　BMI＿＿＿＿＿＿kg/m²（≤18.5，3分）
　　　注：因严重胸腔积液、腹水、水肿等不到准确的BMI值时用白蛋白替代
　　　（ESPEN 2006）白蛋白＿＿＿＿＿＿g/L（≤30g/L，3分）

（2）近期（3.1个月）体重是否下降？（是□　否□）
　　　若是体重下降＿＿＿＿＿＿（kg）
　　　体重下降≥5%，是在□3个月内（1分）　□2个月内（2分）　□1个月内（3分）

（3）一周内进食量是否减少？（是□　否□）
　　　如果是，较之前减少□25%～50%（1分）　□50%～75%（2分）
　　　　　　　　　　　　□75%～100%（3分）

3.年龄评分：　□0分　□1分

≥70岁为1分，否则为0分。

对于表中没有明确列出诊断的疾病参考以下标准，依照调查的理解进行评分。
1分：慢性病患者因出现并发症而住院治疗。患者虚弱但不需卧床。蛋白质需要量略有增加，但可通过口服弥补。
2分：患者需要卧床，如腹部大手术后。蛋白质需要量相应增加，但大多数人仍可以通过肠外或肠内营养支持得到恢复。
3分：患者在加强病房中靠机械通气支持。蛋白质需要量增加而且不能被肠外或肠内营养支持所弥补。但是通过肠外或肠内营养支持可使蛋白质分解和氮丢失明显减少。

（1）NRS 2002 总评分计算方法为 3 项评分相加，即疾病严重程度评分 + 营养状态受损评分 + 年龄评分。其中年龄评分：超过 70 岁者总分加 1 分（即年龄调整后总分值）。

（2）结果判断：总分值 ≥ 3 分，患者有营养风险，可制订一般性营养支持。总分值 < 3 分，每周复查营养风险筛查。

根据患者实际情况制订营养治疗方案：饮食 + 营养教育，或口服营养补充（ONS），或完全肠内营养（TEN），部分肠内营养 + 部分肠外营养（PEN+PPN），或完全肠外营养（TPN）。

（二）专科评估

1. 专科检查

（1）幽门螺杆菌（Hp）检查：^{13}C 呼气查 Hp，Hp 抗体检查。

（2）淋巴结转移风险评估：腹部 CT 平扫 + 增强检查、全身浅表淋巴结超声检查。

（3）增强 CT、血管三维重建：内镜癌灶表现为溃疡型或病理提示低分化癌、印戒细胞癌。

（4）EUS 检查：判断间质瘤的层面和性质，特别是明确周围血供。

（5）PET/CT 检查：未分化癌。

（6）放大内镜与超声内镜评估。

2. 相对手术禁忌

（1）血红蛋白在 90g/L 以下：输血改善贫血。

（2）血小板在 50×10^9/L 以下：在术前 3d 内完成血小板输注，确定血小板水平达标。

（3）凝血功能差或出血后不易止血的患者：术前给予术前输注新鲜冰冻血浆改善凝血功能，必须在凝血功能恢复正常后手术。

3. 术前常规三轮谈话

（1）第一轮主管医师谈话：谈病情与常规手术风险，所有可能出现的情况。

（2）第二轮手术医师谈话：在完善术前诊疗计划并确定实施手术前进行，要求讲清楚手术过程、可能出现风险与处置、术中用的器械与手术方式的自费部分、术后病理情况与随访要求。

（3）第三轮一线医师谈话：在主管医师谈完之后，一线医师给患者按照知情同意书的条款谈话，并签署手术知情同意、医保自费协议。

（三）术前宣教

1. 术前 1 周：患者需停用抗凝、抗血小板药物（如阿司匹林、波立维等）、中药或中成药或保健品中的活血药物（如脑栓通），经心脏内科、神经内科等专科医师评估后无法停用抗凝、抗血小板药物的患者，应用肝素替代1周后开展治疗，女性患者避开月经期。

2. 通知手术后，做好个人清洁，洗澡、洗头、剃胡须、剪指甲等，术前女士不宜化浓妆，吸烟者停止吸烟。

3. 手术当天

（1）行经口超级微创手术：术前8～10h开始禁食，术前2h开始禁水，口服抗高血压药物，糖尿病患者勿吃降血糖药，可自备无色糖块，必要时服用。摘下所有饰品，包括框架眼镜、隐形眼镜、首饰、手表、助听器、活动义齿等随身物品。

（2）行经肛超级微创手术：术前2d进食无渣或少渣饮食，主食不限，进食含纤维少的菜类，如鸡蛋、豆制品等，不吃或少吃水果和肉类。

肠道准备：口服清肠剂，最常使用聚乙二醇电解质散，检查前1d晚饭2h后服用聚乙二醇电解质散1盒82.2g，温水溶解，30min内喝完。术前4h服用聚乙二醇电解质散3盒246.6g，温水溶解，2h内服完，服药期间，行动方便者适量走动，并轻揉腹部，大便呈水样，无粪渣。喝完泻药15min后再喝西甲硅油15ml。便秘者、老年人肠蠕动功能差，如肠道准备差，必要时可行清洁灌肠（若患者不能耐受此药，可向医师说明，更换口服泻药）。禁用甘露醇导泻，以免肠道内有易燃气体产生，导致通电时爆炸，必须使用者，应以惰性气体彻底置换肠内积气。清肠干净后口服抗高血压药物。

4. 评估超级微创手术耗时，如术中耗时较长，一般超过3h者应实施导尿术。为了适应手术后变化，术前应做适应性锻炼，包括练习在床上大小便。准备好床上用品，包括尿壶、便器、尿垫等。

二、STER术中精准护理

（一）准备工作

1. **物品准备** 内镜主机、负压吸引设施、二氧化碳供应系统、氧气供应系统、治疗碗、无菌手套、纱布、牙垫、一次性检查垫、一次性注射器、无菌治疗巾、酒精棉签、酒精纱布碗、刀片等。麻醉机、麻醉用药、心电监护仪、供氧与吸氧装置、麻醉用负压吸引装置等。

2. **患者准备**

（1）核对患者姓名、性别、年龄、手术项目、体重等信息。详细了解病史和各项检查情况，有无禁忌证等。向患者及其家属讲解STER治疗的目的、方法、基本操作过程、优越性，消除恐惧、紧张心理，并签署同意书。

（2）行上消化道者术前 30min 口服链霉蛋白酶溶液，按要求进行体位变换。检查前 10min 含服盐酸达克罗宁胶浆 2min。行下消化道治疗者需更换肠镜裤。

（3）评估 STER 手术耗时，如术中耗时较长，给予骨隆突处垫防压疮垫，一般超过 3h 者应实施导尿术。

（4）患者取左侧卧位，背向医师，臀下铺垫巾。骨隆突处垫软海绵垫，如髋部、膝部、足踝等。右手置入套管针给予静脉输液、患者肢体要妥善放置，为其加盖被子。

3. 药物准备

（1）麻醉药物：口服麻醉药、静脉麻醉药。

（2）去黏液剂：链霉蛋白酶、N-乙酰半胱氨酸（NAC）、糜蛋白酶。

（3）去泡剂：二甲硅油散、西甲硅油散、盐酸达克罗宁胶浆、盐酸利多卡因胶浆等。

（二）麻醉方式

采用静脉麻醉：静脉缓慢推注或泵入异丙酚等药物，镇静可采用咪达唑仑等药物。

（三）操作步骤（图 5-4）

①确定其准确位置，在肿瘤病变近口侧直线上方 3～5cm 处行长 1.5cm 的切口。

②胃黏膜下注射肾上腺素、靛胭脂、0.9% 氯化钠溶液混合液，局部黏膜层隆起，电刀切开，切口 1.5～2.0cm。

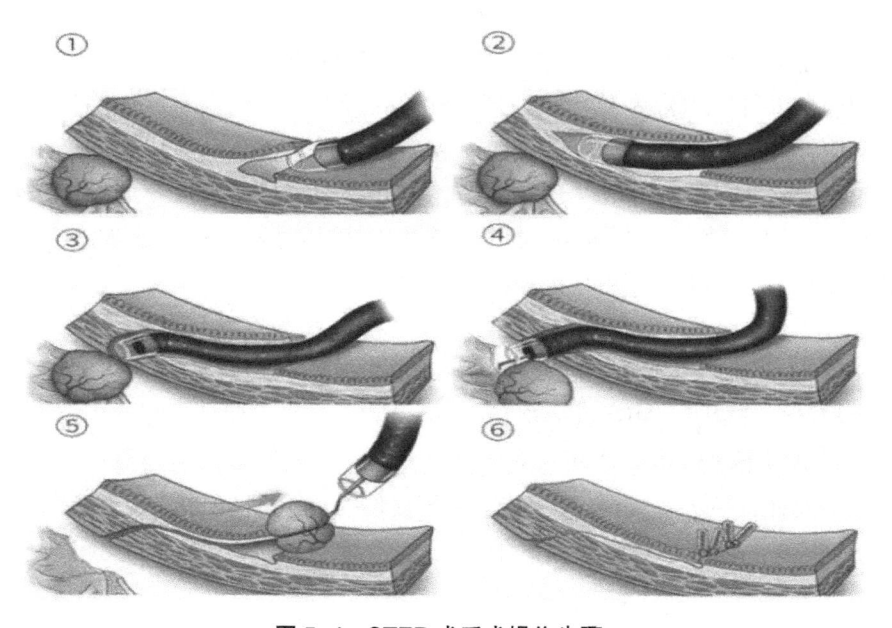

图 5-4　STER 术手术操作步骤

③内镜由此切口置入胃黏膜下,将胃黏膜下层、固有肌层逐层分离,建立纵行隧道至肿瘤远端 1～2cm 处。

④在内镜直视下,利用电刀完整剥离肿瘤组织,将瘤体完整切除。

⑤应用电凝止血钳对小血管、黏膜出血点进行止血,0.9% 氯化钠溶液冲洗隧道,用钛夹对隧道进行封口处理。

⑥取出切除的组织后,测量标本大小,及时送检。

（四）护理关注点

1. 护理人员应对患者床号、姓名、性别、年龄、住院号、手术方式等进行核对。

2. 准备好患者病历,方便手术医师查看及术者核对。

3. 熟练掌握手术器械的使用方法,确保手术顺利进行。密切监测患者的生命体征,如心率、血压、呼吸等,及时发现并处理异常情况。

4. 术中密切观察患者有无不适症状,如误吸、术间清醒等,并及时报告医师及麻醉医师进行处理。

（五）术中并发情况的预防与诊治方法

1. 术中出血　术中出血导致患者血红蛋白下降 20g/L 以上的出血。为了预防术中大量出血,在手术过程中黏膜下注射要充分,可使较大的血管显露,有利于电凝止血。术中出血可使用各种切开刀、止血钳或金属夹等,剥离过程中对发现裸露的血管进行预防性止血。

2. 术中穿孔后气肿、气胸和气腹　术中穿孔可经内镜下钛夹或 OTSC 吻合夹封闭、猪源纤维蛋白胶封堵或缝合治疗。

术中皮下气肿（表现为面部、颈部、胸壁和阴囊等气肿）和纵隔气肿（胃镜可发现会厌部肿胀）常无须特殊处理,气肿一般会自行消退。术中明显气腹者,通过气腹针在右下腹麦氏点穿刺放气并留置穿刺针至手术结束,确认无明显气体排出时再拔除。

3. 隧道技术术中黏膜层损伤　隧道技术术中黏膜损伤按黏膜损伤度分级（mucosal injury,MI）采用两级三分法。

MI-0 级：黏膜层无损伤；MI-p 级（perforation）：黏膜层破损。

MI-p 级分为两个亚级：MI-pc 级（controlled）,黏膜层破损可通过金属夹夹闭或生物蛋白胶封闭；MI-punc 级（uncontrolled）,黏膜层破损无法内镜下闭合。术中反复黏膜下注射维持良好的液体垫、及时止血保持清晰的内镜视野,不仅有助于减少固有肌层缺损,也有助于减少黏膜损伤的可能。术中如出现隧道黏膜损伤,可以用金属夹夹闭或在隧道内喷洒生物蛋白胶封闭。

三、STER 术后精准护理

（一）一般护理

1. **环境准备** 保持病房整洁，将病房内的温度控制在 18～22℃，湿度控制在 50%～60%。

2. **生命体征监测** 患者术后监测血压、脉搏、呼吸；有肺部疾病及血氧饱和度低的给予持续低流量吸氧，持续床旁心电监护监测生命体征，保持患者呼吸道通畅等。

3. **体位护理** 恶心、呕吐者床头抬高，头偏向一侧，做好气道护理，防止呕吐物误吸入气管引起窒息，应及时观察呕吐后鼻腔是否有残余，以防止将其吸入气管，引起窒息。必要时给予负压吸引器床旁备用。呕吐停止后给患者漱口，清理被污染的衣物及环境，记录呕吐物量、性质等。如发现患者出现呼吸、循环障碍等情况，如低血压、低氧血症、心律失常等，或存在醒觉恢复延缓时，应请麻醉师及时查看、处置。

4. **活动指导** 医师根据手术部位、病变深度大小，制订医嘱能否下床如厕。①不能下地的患者：可床上活动，动作轻柔缓慢，翻身时注意输液管路，准备便盆、尿壶、尿垫等。②能下地的患者：按照三步起床法，家属扶患者腋下，注意液体及输液管路。

（二）专科护理

1. **病情观察** 密切观察患者的病情变化，包括生命体征、腹痛、腹胀、呕血、便血等情况。

2. **饮食护理** 遵医嘱禁食水 3d 左右同时静脉补液后，逐渐过渡到禁食，可少量饮水，再过渡到进食温凉流质，后逐步过渡到半流食、普食。

3. **气道护理** 行气管插管的经口超级微创治疗的患者术后咽喉部疼痛及异物感时，告知患者勿用力咳嗽，可配合氧气雾化吸入，数日后症状会缓解。

4. **管路护理** 患者术后留置胃管可吸出胃肠内气体和胃内容物，减轻腹胀，减少缝合口张力和伤口疼痛，促进伤口愈合，改善胃肠壁血液循环，促进消化功能的恢复。返回病房后应妥善固定好引流管，防止引流管折叠扭曲受压，保持引流通畅，及时更换鼻翼处胶布。如患者油性皮肤不易粘贴，可用绳子交叉固定后挂在两耳郭处。观察引流液的颜色、性状及量，及时倾倒引流液和更换引流袋，并向患者及其家属讲解置管期间的注意事项，预防脱管。

5. **用药护理**

（1）PPI 静脉滴注 3d、补静脉营养液、抗感染常规用第二代头孢菌素 2d；术后第 4 天药物改口服应用 PPI 或伏诺拉生 + 胃黏膜保护剂（替普瑞酮/康复新液/

硫糖铝等）。

（2）特殊用药：术者评估病变大或固有肌层损伤的，PPI持续给予泵入治疗，抗感染升级应用第三代头孢菌素（如头孢曲松或舒普深）或喹诺酮（如左氧氟沙星或哌西沙星）或派拉西林，联合或不联合抗厌氧菌（如甲硝唑或奥硝唑）治疗。

（三）症状的精准护理

1. 腹痛、腹胀　密切观察疼痛的性质、程度及发作时间。对于存在或反复出现的慢性疼痛均可造成患者精神紧张、情绪低落，而消极悲观和紧张的情绪又可使疼痛加重。故要有针对性地对患者进行心理疏导，以减轻紧张恐惧心理，稳定情绪，有利于增强患者对疼痛的耐受性。夜间应取侧卧位，以防肠管张力增强加重腹痛、腹胀；避免腹部受凉加重腹痛、腹胀，嘱咐患者注意腹部保暖；对夜间腹痛加重的患者，临睡前进行腹部热敷，注意防止烧伤和烫伤；在排除其他急腹症后腹痛、腹胀患者可应用解痉镇痛药和调解胃肠功能药物，有效控制患者的腹痛、腹胀。对有明显焦虑和抑郁的患者，可加用抗焦虑和抗抑郁药物，以缓解腹痛、腹胀。采取非药物缓解疼痛的办法。

（1）行为疗法：指导式想象，即回忆一些有趣的往事以转移对疼痛的注意力，其他还有深呼吸、冥想、音乐疗法、生物反馈等。

（2）局部热疗法：对疼痛局部用热水瓶热敷，解除痉挛而达到镇痛效果。

2. 黑粪或呕血

（1）患者取侧卧位，意识不清者头偏向一侧，必要时准备负压吸引器。出现喘憋等呼吸困难症状时，用负压吸引器吸除呼吸道内分泌物、血液或呕吐物，保持呼吸道通畅，必要时给予氧气吸入。让患者知道卧床休息有利于止血，卧床期间应经常更换体位，避免局部长期受压，保持床单位平整、干燥、清洁。

（2）及时清理一切血迹及呕吐物，避免恶心刺激，保持患者口腔清洁，消除口腔异味。

（3）大出血时护士要沉着冷静，积极抢救，多陪护患者，使其有安全感，消除负面情绪，以精湛的护理技术使患者树立信心，积极配合治疗。

（4）出血期禁食，出血停止后按顺序给予温凉流质、半流食易消化饮食。

（5）出血活动期，协助患者床上排便，入厕时应有人陪护。嘱患者不能用力排便，排便后应缓慢站立，保持肛周清洁、干燥。

3. 胃肠道梗阻　胃肠道梗阻患者由于不能进食及频繁呕吐导致水分和电解质大量丢失造成严重脱水、电解质紊乱和严重的代谢性酸中毒，严重的可发生低血容量性休克。因此，胃肠减压的护理尤为重要，要保持胃肠减压管通畅，随时记录量和颜色，密切观察病情变化，注意生命体征的观察。根据腹痛、呕吐情况判断疾病的转归，如持续性腹痛伴阵发性加重，腹膜刺激征出现，呕吐物呈血色或棕色，这些都提示有绞窄性肠梗阻出现。应及时做好急症手术前的准备。同时要根据患者的严重程度确定补液量和速度。保证输液通畅，准确记录24h出入液量。观察水、电解质紊乱纠正情况等。遵医嘱应用抗生素，以减少其体内毒素吸收，减轻中毒症状。

4. 非胰岛细胞肿瘤低血糖症（non-islet-cell tumor hypoglycemia, NICTH） 是一种罕见但严重的副肿瘤综合征，可发生在多种良性和（或）恶性肿瘤中，多见于间质细胞肿瘤。NICTH导致低血糖的发生机制已被广泛研究，一般认为包括以下几点：①自主神经受到机械性压迫，迷走神经极度兴奋；②肿瘤引起的葡萄糖消耗增加；③糖异生抑制；④肿瘤分泌胰岛素样物质，即IGF-Ⅱ。近年来，越来越多的研究表明，NICTH的发生主要是由于肿瘤组织分泌大量胰岛素样生长因子Ⅱ（IGF-Ⅱ）。查阅国内外相关文献，胃肠间质瘤低血糖发作，与肿瘤分泌类胰岛素样物质有关，即IGF-Ⅱ，IGF-Ⅱ属于IGF家族成员，结构上与胰岛素原具有同源性，具有强大的胰岛素样活性，IGF-Ⅱ在循环中的浓度约100nmol/L，为胰岛素水平的1000倍，是一种强有力的胰岛素受体激动剂，最终导致低血糖。

（1）实验室检查：① 低血糖，血清葡萄糖＜2.8 mmol/L。② 胰岛素＜3mU/ml，胰岛素原＜5poml/L，C肽＜0.2noml/L，β-羟基丁酸＜2.7mmol/L，③ GH水平通常较低，不像短暂的低血糖发作会引发反应性GH激增。④ IGF-Ⅱ：IGF-Ⅰ比值常以高于3∶1作为诊断切点。

（2）治疗方法：① NICTH导致的低血糖可使用口服葡萄糖和（或）静脉注射含葡萄糖或葡萄糖的液体进行暂时缓解。② 若不能缓解，使用低剂量的糖皮质激素是被最广泛建议的NICTH药物治疗。临床上的糖皮质激素包括地塞米松、氢化可的松、泼尼松等。③ 糖皮质激素不能充分控制低血糖症状或需要减少糖皮质激素暴露时，在糖皮质激素治疗中加入重组人GH（recombinant human GH, rhGH）可能比单独使用任何一种药物治疗成功率更高，且药物不良反应更小。临床上rhGH推荐剂量为3～12mg/d。

（3）护理：有些患者低血糖发作时并无常规心慌冷汗等典型症状，直至神志改变才被发现。要多巡视患者并查看意识状态。定时血糖检测，发现患者低血糖发作的规律性，低血糖的高发时段（如夜间、清晨、餐前、餐后），加强的血糖监测，后期随着患者血糖水平的稳定，医护人员逐步延长了监测间隔，患者24h不再发生低血糖后，全天监测时机调整为每4小时监测1次。通过这些细致入微的护理措施，医护人员不仅确保了患者血糖的稳定，还提升了患者的睡眠质量。精准监测和个性化护理能够显著提高低血糖患者的护理质量。

（四）并发症护理

1. 出血

（1）呕血与黑粪是上消化道出血的特征性表现。

1）出血量＞5ml：表现为粪便隐血试验阳性。

2）出血量＞50～70ml：表现为黑粪或柏油样便。

3）出血量250～300ml：表现为呕血。

4）出血量＞400～500ml：有全身症状，如有头晕、乏力、心悸、出汗等。

5）出血量＞1000ml：有休克的表现，如有血压下降、呼吸浅快、脉搏细速、四肢湿冷等表现。

6）出血量＞2000ml：除晕厥休克外，还有气短、无尿。

（2）脉搏的改变是失血程度的重要指标。急性消化道出血时血容量锐减，最初的机体代偿功能是心率加快。小血管反射性痉挛，使肝、脾、皮肤血窦内的储血进入循环，增加回心血量，调整体内有效循环血量，以保证心、肾、脑等重要器官的供血。一旦由于失血量过大，机体代偿功能不足以维持有效血容量时，就可能进入休克状态。所以，当大量出血时，脉搏快而弱（或脉细弱），脉搏每分钟增至100～120次以上，失血估计为800～1600ml；脉搏细微，甚至扪不清时，失血已达1600ml以上。

（3）血压变化是估计失血量的可靠指标。

1）急性失血＞800ml时（占总血量的20%），收缩压可正常或稍升高，脉压缩小。血压尚正常，但已进入休克早期，应密切观察血压的动态改变。

2）急性失血800～1600ml时（占总血量的20%～40%），收缩压可降至9.33～10.67kPa（70～80mmHg），脉压小。

3）急性失血＞1600ml时（占总血量的40%），收缩压可降至6.67～9.33kPa（50～70mmHg），更严重的出血，血压可降至零。

（4）措施

1）给予持续心电监护，持续低流量吸氧，观察患者的生命体征，严密观察睑结膜、甲床颜色及呕血、黑粪情况，观察精神和意识状态：有无精神疲倦、烦躁不安、嗜睡、表情淡漠、意识不清甚至昏迷。有胃管的观察引流液的颜色及量，疑有休克时留置导尿管，测每小时尿量，应保持尿量＞30ml/h，并详细记录。

2）大出血时患者取平卧位并将下肢略抬高，以保证脑部供血，呕吐时头偏向一侧，防止窒息及误吸，必要时用负压吸引器清除气道内的分泌物，保持呼吸道通畅。

3）及时建立两条及两条以上静脉通道，做好配血、输血准备，及时遵医嘱给予止血药、输血、补液维持有效循环血量。准确记录出入量，观察呕吐物和粪便的颜色、性状及量。遵医嘱及时送检呕吐物及粪便样本，复查粪便隐血、血红蛋白、血尿素氮、红细胞计数及血细胞比容等化验结果，了解贫血程度，出血是否停止。

4）轻症患者可起身稍事活动，可上厕所大小便，但应注意有活动性出血时，患者常因有便意而频繁上厕所，在排便时或起身时晕厥，应让患者在床上排泄，并加双侧床挡给予保护。出血时患者往往有紧张、恐慌情绪，护士应严密观察患者的心理反应，向患者耐心解释安静休息有利于止血，关心、安慰患者。

5）隧道腔内迟发型出血较严重时应立即内镜下止血，拔除隧道入口的金属夹，内镜进入隧道冲洗清理隧道腔，同时以止血钳电凝出血点，止血成功后再次夹闭隧道入口。

2. 穿孔　术后穿孔者，是指胃肠道管壁穿破，导致胃肠道腔内与腹腔或胸腔相通的状态，若未及时处理可出现严重气腹、纵隔气肿或腹膜后气肿及弥漫性腹膜炎等。与过早活动或进食、创面闭合不佳及胃酸腐蚀等因素相关。措施如下。

（1）术后严格卧床休息，密切观察生命体征及神志变化，是否出现血压下降、脉搏变快、面色苍白、腹痛加剧及腹肌紧张、压痛、反跳痛表现，如发现患者剧烈腹痛或体格检查发现腹部呈板状腹、肠鸣音减弱或消失现象立即报告医师并配合医师及时处理。

（2）给予心电监护，备好急救车、负压吸引装置，紧急行急诊床旁腹部 X 线或胸腹部 CT，如提示有不同程度的膈下游离气体。内镜治疗中应用 CO_2 气体，可显著减少严重气体相关并发症的发生。

1）轻度皮下气肿及纵隔气肿常无须特殊处理，气体可自行弥散吸收。

2）大量气胸者应行胸腔穿刺及胸腔闭式引流，否则可影响患者的生命体征。

3）发生气腹者，可采用 10ml 注射器吸取 5 ml 生理盐水，拔出注射芯后，在患者右侧腹中部行腹腔穿刺排气。

（3）对于手术创面较大且深者，可留置胃肠减压管，适当延长禁食水及开始活动的时间，规律应用抑酸剂。

（4）穿孔较小者，多可经禁食、抑酸及抗感染等治疗后好转，必要时可行胸腹腔置管引流。

（5）经非手术治疗未见明显好转者，应行内镜检查及治疗。内镜下治疗（钛夹、OTSC 及自膨式金属支架）消化道急性穿孔（24h 内）的成功率可达 90.2%。若内镜下治疗失败或已合并严重腹膜炎者，应积极行外科干预治疗。

3. 感染　GIST 内镜治疗术后感染的发生率小于出血和穿孔，主要为局限性腹膜炎，多可经非手术治疗后缓解。多数患者表现为发热。

（1）＜ 38℃，可予以物理降温。

（2）＞ 38℃，急查血常规 +CRP+IL-6+PCT。

（3）＞38.5℃，急查血常规、血细菌培养，如验血指标提示感染进一步加重，遵医嘱应用升级抗生素。

措施如下。

1）严格无菌观念，包括护理各种引流管等，应严格遵守操作常规，医护人员严格执行手卫生，避免引起交叉感染，严格掌握管路拔管指征，尽量减少置管时间。

2）监测患者的体温变化，体温异常及时告知医师，遵医嘱应用抗生素，抗生素应现用现配，保证其效能。

3）固定陪伴，减少探视，注意保持床单位整洁，注意个人卫生，尤其是有污染物时，要及时更换衣服，保持患者口腔、皮肤清洁，预防感染。

4. 腹痛　术后患者一般情况下会有轻度的疼痛，评估患者腹痛的症状和特征：考察患者疼痛的发作情况，区分什么样的疼痛发作，评估患者对镇痛药的反应。讲解疼痛相关知识，讲解缓解腹痛的方法，使患者了解疼痛标准，使疼痛测量更准确；告知相关镇痛药物使用原则，引导患者正确认知药物不良反应。

（1）对可主诉的患者，采用视觉模拟评分法（VAS）、修订版面部表情疼痛量表或者口述分极评分法（VRS）评估疼痛。

（2）对不能主诉的患者，可选用非言语疼痛指征（checklist of nonverbal pain indicators，CNPI）评估患者疼痛。

（3）指导患者选择一种疼痛评估工具，并采用标准指导语教会患者使用该工具报告自己的疼痛水平。疼痛评估的0～10分级标准，疼痛级别对应症状：轻度疼痛（1～3分），痛苦能忍受，不影响睡眠；中度疼痛（4～6分），痛苦明显，需要镇痛药控制，影响睡眠；重度疼痛（7～9分），痛苦剧烈，需要强效镇痛药，严重影响睡眠和自主神经功能；剧烈疼痛（10分），痛苦难忍，需要高剂量的强效镇痛药（图5-5）。

措施如下。

1）护士评估相应的等级，评估要准确，通过腹痛评估可有效、准确获取患者疼痛情况，同时配合详细记录、定期巡视，方便医师针对疼痛评估记录表采取有效的治疗措施或用药。

2）告知医师，遵医嘱应用镇痛药物，多巡视患者，做好生活护理，同时给予患者创造舒适的环境，做好心理护理，分散患者的注意力，告知患者保持良好的体位姿势。

3）4分以内，以心理护理为主，安慰患者，保持情绪稳定，树立战胜疾病的信心；4分以上遵医嘱使用镇痛药物，用药后观察用药情况和反应。

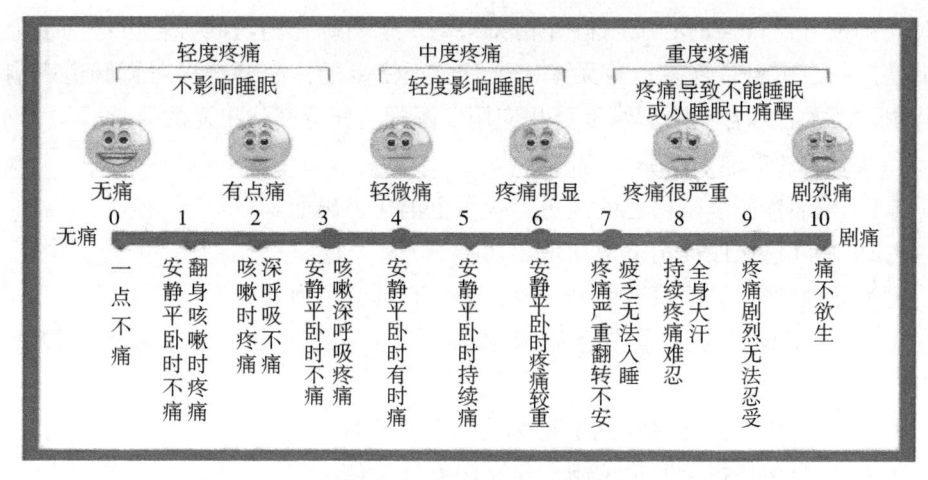

图 5-5 疼痛评估分级标准

4）采用 WTO 划分的疼痛程度，对患者进行治疗前后疼痛程度划分：0 度，不痛；Ⅰ度，轻度痛，为间歇痛，可不用药；Ⅱ度，中度痛，为持续痛，影响休息，需用镇痛药；Ⅲ度，重度痛，为持续痛，不用药不能缓解疼痛；Ⅳ度，严重痛，为持续剧痛伴血压、脉搏等变化。

5）床旁查体关注腹痛位置、有无反跳痛，医师排除术后迟发性穿孔的可能，遵医嘱给予以 654-2 解痉治疗（需要明确无青光眼，男性无前列腺增生等）、或吲哚美辛栓纳肛镇痛治疗。

6）如有腹痛严重，查体出现反跳痛等腹膜炎相关症状，需行急诊 CT 进一步明确。

（五）出院指导

1. 活动　近 1 个月内避免长途旅行、跑步等剧烈活动，避免腹部用力、热敷、长时间泡热水澡及温泉，禁止重体力劳动。

2. 饮食　向患者及其家属宣教饮食的知识，强调饮食质量及饮食规律对疾病恢复的重要性，近 1 个月内注意饮食，忌烟酒、喝浓茶和咖啡，规律饮食，避免暴饮暴食，忌生、冷、硬和有刺激的食物，饮食宜清淡并少食多餐，进少渣半流饮食，少进食韭菜、芹菜等粗纤维食物，避免服用非甾体抗炎药等对食管及胃黏膜刺激性大的口服药。保持大便通畅，必要时口服缓泻通便的药物。

3. 休息　注意休息，保持心情舒畅，避免紧张情绪，适当使用镇静药等，注意劳逸结合、合理安排作息生活。

4. 服药　需要服药的患者，向患者说明服药的重要性，遵医嘱坚持服药、按时服药，按量服药，不可自行减药、停药，遵医嘱减量。抗凝、抗血小板药物恢复时间：患者自行咨询心脏内科等相关科室专家明确停药时间，若可停药1个月以上恢复的，可自行恢复；若无法1个月以上恢复的，需要选择对胃肠道影响小的药物，经术者综合判断后恢复药物应用，医师需充分交代出血的风险。

5. 教会患者观察大便异常情况

（1）柏油样便呈暗褐色或黑色，提示上消化道出血。

（2）暗红色血便提示下消化道出血。

（3）鲜血便常见于痔或肛裂，粪便表面有鲜红色血液。

（4）米泔样便呈大量白色淘米水样，内含黏液片块，见于霍乱、副霍乱患者。

（5）暗红色果酱样便常见于肠套叠、阿米巴痢疾。

（6）陶土色便提示胆道梗阻，见于阻塞性黄疸。

（7）粪便中伴有脓血常见于直肠癌、痢疾。

（8）严重腹泻患者因未消化的蛋白质与腐败菌作用，粪便呈碱性反应，气味恶臭。

（9）下消化道溃疡、恶性肿瘤患者粪便呈腐败臭。

（10）上消化道出血的柏油样便呈腥臭味。

（11）消化不良的患者粪便呈酸臭。

6. 复查　向患者阐述一些与疾病相关的医疗知识，防止复发和预防出现并发症，根据术后病理结果及手术情况定期复查，一般术后建议患者每3个月、6个月和12个月内镜检查随访一次，此后每年复查一次内镜，并行肿瘤指标和相关影像学检查，警惕肿瘤复发。若出现黑粪或呕血怀疑消化道出血、或腹痛怀疑消化道穿孔或其并发症，请及时到医院就诊并拨打病区电话联系术者，以便及时处理。

第6章

内镜下支架置入术治疗肠梗阻

第一节 概 述

一、定义

肠梗阻是指任何原因引起的肠道内容物通过障碍。通俗来讲，就是肠道被堵，导致肠道内的物质（如食物、气体、液体等）不能正常在肠道中运行并排出体外。肠梗阻由多种因素引起，如肠粘连、肠道肿瘤、肠扭转、疝气嵌顿等。肠梗阻若不及时处理，可能会导致肠穿孔、肠坏死、感染性休克等严重并发症，甚至危及生命。

二、流行病学调查

（一）发病率

肠梗阻是常见的急腹症之一，在全球范围内发病率较高。在发达国家，肠梗阻的发病率约为每年每10万人口中有30~40例。在发展中国家，由于腹部手术、肠道感染等因素的影响，发病率可能更高。

（二）年龄分布

肠梗阻可发生于任何年龄。但从总体来看，老年人发病率相对较高。这是因为老年人常伴有肠道肿瘤、肠粘连（既往腹部手术史较多）等危险因素。例如，在60岁以上人群，肠道肿瘤引起的肠梗阻较为常见，占该年龄段肠梗阻病因的50%~60%。

（三）性别差异

一般来说，男性和女性在肠梗阻的发病率上没有明显的性别差异。不过，在某些特定病因导致的肠梗阻中，性别差异会显现出来。比如，在腹股沟疝引起的肠梗阻中，男性发病率高于女性，因为男性患腹股沟疝的概率相对较高。

（四）病因分布的流行病学特点

机械性肠梗阻是最常见的类型，在所有肠梗阻病例中占比70%~80%。其中肠粘连是主要原因之一，在腹部手术后，肠粘连引起肠梗阻的发生率在10%~

30%。肠道肿瘤也是常见病因，随着人口老龄化和生活方式的改变，肠道肿瘤导致肠梗阻的比例呈上升趋势，在一些研究中发现，20%～30%的肠梗阻是由肠道肿瘤引起的。动力性肠梗阻和血运性肠梗阻相对较少见，动力性肠梗阻多发生在腹部大手术、严重的腹部创伤或腹腔感染后，血运性肠梗阻主要与心血管疾病、血液高凝状态等有关，在肠梗阻病例中占比10%～20%。

（五）地域差异

不同地域的肠梗阻流行病学情况也有所不同。在卫生条件较差、肠道寄生虫感染率较高的地区，蛔虫等肠道寄生虫引起肠梗阻的情况较为常见。而在经济发达、生活方式西化的地区，肠道肿瘤、术后肠粘连等原因导致的肠梗阻更多见。

三、临床表现

（一）肠梗阻的分类

肠梗阻是一种常见的腹部疾病，其分类方式多样，这有助于医师更准确地诊断和制订治疗方案。以下是对肠梗阻常见分类方式的详细阐述。

1. 根据梗阻原因分类

（1）机械性肠梗阻

1）肠粘连：这是机械性肠梗阻中较为常见的原因之一。多发生在腹部手术后，由于手术创伤导致肠管与肠管之间、肠管与腹膜之间形成粘连，使肠管的正常蠕动受到限制，进而引起肠梗阻。此外，腹部的炎症性疾病（如腹膜炎）也可能导致肠粘连的发生。肠粘连引起的肠梗阻一般为慢性、反复发作性，症状可能相对较轻，但如果粘连严重导致肠管扭曲成角或形成束带压迫肠管，则可能引发急性、完全性肠梗阻，病情较为危急。

2）肠道肿瘤：肿瘤在肠道内不断生长，可逐渐阻塞肠腔，导致肠内容物通过障碍。肠道肿瘤可以是良性的，但更多见的是恶性肿瘤，如结肠癌、直肠癌等。恶性肿瘤不仅会造成机械性梗阻，还可能侵犯周围组织和器官，引起其他并发症。肿瘤引起的肠梗阻症状通常逐渐加重，患者可能会出现腹痛、腹胀、便秘、便血等症状，后期还可能伴有消瘦、乏力等全身症状。

3）疝气嵌顿：当腹腔内的脏器（如小肠、大网膜等）通过腹壁的薄弱部位（如腹股沟疝、股疝等）突出形成疝气后，如果这些脏器不能自行回纳，被疝环卡住，就会导致肠梗阻，称为疝气嵌顿性肠梗阻。这种类型的肠梗阻往往起病急，患者会出现剧烈腹痛、呕吐，局部肿块明显且伴有压痛。如果不及时处理，嵌顿的肠管可能会发生缺血坏死，严重威胁患者生命。

4）肠扭转：肠管沿其系膜长轴发生旋转称为肠扭转。这通常是由于肠管及其系膜过长，或者在饱餐后突然改变体位等原因引起。肠扭转可导致肠管的血运障碍和梗阻，是一种较为严重的肠梗阻类型。临床上，小肠扭转和乙状结肠扭转较常见。小肠扭转发病急，腹痛剧烈，常呈持续性绞痛，患者还可能伴有频繁呕吐、腹胀等症状；乙状结肠扭转多见于老年人，患者常有便秘史，表现为腹部胀痛、呕吐不明显，腹部可见不对称的膨胀。

5）肠套叠：一段肠管套入与其相连的肠管腔内称为肠套叠。多见于儿童，尤其是2岁以下婴幼儿，其中回盲部肠套叠最为常见。肠套叠的发生可能与肠道蠕动节律紊乱、病毒感染等因素有关。患者的主要症状为腹痛、呕吐、果酱样血便和腹部肿块。随着病情进展，肠管缺血坏死的风险增加，需要及时诊断和治疗。

（2）动力性肠梗阻

1）麻痹性肠梗阻：常见于腹部手术后、腹腔感染、电解质紊乱等情况。由于神经反射或毒素刺激引起肠壁肌肉功能紊乱，使肠管失去正常的蠕动能力，导致肠内容物不能正常运行。患者表现为全腹持续性胀痛，呕吐呈溢出性，腹胀明显，肠鸣音减弱或消失。腹部X线检查可见肠管普遍胀气，肠腔内无明显气-液平面。治疗主要针对原发疾病，如纠正电解质紊乱、控制感染等，同时采取胃肠减压等支持治疗措施，促进肠道功能恢复。

2）痉挛性肠梗阻：相对少见，是由于肠壁肌肉强烈痉挛收缩引起的肠梗阻。通常是由于肠道受到异物刺激、肠道炎症或神经系统功能失调等原因导致。患者腹痛剧烈，呈间歇性发作，发作时肠鸣音亢进，腹部可触及痉挛的肠段。治疗主要是去除病因，给予解痉药物（如山莨菪碱等）缓解肠道痉挛，同时进行对症支持治疗。

（3）血运性肠梗阻：是由于肠系膜血管栓塞或血栓形成，使肠管血运障碍，继而引起肠麻痹，导致肠内容物不能通过。这种类型的肠梗阻病情凶险，发展迅速，常见于老年人或有心血管疾病基础的患者，如心房颤动患者心房内血栓脱落可能导致肠系膜血管栓塞。患者早期表现为剧烈腹痛，呕吐频繁，腹胀相对较轻，但随着病情进展，肠管缺血坏死，可出现腹膜炎症状和休克表现。诊断主要依靠腹部血管造影等检查，治疗上应尽快恢复肠道血供，如采用溶栓、血管介入治疗等，对于已经发生肠坏死的患者，需要及时进行手术切除坏死肠段。

（4）假性肠梗阻（IPO）：是由于神经抑制，毒素刺激或肠壁平滑肌本身的病变，导致的肠壁肌肉运动功能紊乱。临床具有肠梗阻的症状和体征，但无肠内外机械性肠梗阻因素存在，故又称动力性肠梗阻，是无肠腔阻塞的一种综合征。主要表现为慢性或反复发作的恶心、呕吐，腹痛、腹胀。腹痛常位于上腹部或脐周，呈持续性或阵发性，常伴有不同程度的腹泻或便秘，有的腹泻和便秘交替出现。或有吞咽困难、尿潴留、膀胱排空不完全和反复尿道感染、体温调节功能障碍、瞳孔散大等。体格检查有腹胀，压痛，但无肌紧张，可闻及振水音，肠鸣音减弱或消失。体重下降，营养不良常见。腹部 X 线影像不显示有机械性肠梗阻所出现的肠胀气与气－液平面；消化道测压显示食管、胃肠道功能异常；小肠组织学检查 Smith 银染色阳性，可明确诊断。本病目前尚无特效治疗，可采取降低小肠扩张、使用抗生素、恢复胃肠正常蠕动功能和全胃肠外营养等综合治疗。本病一旦确诊，原则上不施行手术，但是对症状持续存在而不能完全除外机械性肠梗阻时，剖腹探查是必要的。术中若未发现机械性肠梗阻原因时，应进行病变肠段全层切除，行组织学检查以明确性质。对不同部位病变采用不同的手术方法。

2. 根据肠壁血供情况分类

（1）单纯性肠梗阻：是指仅有肠内容物通过受阻，而肠壁血运正常的肠梗阻。患者主要表现为腹痛、腹胀、呕吐、停止排气排便等典型的肠梗阻症状，但一般没有肠管坏死的迹象。腹部检查可见肠型和蠕动波，肠鸣音亢进。X 线检查可见肠腔内有气液平面。治疗上主要采取非手术治疗措施，如胃肠减压、纠正水和电解质紊乱等，多数患者通过非手术治疗可缓解症状。

（2）绞窄性肠梗阻：是肠梗阻中较为严重的类型，不仅肠内容物不能通过，而且肠壁血供发生障碍。常见于肠扭转、肠套叠、嵌顿疝等情况未及时处理时。患者症状往往比单纯性肠梗阻更为严重，腹痛呈持续性剧烈疼痛，且无缓解期，呕吐频繁，呕吐物可为血性。腹胀不对称，可触及有压痛的肿块（可能为绞窄的肠段）。肠鸣音减弱或消失，后期可能出现休克症状。腹部 X 线检查可见孤立、胀大的肠袢，且不因时间推移而改变位置。实验室检查可能发现白细胞计数明显升高，血细胞比容增大等。绞窄性肠梗阻一旦确诊，应立即手术治疗，解除梗阻，恢复肠管血运，以避免肠管坏死穿孔等严重并发症的发生。

3. 根据梗阻部位分类

（1）高位肠梗阻：一般是指发生在空肠上段以上的肠梗阻。患者呕吐出现早且频繁，呕吐物主要为胃及十二指肠内容物，可含有胆汁。腹胀相对不明显，但腹痛较为剧烈。由于呕吐频繁，患者容易出现脱水和电解质紊乱，尤其是低钾血症。腹部 X 线检查可见上腹部有较多的气－液平面。高位肠梗阻的治疗原则与其他类型肠梗阻相似，但要更加注意纠正水和电解质紊乱及营养支持治疗，因为患者往往不能通过口服途径补充足够的水分和营养物质。

（2）低位肠梗阻：是指发生在回肠、结肠部位的肠梗阻。腹胀明显，呕吐出现较晚且次数相对较少，呕吐物初期为胃内容物，后期可呈粪样。腹痛相对较轻，但病程较长时可能出现全腹弥漫性疼痛。由于肠管扩张明显，患者可出现肛门停止排气排便。腹部 X 线检查可见下腹部有多个气－液平面，肠管扩张明显。低位肠梗阻的治疗重点在于解除梗阻的同时，要注意预防感染和并发症的发生，因为结肠内细菌含量较多，梗阻后容易导致细菌移位和感染。

4. 根据梗阻程度分类

（1）完全性肠梗阻：完是指肠管完全被堵塞导致肠内容物不能通过的一种疾病。该疾病类型只能表示某一特定病例在某一特定时段的病变情况，而不能说明病变全过程。通常起病急，发展迅速，症状明显，主要表现为腹痛、腹胀、呕吐、肛门停止排气排便，可伴随全身症状，如精神萎靡、脉搏细弱等，严重者甚至会出现休克、循环衰竭等。腹部X线检查发现小肠内有积气或气-液平面，肠襻膨胀的程度更为严重。完全性肠梗阻的治疗原则是解除梗阻，同时纠正相关的全身生理功能紊乱。通常需进行非手术治疗，如果非手术治疗效果不明显或症状无缓解时，应及时手术解除梗阻。但是，如怀疑有肠坏死时，应及时手术治疗。

（2）不完全性肠梗阻：是指各种原因引起部分肠内容物无法正常、顺利地通过肠道，导致肠管及机体出现病理生理性变化的疾病。发病初期多表现为腹部胀痛、恶心、呕吐、排便、排气减少、腹部压痛等肠梗阻的临床症状，但具体情况可因人群、年龄等不同而有差异。腹部X线检查可见肠管积气及肠腔内气-液平面。但此检查有局限性，无此征象者亦不能排除肠梗阻。故还需行腹部CT以全面了解腹部情况，避免漏诊，必要时可行CT血管造影，了解肠管的血供情况。不完全性肠梗阻的治疗原则为解除梗阻、祛除病因，纠正肠梗阻所致水和电解质紊乱、酸碱平衡失调等并发症。临床中多先采取保守治疗，如常规补液、抗感染、胃肠减压等，必要时亦需要手术治疗。

（二）肠梗阻的临床症状

由于肠梗阻的原因、部位、病变程度、发病缓急的不同，可有不同的临床表现，但有一些是共同症状。肠梗阻的主要症状包括腹部阵发性绞痛、食欲缺乏、便秘、呕吐、无法排便或排气、腹胀等。

1. 典型症状

（1）腹痛：机械性肠梗阻发生时，梗阻部位以上强烈肠蠕动，即发生腹痛。之后由于肠管过度疲劳而呈暂时性弛缓状态，腹痛也随之消失，故机械性肠梗阻的腹痛性质是阵发性绞痛。若腹痛的间歇期不断缩短，或疼痛呈持续性加剧，则肠梗阻可能是由单纯性肠梗阻发展至绞窄性肠梗阻。若肠壁已发生缺血坏死则呈持续性剧烈腹痛。

（2）呕吐：在肠梗阻早期，呕吐呈反射性，吐出物为食物、胃及十二指肠内容物，此后呕吐随梗阻位置高低有所不同。高位（十二指肠或空肠）肠梗阻呕吐出现较早，呕吐较频繁，呕吐物主要为胃及十二指肠内容物。低位（回肠）肠梗阻则呕吐出现较迟而少，初为胃内容物，后期的呕吐物为蓄积在肠内并经发酵、腐败呈粪样的肠内容物。发生血运障碍时，吐出物可呈棕褐色或血性。麻痹性肠梗阻时，呕吐多呈溢出性。

（3）腹胀：一般在梗阻发生一段时间后出现，与梗阻位置也有关系，高位梗阻腹胀不明显，低位梗胀明显，遍及全腹，动力性肠梗阻亦腹胀显著。麻痹性肠梗阻的肠壁肌肉呈瘫痪状态，没有收缩蠕动，因此无阵发性腹痛，只有持续性腹胀和不适。

（4）肛门停止排气排便：完全性肠梗阻发生后，患者多不再排气、排便，但梗阻早期，可因梗阻以下肠段残留粪便和气体，仍可自行或灌肠后排出。

2. 其他

（1）小儿肠梗阻：主要为肠套叠，其典型症状是腹痛、血便和腹部肿块。表现为突然发作的阵发性腹痛，患儿阵发哭闹不安、面色苍白、出汗，伴有呕吐和果酱样血便。

（2）绞窄性肠梗阻：腹痛一般发作较急骤，病情发展迅速，早期出现休克、腹膜炎，表现为体温升高、脉率增快、腹胀不对称有局部隆起并且触及压痛、呕吐物和肛门排出物或者胃肠减压抽出液可为血性等。此外，某些绞窄性肠梗阻，如肠套叠、肠系膜血管栓塞或血栓形成，可排出血性黏液样粪便。

3. 伴随症状　当肠梗阻引发大量体液丧失、感染和中毒后，可导致全身性表现，相应的症状包括唇干舌燥、眼窝内陷、皮肤弹性消失，尿少或无尿等明显缺水征。肌无力、心律失常等低钾血症表现。脉搏细速、血压下降、面色苍白、四肢发凉等中毒和休克征象。

四、治疗原则

肠梗阻是一种常见的急腹症，病情复杂多变，若不及时处理，可能会导致严重的后果，甚至危及生命。因此，明确其治疗原则并采取恰当的治疗措施至关重要。

（一）基础治疗

1. 胃肠减压　是肠梗阻治疗的重要措施之一。通过插入胃管至胃内，利用负压吸引装置将胃肠道内积聚的气体和液体吸出。这样做可以有效减轻腹胀症状，因为腹胀不仅会给患者带来不适，严重时还可能影响呼吸和循环功能。同时，降低肠腔内压力有助于改善肠壁血液循环，避免肠壁因压力过高而进一步受损。此外，减轻肠腔内压力还能为肠道功能的恢复创造有利条件，促进肠内容物的顺利通过。在进行胃肠减压时，要确保胃管位置正确，保持引流通畅，密切观察引流液的量、颜色和性状，并根据患者的具体情况适时调整负压大小。

2. 纠正水、电解质紊乱和酸碱平衡失调　肠梗阻患者由于呕吐、禁食、胃肠减压等原因，往往会出现水、电解质紊乱和酸碱平衡失调。因此，及时准确地评估患者的水、电解质和酸碱状态，并进行相应的纠正至关重要。

（1）补液：根据患者的失水程度和生理需要量来确定补液量。一般先补充等渗盐水或平衡盐溶液，以迅速恢复血容量和维持电解质平衡。然后根据患者的具体情况，如尿量、中心静脉压等指标，调整补液速度和补液量。对于严重失水或低血容量性休克的患者，可能需要快速大量补液，但要注意防止肺水肿等并发症的发生。

同时，要考虑到患者的继续丢失量，如呕吐量、胃肠减压引流量等，在补液过程中适时补充相应的液体量。

（2）补钾：钾离子在维持细胞生理功能和酸碱平衡中起着重要作用。肠梗阻患者由于呕吐和胃肠减压，容易导致钾离子丢失。在补液过程中，要注意及时补充钾离子。一般在尿量达到每小时40ml以上时，开始补钾。补钾时要注意浓度和速度，浓度不宜过高（一般不超过0.3%），速度不宜过快（每分钟不超过80滴），以免引起高钾血症或心搏骤停等严重并发症。同时要密切监测血钾浓度，根据血钾水平调整补钾量。

（3）纠正酸碱平衡失调：根据血气分析结果，判断患者的酸碱平衡失调类型，并采取相应的措施进行纠正。对于代谢性酸中毒，可适当补充碳酸氢钠溶液；对于呼吸性酸中毒，要积极改善通气功能，解除呼吸道梗阻等因素；对于代谢性碱中毒，要注意纠正低钾血症等原因，并根据具体情况给予适量的酸性药物。在纠正酸碱失衡过程中，要密切观察患者的病情变化，及时调整治疗方案。

3. 抗感染　肠梗阻时，肠道内细菌可能会因肠壁血供障碍、肠道蠕动减弱等原因发生移位，同时肠腔内积聚的大量内容物也为细菌滋生提供了良好的环境，容易引发感染。因此，合理使用抗生素进行抗感染治疗是必要的。在选择抗生素时，应根据患者的病情、可能的感染病原菌及当地的细菌耐药情况等因素综合考虑。一般选用广谱抗生素，并及时根据细菌培养和药敏试验结果调整抗生素的使用。同时，要注意抗生素的使用剂量、疗程和不良反应，避免滥用抗生素导致细菌耐药或其他并发症的发生。

（二）解除梗阻

1. 非手术治疗

（1）中医中药治疗：中医中药在肠梗阻的非手术治疗中具有一定的作用。但中医中药治疗应在严密观察病情的基础上进行，若治疗过程中病情无好转或加重，应及时转为手术治疗。

1）中药治疗：中药治疗原则是攻下通里。通常是使用具有理气、祛瘀、消痞、除满及导滞等功效的中药，以便达到祛邪扶正的目的，从而解除梗阻。

①中药口服

复方大承气汤：具有通里攻下、行气活血的功效，针对轻型肠梗阻效果比较好。

小承气汤：具有调理脏腑、清热解毒、通便的功效，一般用于治疗肠梗阻引起的便秘、腹痛等症状。

甘遂通结汤：可以帮助加快肠道蠕动和促进排泄，辅助解除梗阻情况。

六君子汤：可改善梗阻肠管缺氧，能促进炎症消退的功效，具有通腹不伤腹、气血恢复快的特点。

干姜大黄汤：具有功泻下攻积、润肠通便的功效，主要治疗蛔虫性肠梗阻。

肠粘连缓解汤：具有行气祛瘀、通力消胀的功效，可用于治疗轻型粘连性或部分性肠梗阻。

桃仁四物汤：具有活血化瘀、润肠通便的功效，一般是用于治疗肠梗阻、肠燥便秘等疾病引起的腹痛、便血等症状。

扶正祛邪方剂：以八珍汤（《瑞竹堂经验方》）加减运用。含人参、白术、茯苓、当归等药物。对于肠梗阻支架置入后身体虚弱、气血不足的患者，可起到益气养血的功效。因为手术及肠梗阻本身可能导致患者正气受损，八珍汤有助于扶正，提高机体抵抗力，促进身体恢复。

理气消胀方剂：四磨汤（《济生方》）加减较为常用。主要有乌药、人参、槟榔、沉香。此方剂能有效理气降逆，消积止痛。肠梗阻支架置入后部分患者胃肠气滞，出现腹胀等症状，四磨汤可以调节胃肠气机，使气滞得行，缓解腹胀。

②中药灌肠

理冲汤：具有通理攻下、行气散结的功效，可改善梗阻肠管缺氧、低灌注状态，保护胃黏膜，促进肠蠕动，有利于肠粘连松解。

大承气汤：具有通里攻下、行气活血的功效。

养血通幽汤：具有养血活血、润燥通塞的功效。

温阳通便方：以济川煎（《景岳全书》）加减灌肠。含肉苁蓉、牛膝、当归等。通过直肠给药，利用药物的温阳润肠作用，刺激肠道蠕动，尤其适用于阳虚便秘型的肠梗阻患者。在肠梗阻支架置入后，对于改善肠道功能，帮助大便排出有一定的辅助作用。

清热利湿方：采用茵陈蒿汤（《伤寒论》）加减灌肠。含茵陈、栀子、大黄。对于肠梗阻支架置入后，肠道有湿热积滞，大便干结、排出不畅同时伴有发热、舌苔黄腻等症状的患者，可清除肠道湿热，促进排便，减轻肠道炎症反应。

2）针灸治疗：中医针灸可以对胃肠道功能活动进行调整，对于缓解肠梗阻病情大有帮助。针灸穴主穴一般都是选胃募穴中脘、小肠募穴关元、大肠募穴天枢及相应背俞穴等。

3）穴位按摩

①按摩腹部穴位：重点按摩中脘、气海、关元等穴位。中脘穴是胃之募穴，气海、关元穴有培补元气等作用。按摩这些穴位可以调节胃肠功能，促进胃肠蠕动，

每次按摩以穴位产生酸胀感为宜,每天可进行2～3次,每次10～15min。

②按摩四肢穴位:可以按摩合谷穴和足三里穴。合谷穴是常用的保健要穴,有疏风解表、行气活血等功效;足三里穴能调节脾胃功能。按摩这两个穴位可以增强胃肠动力,辅助肠梗阻支架置入后的恢复。

4)艾灸疗法:艾灸方式能有效辛散温通,从而肠道形成强烈刺激,促进肠道蠕动,改善肠梗阻症状。

艾灸腹部穴位:选择神阙、天枢穴进行艾灸。神阙穴可温阳救逆、利水固脱;天枢穴为大肠募穴。艾灸这些穴位能够温通经络、行气导滞,对于改善肠梗阻支架置入后肠道的气血运行,减轻腹胀腹痛等症状有帮助。一般每个穴位艾灸10～15min,以皮肤微微发红为度。

艾灸足三里穴:作为强壮保健穴位,艾灸足三里可以提高机体免疫力,同时能促进胃肠蠕动,对于肠梗阻支架置入后患者胃肠功能的恢复起到辅助作用。

5)贴敷治疗:可敷神阙穴、足三里穴、中脘穴、胃俞穴及内关穴等穴位,一般都能取得很好疗效。

(2)口服或胃管注入生植物油:对于一些不完全性肠梗阻患者,尤其是因蛔虫等原因引起的肠梗阻,可尝试口服或经胃管注入生植物油。生植物油具有润滑肠道的作用,能够帮助肠内容物顺利通过梗阻部位。但在使用过程中要注意剂量和方法,避免因过量使用导致呕吐、腹泻等不良反应。同时,要密切观察患者的病情变化,如腹痛、腹胀等症状是否缓解,有无肛门排气排便等。

(3)颠簸疗法:对于肠扭转等早期、病情较轻的肠梗阻患者,可在一定条件下尝试颠簸疗法。具体操作方法是让患者取膝胸卧位,然后通过适当的手法和力度对患者腹部进行颠簸,以促使肠管复位。但这种方法需要专业医师进行操作,且要严格掌握适应证和禁忌证,避免因操作不当导致肠管破裂等严重并发症。在实施颠簸疗法过程中,要密切观察患者的生命体征和症状变化,一旦出现异常情况应立即停止操作并采取相应的措施。

2.手术治疗 当非手术治疗无效,或者是绞窄性肠梗阻、肿瘤等原因引起的肠梗阻,以及先天性肠道畸形等情况,通常需要考虑手术治疗。手术的目的是去除梗阻的原因,恢复肠道的通畅。

(1)粘连松解术:粘连性肠梗阻是肠梗阻中较为常见的类型,多由腹部手术、炎症等原因引起。手术时,通过仔细分离粘连的肠管,解除肠管之间的束缚,恢复肠道的正常蠕动和通畅。在进行粘连松解时,要注意操作轻柔,避免损伤肠管。对于广泛粘连、难以分离的情况,可采用小肠折叠排列术等方法,以减少再次粘连的发生。

(2)肠切除肠吻合术:当肠管发生坏死、穿孔或肿瘤等病变时,需要进行肠切除肠吻合术。手术切除病变的肠段，然后将两端健康的肠管进行吻合，以恢复肠道的连续性。在进行肠切除时，要确保切除范围足够，避免残留病变组织。肠吻合时要注意吻合口的血供、张力和对合情况，确保吻合口愈合良好，防止发生吻合口瘘等并发症。

（3）肠扭转复位术：对于肠扭转引起的肠梗阻，应及时进行手术复位。手术中将扭转的肠管按照其正常的解剖位置进行复位，恢复肠道的通畅。同时，要检查肠管的血运情况，若发现肠管有坏死迹象，应及时进行肠切除肠吻合术。为了防止肠扭转再次发生，可根据具体情况进行肠系膜固定等处理。

（4）肠套叠复位术：对于儿童常见的肠套叠，早期可采用空气灌肠、钡剂灌肠等非手术方法进行复位。但如果非手术治疗失败，或者是病情较重、时间较长的肠套叠患者，需要进行手术复位。手术时将套入的肠管缓慢退出，复位后要仔细检查肠管有无损伤。对于存在肠管坏死等情况的患者，同样需要进行肠切除肠吻合术。

第二节　肠梗阻治疗的临床新技术

一、腹腔镜手术技术

（一）腹腔镜粘连松解术

1. 原理　利用腹腔镜技术，通过在腹部建立几个小切口，插入腹腔镜器械，观察腹腔内粘连情况，并进行粘连松解操作，恢复肠道的正常解剖结构和蠕动功能。

2. 适应证　主要用于治疗粘连性肠梗阻，尤其是反复发作的粘连性肠梗阻。对于其他原因引起的肠梗阻，如肠扭转、内疝等，在明确诊断且符合腹腔镜手术条件时也可考虑应用。

3. 优势　具有创伤小、术后疼痛轻、恢复快、住院时间短等优点。腹腔镜下视野清晰，能够更准确地识别粘连部位，避免对周围组织的损伤，减少了再次粘连的风险。

4. 临床应用及效果　大量临床研究证实，腹腔镜粘连松解术治疗粘连性肠梗阻的疗效显著。与传统开腹手术相比，腹腔镜手术患者的术后并发症发生率明显降低，如切口感染、肠粘连等。患者术后胃肠功能恢复较快，能够更早地进食和下床活动，提高了患者的康复质量。

（二）腹腔镜肠切除术

1. 原理　对于某些肠道病变，如肠道肿瘤、肠坏死、严重的肠道畸形等，无法通过单纯的粘连松解或其他非手术治疗解决时，可采用腹腔镜肠切除术。在腹腔镜下切除病变肠段，然后进行肠吻合，重建肠道连续性。

2. 适应证　适用于肠道肿瘤（如结肠癌、小肠肿瘤等）、肠扭转导致的肠坏死、先天性肠道畸形（如肠闭锁、肠狭窄等）及其他严重的肠道疾病需要切除肠段的情况。

3. 优势　除了具有腹腔镜手术的一般优势外，腹腔镜肠切除术在切除病变肠段时能够更精准地进行操作，对周围组织的保护更好。同时，腹腔镜下的放大视野有助于更清晰地识别血管和淋巴结，提高手术的根治性。

4. 临床应用及效果　随着腹腔镜技术的不断成熟，腹腔镜肠切除术在治疗多种肠道疾病方面取得了良好的效果。患者的术后恢复情况明显优于传统开腹手术，肿瘤患者的远期生存率和生活质量也得到了一定的提高。然而，腹腔镜肠切除术对手术医师的技术要求较高，需要具备丰富的腹腔镜手术经验和良好的解剖知识。

二、介入治疗技术

（一）经肛肠梗阻导管置入术

1. 原理　在 X 线或超声引导下，经肛门将特制的肠梗阻导管插入直肠或乙状结肠，逐渐通过梗阻部位，达到减压和引流的目的。导管前端可带有气囊，通过注水或充气使气囊扩张，固定在梗阻部位上方，防止导管脱出。

2. 适应证　适用于急性低位肠梗阻，尤其是左半结肠梗阻。对于一些因肿瘤或其他原因导致的肠道不完全梗阻患者，也可作为术前准备措施，缓解梗阻症状，改善肠道局部条件，为后续手术治疗创造有利条件。

3. 优势　操作简便、创伤小，能迅速有效地缓解肠梗阻症状，减轻肠道压力，减少肠道细菌移位和毒素吸收。同时，通过导管进行肠道冲洗和引流，有助于清洁肠道，降低术后感染等并发症的发生率。

4. 临床应用及效果　临床实践表明，经肛肠梗阻导管置入术对于急性低位肠梗阻的治疗效果显著。患者置入导管后，腹胀、腹痛等症状明显减轻，肠道功能逐渐恢复。通过术前的导管减压和肠道准备，手术的安全性和成功率得到提高，术后并发症减少，患者的住院时间缩短。

（二）血管介入治疗

1. 原理　对于肠系膜血管病变引起的肠梗阻，如肠系膜上动脉栓塞、肠系膜上静脉血栓形成等，可采用血管介入治疗。通过血管造影明确病变部位和程度后，采用溶栓、取栓、血管成形术等方法，恢复肠系膜血管的血流灌注，改善肠道血运，从而缓解肠梗阻症状。

2. 适应证　主要适用于肠系膜血管急性栓塞或血栓形成导致的肠梗阻，尤其是在发病早期,血管尚未完全闭塞,肠道尚未发生不可逆性坏死时。

3. 优势　具有微创、疗效确切、能够快速恢复肠道血供等优点。与传统的手术治疗相比,血管介入治疗避免了开腹手术带来的创伤和风险,对于一些高龄、合并多种基础疾病、无法耐受手术的患者尤为适用。

4. 临床应用及效果　近年来,血管介入治疗在肠系膜血管病变引起的肠梗阻治疗中取得了较好的效果。及时的血管介入治疗能够使大部分患者的肠系膜血管再通,肠道血供恢复,肠梗阻症状缓解。研究显示,血管介入治疗后患者的腹痛、腹胀等症状明显减轻,肠道功能逐渐恢复正常,住院时间和死亡率均有所降低。然而,血管介入治疗也存在一定的局限性,如对于血管病变严重、已发生肠道广泛坏死的患者,单纯的介入治疗可能效果不佳,仍需结合手术治疗。

三、生物治疗技术

(一)干细胞治疗

1. 原理　干细胞具有自我更新和多向分化的潜能,可分化为肠道上皮细胞、血管内皮细胞等多种细胞类型,参与肠道组织的修复和再生。通过将干细胞移植到肠梗阻患者的肠道病变部位,促进肠道损伤的修复,改善肠道功能。

2. 适应证　目前主要处于临床研究阶段,初步研究显示对于一些难治性肠梗阻,如放射性肠炎导致的肠梗阻、慢性炎症性肠病引起的肠道狭窄等可能具有一定的治疗潜力。

3. 优势　干细胞治疗为肠梗阻提供了一种全新的思路和方法,具有非侵入性、可修复受损组织、调节免疫反应等优点。有望从根本上改善肠道的病理生理状态,提高治疗效果,减少复发。

4. 临床应用及效果　尽管干细胞治疗在肠梗阻领域的研究仍处于早期阶段,但一些动物实验和初步的临床研究已经取得了一定的成果。研究发现,干细胞移植后能够促进肠道黏膜的修复和再生,增加肠道绒毛高度和隐窝深度,改善肠道屏障功能,缓解肠梗阻症状。然而,干细胞治疗还面临着许多挑战,如干细胞的来源、最佳移植途径、安全性和有效性的长期评估等,需要进一步深入研究。

(二)生长因子治疗

1. 原理　生长因子是一类能够调节细胞生长、分化和增殖的蛋白质分子。在肠梗阻的治疗中,可通过给予外源性生长因子,如表皮生长因子(EGF)、成纤维细胞生长因子(FGF)等,促进肠道上皮细胞的增殖和修复,增强肠道的愈合能力,改善肠道功能。

2. 适应证　适用于肠道手术后的修复、创伤性肠梗阻及一些慢性肠道疾病导致的肠道损伤等情况。

3. 优势　具有针对性强、作用直接等优点。生长因子可以局部应用或全身给药，能够加速肠道损伤的修复过程，减少并发症的发生，促进患者的康复。

4. 临床应用及效果　多项研究表明，生长因子治疗在促进肠道损伤修复方面具有一定的疗效。在肠道手术后应用生长因子，可加快伤口愈合，减少吻合口瘘等并发症的发生。对于创伤性肠梗阻患者，生长因子治疗能够促进肠道黏膜的再生，恢复肠道的正常功能。然而，生长因子治疗的效果受到多种因素的影响，如生长因子的剂量、给药时间和方式等，需要进一步优化治疗方案。

四、综合治疗策略

在实际临床工作中，对于肠梗阻的治疗往往需要采取综合治疗策略，结合患者的具体病情、身体状况和病因等因素，选择合适的治疗方法。例如，对于恶性肿瘤引起的肠梗阻，可以以先采用内镜下支架置入术或经肛肠梗阻导管置入术缓解梗阻症状，改善患者的一般状况，然后再进行化疗、放疗等抗肿瘤治疗；对于粘连性肠梗阻，可根据病情选择腹腔镜粘连松解术或开腹手术，术后结合胃肠减压、营养支持、抗感染等治疗措施，促进患者的康复；对于肠系膜血管病变引起的肠梗阻，在血管介入治疗成功后，仍需要密切观察肠道功能恢复情况，必要时给予营养支持和其他辅助治疗。

此外，围手术期护理和康复治疗也至关重要。包括术前的心理护理、肠道准备，术后的病情监测、饮食指导、早期活动等，都有助于提高治疗效果，减少并发症的发生，促进患者的快速康复。

五、内镜治疗技术

（一）内镜下支架置入术

1. 原理　通过内镜将金属或塑料支架放置在梗阻部位，撑开狭窄或阻塞的肠道，恢复肠道通畅。支架可作为临时性过渡措施，为择期手术创造条件，也可用于无法耐受手术的患者作为长期姑息治疗。

2. 适应证　主要适用于恶性肿瘤引起的肠梗阻，如结直肠癌、胃癌等导致的肠道狭窄；也可用于部分良性肠梗阻，如手术后吻合口狭窄等。

3. 优势　具有创伤小、恢复快、能有效缓解梗阻症状等优点。患者可在短期内恢复肠道功能，进食和营养状况得到改善，提高了生活质量。

4. 临床应用及效果　多项研究表明，内镜下支架置入术对于缓解恶性肠梗阻的成功率较高，可达70%～90%。患者术后腹痛、腹胀等症状明显减轻，能够顺利排便、排气。对于一些晚期肿瘤患者，支架置入术延长了其生存时间，为进一步的抗肿瘤治疗提供了机会。

（二）内镜下球囊扩张术

1. 原理　利用内镜引导下将球囊导管送至狭窄部位，然后向球囊内注水或充气，使球囊扩张，从而扩张狭窄的肠道。

2. 适应证　适用于各种原因引起的肠道良性狭窄，如炎症性肠病、肠结核等导致的肠腔狭窄，以及手术后吻合口狭窄等。

3. 优势　操作相对简单、安全，可重复进行。与手术治疗相比，并发症发生率较低，对患者的身体条件要求相对较低。

4. 临床应用及效果　在临床实践中，内镜下球囊扩张术对于轻度至中度肠道良性狭窄具有较好的治疗效果。经过多次扩张治疗，大部分患者的肠道狭窄程度得到明显改善，肠道通畅性恢复，症状缓解。但对于严重纤维化狭窄或瘢痕性狭窄，可能需要结合其他治疗方法。

第三节　内镜下支架置入术治疗肠梗阻的精准护理

内镜下支架置入术是一种用于治疗消化道梗阻的微创技术。它主要是通过内镜（如胃镜、结肠镜等）作为引导工具，将特制的金属或塑料支架放置在消化道狭窄或梗阻部位。支架可以撑开狭窄的管腔，使得原本被阻塞的肠道、食管或胆道等恢复通畅。这种技术在治疗因恶性肿瘤（如食管癌、胃癌、结直肠癌等）引起的消化道梗阻）及部分良性狭窄（像手术后吻合口狭窄）方面应用较多。它能够有效缓解患者梗阻症状，比如减轻腹痛、腹胀，恢复排便、排气等，为患者后续治疗创造更好的条件，或者作为无法进行手术的患者的姑息治疗手段。

一、适应证

（一）恶性肠梗阻

1. 消化道肿瘤梗阻　对于结直肠癌、胃癌、十二指肠癌等消化道恶性肿瘤导致的肠梗阻，当肿瘤无法切除或者患者不能耐受手术时，支架置入术是很好的选择。例如，晚期结肠癌患者，癌肿堵塞肠腔引起肠梗阻，通过内镜将支架放置在狭窄段，能够快速缓解腹痛、腹胀、停止排气排便等肠梗阻症状，使肠道恢复通畅，为后续姑息治疗（如化疗、放疗）创造条件。

2. 转移性肿瘤梗阻　其他部位的恶性肿瘤转移至肠道，引起肠道狭窄和梗阻时也适用。如卵巢癌转移至肠道，出现肠梗阻表现，内镜下支架置入可以作为一种缓解症状的有效方法。

（二）良性肠梗阻

1. 术后吻合口狭窄　胃肠道手术后，吻合口处可能因为瘢痕组织形成而狭窄，导致肠梗阻。如胃大部切除术后的胃肠吻合口狭窄、结直肠手术后吻合口狭窄等情况，内镜下支架置入可以撑开狭窄的吻合口，恢复肠道的正常通路。

2. 炎性狭窄　某些炎症性肠病，如克罗恩病，病变累及肠道可造成肠腔狭窄引发肠梗阻。在炎症得到一定控制的基础上，通过内镜下支架置入来改善肠腔狭窄情况，缓解肠梗阻症状。

二、禁忌证

（一）患者自身状况方面

1. 无法耐受内镜检查者　如果患者心肺功能极差，存在严重的呼吸衰竭、心力衰竭，不能耐受内镜操作过程，就不适合进行该手术。例如，患者在安静状态下都有呼吸困难、严重的心律失常，可能无法承受内镜插入及后续操作带来的刺激。

2. 凝血功能障碍未纠正者　患者凝血功能严重异常（INR > 3.0），如凝血因子缺乏、血小板严重减少等，在未得到有效纠正的情况下进行支架置入术，可能会导致操作过程中及术后出现难以控制的消化道出血。

3. 严重心肺、精神疾病患者　重度心功能不全、严重心律失常、未控制的高血压、严重肺功能不全、急性心肌梗死等；严重的精神病患者，无法配合检查和治疗。

（二）肠道病变情况方面

1. 肠道完全性梗阻且内镜无法通过者　当肠梗阻是完全性的，内镜无法通过梗阻部位到达预定的支架放置位置时，就难以实施支架置入。例如，肠道被肿瘤完全堵塞，且周围肠管严重扭曲变形，内镜不能逾越梗阻点。

2. 肠道病变部位穿孔　如果肠梗阻是由于肠道穿孔引起的，或者在检查过程中发现肠道已经穿孔，此时不能进行支架置入，因为这可能会加重腹腔感染等严重并发症。

3. 病变部位严重水肿　在肠梗阻病变部位存在严重的肠壁水肿时，放置支架可能会导致肠壁撕裂、穿孔等并发症，需要先进行消肿等处理，暂时不适合立即进行支架置入。

4. 多部位狭窄或过长及支架路径静脉曲张　明确有腹腔广泛转移、多发性狭窄或狭窄部位过长，估计1～2个支架无法缓解梗阻者；支架路径存在静脉曲张，未进行预处理。

三、治疗前准备

（一）患者评估

1. 详细病史采集　询问患者肠梗阻的症状出现时间、严重程度、发作频率等，包括腹痛的性质（绞痛、胀痛等）、部位、是否伴有恶心、呕吐、腹胀及停止排气排便的情况。了解患者既往是否有腹部手术、肿瘤、炎症性肠病等相关疾病史，这些信息对于判断肠梗阻的病因和制订治疗方案非常重要。

对于有肿瘤病史的患者，要了解肿瘤的类型、分期、治疗经过（如是否接受过手术、化疗、放疗等），评估肿瘤的进展情况及对治疗的可能反应。

2.全身体格检查　进行一般体格检查，包括生命体征（体温、血压、心率、呼吸）的测量，评估患者的整体状况。注意腹部体征的检查，如腹部是否膨隆、有无压痛、反跳痛、肌紧张、肠鸣音是否亢进或减弱等，这些体征有助于判断肠梗阻的类型（机械性、动力性）和严重程度。

检查患者的心肺功能，评估是否能够耐受内镜检查和支架置入术。进行心肺听诊，了解有无心肺疾病的体征，必要时进行心电图、胸部X线等检查。对于老年患者或有心肺基础疾病的患者，要特别关注心肺功能的评估，因为手术和麻醉可能会对心肺功能产生一定影响。

3.实验室检查　血常规检查了解患者的血红蛋白、白细胞计数及分类、血小板计数等情况，评估是否存在贫血、感染等。肠梗阻患者可能由于肠道黏膜损伤、细菌感染等原因导致白细胞升高，而长期肠梗阻可能引起营养不良性贫血，血红蛋白降低。

生化检查包括肝肾功能、电解质、血糖、凝血功能等指标。应了解肝功能是否受损，因为肝脏是许多药物代谢和解毒的器官，肝功能异常可能影响药物的使用和治疗效果；肾功能检查对于评估患者的排泄功能和选择合适的造影剂等有重要意义；电解质紊乱（如低钾、低钠等）在肠梗阻患者中较为常见，需要在术前进行纠正，以维持正常的生理功能和心脏电活动；血糖异常可能影响伤口愈合和感染的发生风险，术前应将血糖控制在适当水平；凝血功能检查是为了评估患者的出血风险，确保手术安全，对于凝血功能异常的患者，需要在术前进行相应的处理，如补充凝血因子等。

肿瘤标志物检查对于有肿瘤病史的患者，检测相关肿瘤标志物（如CEA、CA19-9等），可以帮助了解肿瘤的活性和病情变化，为治疗决策提供参考。

（二）肠道准备

1.清洁肠道　术前需要进行肠道清洁，以减少肠道内的粪便和气体，保证内镜视野清晰，便于操作，并降低术后感染的风险。一般采用口服泻药的方法进行肠道准备。常用的泻药有聚乙二醇电解质散等，患者需要在术前按照规定的时间和剂量服用泻药。

具体方法为：手术前1d晚上开始服用泻药，将泻药溶解在适量的温水中，搅拌均匀后口服。一般要求患者在短时间内大量饮水（如1~2h饮用1000~2000ml），以促进肠道蠕动和泻药的排泄作用。在服用泻药过程中，患者可能会出现频繁的腹泻，这是正常的肠道清洁过程。同时，要注意观察患者的腹泻情况和有无不适症状，如腹痛、恶心、呕吐等，如有异常应及时告知医师。

对于不完全性肠梗阻患者，肠道准备可能需要更加谨慎。由于肠道存在一定程度的梗阻，泻药的使用可能会加重肠道负担，导致腹痛、腹胀等症状加重。在这种情况下，可以根据患者的具体情况，采用分次少量服用泻药、联合灌肠等方法进行肠道准备。灌肠可以使用温生理盐水或肥皂水，通过肛门将液体灌入直肠和结肠，刺激肠道蠕动，促进粪便排出。但灌肠时要注意操作轻柔，避免损伤肠道黏膜和加重肠梗阻。

2. 胃肠减压　对于肠梗阻患者，术前通常需要进行胃肠减压，以减轻胃肠道内的压力，缓解腹胀、呕吐等症状，同时减少肠道内的气体和液体，有利于内镜下操作。可以通过插入鼻胃管或鼻肠管进行胃肠减压。

鼻胃管插入方法相对简单，患者取坐位或半卧位，经鼻腔将胃管缓慢插入胃内，插入深度一般为45～55cm（从鼻尖到耳垂再到剑突的距离）。插入后要确认胃管是否在胃内，可通过抽吸胃液、注入空气听气过水声等方法进行判断。确认胃管位置正确后，连接负压吸引装置，进行持续胃肠减压，将胃内的气体和液体吸出。

鼻肠管的插入相对较复杂，需要在胃镜或X线透视下引导将其插入十二指肠或空肠。鼻肠管主要用于胃肠减压效果不佳或需要进行肠道内营养支持的患者。在插入鼻肠管过程中，要密切观察患者的反应，避免出现误插、窒息等意外情况。胃肠减压期间，要注意观察引流液的量、颜色、性状，记录每小时的引流量，及时发现有无消化道出血等并发症。

（三）器械准备

1. 内镜选择　根据患者的具体情况和梗阻部位选择合适的内镜。对于食管梗阻，一般选用胃镜；对于结直肠梗阻，可选用结肠镜。内镜的直径和长度要适合患者的解剖结构和病变部位，以确保能够顺利到达梗阻部位进行观察和操作。

在选择内镜时，还要考虑内镜的功能和性能，如是否具有高清晰度图像、良好的操作性和灵活性等。一些先进的内镜设备还具有放大功能、窄带成像技术等，可以更清晰地观察肠道黏膜病变，提高诊断准确性和治疗效果。

2. 支架选择　支架的类型有多种，包括金属支架和塑料支架。金属支架又分为自膨胀金属支架（SEMS）和可回收金属支架等。自膨胀金属支架具有良好的扩张性能和支撑力，能够在短期内迅速撑开狭窄的肠道，恢复肠道通畅，且不易移位，是目前临床上常用的类型。可回收金属支架主要用于一些临时性的治疗情况，如术后吻合口狭窄的短期扩张等，在一定时间后可以取出。塑料支架的价格相对较低，但支撑力和通畅时间可能不如金属支架。

支架的直径和长度要根据梗阻部位的管径和病变长度来选择。一般在术前需要通过影像学检查（如CT、钡剂造影等）来准确测量梗阻部位的管径和长度，以便选择合适尺寸的支架。支架的直径应略大于梗阻部位的正常管径，以确保能够充分扩张狭窄部位，但又不能过大，以免引起肠道穿孔等并发症。支架的长度要能够完全覆盖病变段，两端要超出病变边缘一定长度（一般为2～3cm），以保证支架的稳定性和通畅性。

常见的支架类型主要有以下几种。

（1）自膨式金属支架

1）对于恶性肠梗阻患者，明确预期生存＞3个月的，因其生存期相对较长，从长期效果和支架稳定性考虑，优先选择金属支架。

2）镍钛合金支架：利用镍钛合金的形状记忆特性，在低温时可被压缩装进输送系统，到达梗阻部位后在体温作用下恢复原来形状并扩张。这种支架柔韧性好，能顺应肠道的弯曲和蠕动，对肠道的损伤小，且有较好的径向支撑力，可有效撑开梗阻部位，保持肠道通畅。其在临床上应用较为广泛。

3）不锈钢支架：具有较强的支撑力，但柔韧性相对镍钛合金支架差一些。比较适合肠道相对直的梗阻部位。

（2）塑料支架：针对良性梗阻，由于其病情相对恶性梗阻较轻，且考虑到成本、后续取出方便等因素，塑料支架为首选。其通常由聚乙烯、聚氯乙烯等塑料材料制成，具有较好的弹性和柔韧性，可以适应肠道的蠕动和形态变化。塑料支架可在短期内缓解症状，但容易移位和堵塞，需要定期更换。

（3）覆膜支架

1）覆膜金属支架：这类支架表面覆盖有特殊的膜性材料（图6-1），如聚四氟乙烯等。覆膜可以防止肿瘤组织或黏膜通过支架网孔向内生长，降低再梗阻的发生率，对于肠道恶性肿瘤引起的梗阻有较好的效果。

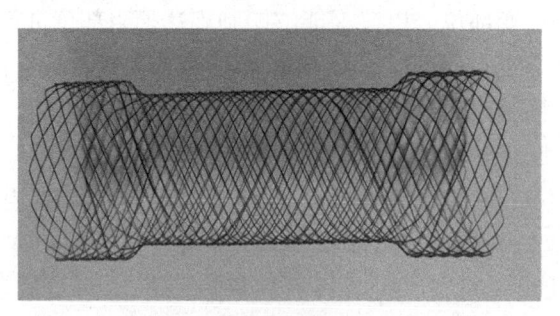

图6-1 肠道金属支架

2）覆膜塑料支架：是在塑料支架的基础上覆盖一层膜，兼具塑料支架的一些特性和覆膜的优点，不但其支撑力相对较弱。

3.其他器械准备 除了内镜和支架外，还需要准备相关的辅助器械，如导丝、导管、活检钳、圈套器等。导丝用于引导支架通过狭窄部位,导管可用于注射造影剂、药物等。活检钳和圈套器在必要时可用于获取病变组织进行病理检查,以明确病变的性质。

准备好内镜下治疗所需的各种配件和耗材,如止血夹、注射针、黏膜下注射液等。同时,要确保器械设备的性能良好,术前进行严格的检查和调试,保证手术过程中能够正常使用。

(四)患者沟通与心理准备

1. 病情告知　医师要向患者及其家属详细介绍肠梗阻的病情、内镜下支架置入术的治疗目的、方法、过程、可能的风险和并发症及预期的治疗效果。使用通俗易懂的语言,结合图片、视频等资料,让患者和家属对疾病和治疗有一个直观的认识。

告知患者支架置入术虽然是一种微创治疗方法,但仍然存在一定的风险,如出血、穿孔、支架移位、堵塞等,让患者和家属有充分的心理准备。同时,要说明手术过程中可能会根据实际情况调整治疗方案,如发现病变不适合支架置入,可能需要采取其他治疗措施。

2. 心理支持　肠梗阻患者往往因为腹痛、腹胀、无法正常进食等症状而感到痛苦和焦虑,对手术治疗也会存在担忧和恐惧心理。医护人员要给予患者充分的关心和安慰,倾听患者的诉求,解答患者的疑问,缓解患者的紧张情绪。

可以向患者介绍成功治疗的案例,增强患者的信心。鼓励患者积极配合治疗,告知患者良好的心理状态对手术的顺利进行和术后康复都有积极的影响。同时,要让家属给予患者情感上的支持和陪伴,共同帮助患者度过手术前的心理适应期。

3. 签署知情同意书　在患者充分了解病情和治疗方案后,医师要让患者签署知情同意书。知情同意书应包括手术的名称、目的、方法、风险、并发症、预后及患者的权利和义务等内容。签署知情同意书是保障患者知情权和选择权的重要法律程序,也是确保医疗行为合法、合规的必要环节。医师要在患者签署知情同意书前,再次向患者强调重要的信息和注意事项,确保患者完全理解并自愿签署。

四、术中配合

(一)内镜操作配合

1. 患者体位安置　协助患者采取合适的体位,一般取左侧卧位,双腿屈膝。这样的体位有利于内镜顺利通过食管、胃进入十二指肠或通过肛门进入直肠、结肠。在患者的头部下方放置垫枕,以保持头部舒适和呼吸道通畅。对于病情较重或不能自主配合的患者,要注意妥善固定体位,防止术中患者因不适而移动,影响操作。

在操作过程中,根据内镜的推进情况和医师的要求,适时调整患者的体位,如头部稍抬高或转向一侧等，以方便内镜观察和操作。

2. 内镜插入与推进　当医师开始插入内镜时，密切观察患者的反应，安慰患者，使其放松。协助医师将内镜缓慢插入患者的口腔或肛门，注意动作要轻柔，避免损伤患者的消化道黏膜。同时，配合医师调整内镜的角度和方向，确保内镜顺利通过咽部、贲门、幽门等狭窄部位。

在内镜推进过程中，通过内镜的显示屏观察肠道内的情况，及时向医师报告有无异常，如黏膜出血、狭窄程度加重等。根据需要，使用注射器向内镜活检孔道内注入适量的润滑剂，以减少内镜与肠道壁的摩擦，便于内镜的推进。

3. 肠道观察与定位　随着内镜的深入，仔细观察肠道黏膜的形态、颜色、病变情况及梗阻部位。协助医师识别梗阻的特征，如狭窄的程度、长度、周围黏膜的情况等。对于不明确的病变，可以使用内镜的染色技术或放大功能进行进一步观察，以提高诊断的准确性。

根据术前影像学检查结果和内镜下的观察，确定支架置入的准确位置。可以通过在内镜下标记病变部位或使用特殊的定位装置来辅助定位，确保支架能够准确覆盖梗阻区域。

4. 辅助操作　在医师进行内镜下活检、冲洗、吸引等操作时，及时提供所需的器械和物品，并密切配合医师的操作。例如，当医师需要进行活检时，准备好活检钳，将其递给医师，并在活检后妥善处理标本。在肠道内有较多分泌物或血液影响视野时，及时使用吸引器进行清理，保持内镜视野清晰。

（二）支架置入配合

1. 支架选择与准备　根据术前确定的支架类型、直径和长度，准备好相应的支架。检查支架的包装是否完好，有无损坏或变形。在支架置入前，将支架安装在推送器上，并确保支架在推送器上固定牢固，避免在推送过程中支架脱落或移位。

对于自膨胀金属支架，可根据需要在体外进行一定程度的预扩张，以便于支架顺利通过内镜活检孔道。同时，准备好配套的导丝、导管等器械。

2. 导丝通过梗阻部位　在医师确定好支架置入位置后，将导丝经内镜活检孔道插入，并在医师的操作下引导导丝通过梗阻部位。这是一个关键步骤，需要密切配合医师，确保导丝能够顺利通过狭窄段，进入远端肠道（图 6-2 肠道支架置入内镜）。在导丝通过过程中，要注意观察患者的反应，如有无腹痛加剧、恶心、呕吐等症状，如有异常及时告知医师。

当导丝成功通过梗阻部位后，将内镜沿导丝缓慢推进，再次确认导丝的位置和肠道内的情况。然后，通过导管向梗阻部位注入少量造影剂，在 X 线透视或内镜直视下观察造影剂的通过情况，进一步明确梗阻的长度和程度，以及导丝是否位于肠道腔内。

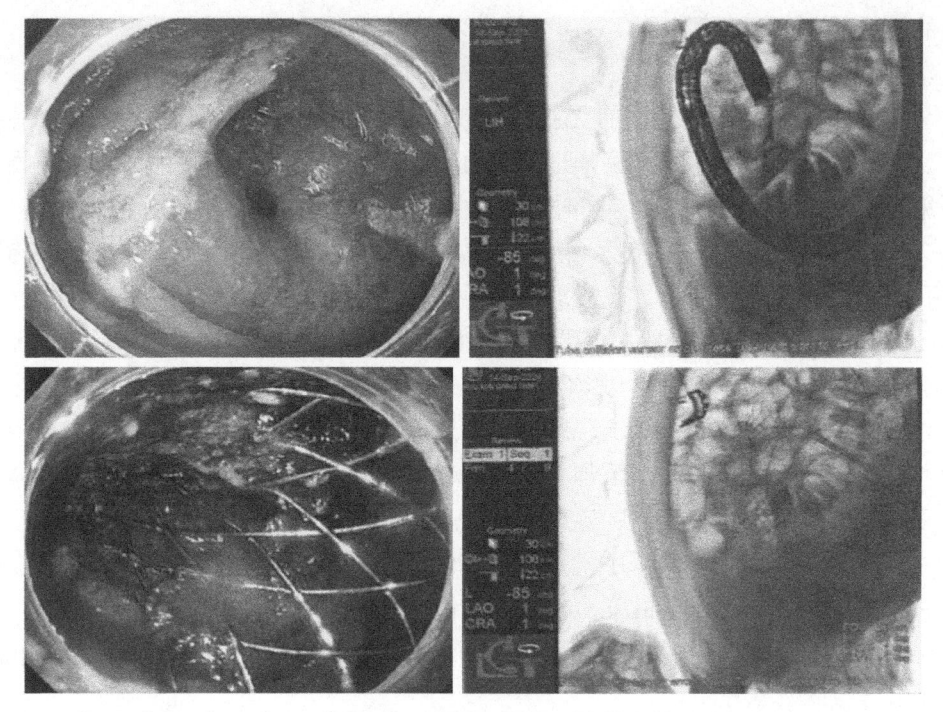

图 6-2 肠道支架置入内镜

3. 支架推送与释放　将装有支架的推送器沿导丝缓慢推送至梗阻部位，在推送过程中要保持推送器的稳定，避免支架移位或提前释放。根据内镜和 X 线的指示，准确将支架放置在预定位置，确保支架两端超出梗阻边缘适当长度（一般为 2～3cm）。

在医师确认支架位置无误后，按照支架的释放说明，缓慢释放支架。在释放过程中，要密切观察支架的扩张情况和患者的生命体征。如发现支架扩张不良或位置偏移，应及时采取措施进行调整，如重新推送或回收支架后再次释放。

支架释放完成后，再次通过内镜观察支架的位置、扩张情况及肠道黏膜的血流情况。确保支架完全撑开梗阻部位，肠道通畅，且无明显出血、穿孔等并发症。

（三）病情监测与应急处理

1. 生命体征监测　在整个手术过程中，持续监测患者的生命体征，包括心率、血压、呼吸、血氧饱和度等。每 5～10 分钟记录一次生命体征数据，及时发现患者生命体征的变化。如患者出现心率加快、血压下降、血氧饱和度降低等情况，要立即报告医师，并协助医师进行处理。

密切观察患者的意识状态和面色，如患者出现面色苍白、出汗、烦躁不安等症状，可能提示有出血、穿孔等并发症发生或患者对手术不耐受，应及时采取相应的急救措施。

2. 并发症观察与处理

（1）出血：观察肠道内有无新鲜血液流出，以及患者是否有呕血、黑粪等症状。如发现出血，立即配合医师进行止血处理。可以通过内镜下注射止血药物、使用止血夹等方法进行止血。同时，要保持患者呼吸道通畅，防止血液误吸。

（2）穿孔：注意患者有无突发的剧烈腹痛、腹肌紧张、腹部压痛、反跳痛等穿孔表现。一旦怀疑穿孔，应立即停止手术，协助医师进行紧急处理。如禁食、胃肠减压、补液、抗感染等，必要时转外科进行手术治疗。

（3）支架移位或堵塞：观察支架置入后的位置是否稳定，患者的肠梗阻症状是否缓解。如术后患者再次出现腹痛、腹胀、停止排气排便等症状，可能提示支架移位或堵塞。应及时通知医师，通过内镜或影像学检查进行评估，根据具体情况采取相应的处理措施，如调整支架位置、更换支架等。

3. 与麻醉师配合　如果手术采用了麻醉方式，要与麻醉师密切配合，确保麻醉过程的顺利进行和患者的安全。根据麻醉师的要求，协助调整患者的体位，观察患者的麻醉反应，及时提供手术所需的器械和物品，避免因手术操作影响麻醉效果或导致麻醉意外。

在手术过程中，如患者出现麻醉相关的并发症，如呼吸抑制、低血压等，要积极协助麻醉医师进行处理，如调整麻醉药物剂量、给予呼吸支持等。

（四）记录与沟通

1. 手术记录　准确、详细地记录手术过程中的各项信息，包括患者的基本信息，手术开始和结束时间，内镜插入路径，梗阻部位的描述，支架的类型、直径、长度、置入位置，手术过程中的操作步骤、并发症及处理情况等。手术记录应客观、真实、完整，为术后的病情观察和治疗提供重要的参考依据。

2. 与医师沟通　在手术过程中，与医师保持密切的沟通，及时了解医师的需求和手术进展情况。对于手术中出现的问题和困难，共同商讨解决方案。及时向医师反馈患者的生命体征变化、病情变化及器械设备的运行情况，确保手术顺利进行。

在手术结束后，与医师一起对手术过程进行总结，讨论手术的效果和存在的问题，为今后的手术提供经验教训。

五、精准护理

（一）一般护理

1. 病情观察　术后密切监测患者的生命体征，包括体温、心率、呼吸、血压等，每30分钟至1小时测量一次，直至生命体征稳定。观察患者的意识状态、面色，若患者出现面色苍白、烦躁不安、冷汗等情况，应立即报告医师。

注意观察患者的腹部症状和体征，如腹痛、腹胀的程度有无缓解，腹部压痛、反跳痛、肌紧张是否减轻，肠鸣音的恢复情况等。准确记录患者的肛门排气、排便时间及大便的性状、量，以判断肠道通畅情况。

2. 体位护理　术后患者一般先采取平卧位，头偏向一侧，防止呕吐物误吸。待患者麻醉清醒后，可根据病情调整为半卧位，以利于腹腔内渗出液引流，减轻腹部张力，缓解疼痛，并有助于呼吸和循环功能的改善。鼓励患者在床上适当翻身活动，每2小时翻身一次，预防压疮的发生。但要注意避免剧烈翻动身体，防止支架移位。在患者病情允许的情况下，尽早协助患者下床活动，一般术后24h后可在床上坐起，逐渐增加活动量，促进胃肠蠕动恢复，预防下肢深静脉血栓形成等并发症。

3. 饮食护理　术后禁食水一段时间，具体时间根据患者的病情和手术情况而定。一般在肠道功能恢复，肛门排气、排便后，可先给予少量温开水或流食，如米汤等，观察患者有无不适反应。若无不适，逐渐增加饮食量，并过渡到半流食、软食，最后恢复正常饮食。饮食应遵循少食多餐、清淡易消化的原则，避免食用辛辣、油腻、刺激性食物，以及高纤维、易产气的食物，如豆类、洋葱、土豆等，防止加重肠道负担或引起肠道痉挛导致支架移位或堵塞。同时，要保证患者摄入足够的营养，以促进身体恢复。

（二）并发症的观察与护理

1. 出血　观察患者有无呕血、黑粪等消化道出血症状，以及有无面色苍白、头晕、心慌等失血表现。若发现患者出现出血情况，应立即让患者卧床休息，保持呼吸道通畅，避免呕血时引起窒息。同时，迅速建立静脉通道，遵医嘱给予止血药物、补液、输血等治疗。支架放置后数小时内出现不明原因的腹痛、腹胀及腰酸等症状，应考虑有腹腔或盆腔内出血的可能，可行超声、腹腔或盆腔穿刺及CT等进一步明确诊断，并密切观察患者的生命体征和出血情况的变化。若出血量大，经内科非手术治疗无效时，应及时报告医师，做好手术止血的准备。

2. 穿孔　密切观察患者有无突发的剧烈腹痛、腹肌紧张、压痛、反跳痛等腹膜刺激征，以及有无发热、寒战等感染症状。若怀疑穿孔，应立即禁食水，持续胃肠减压，减少胃肠道内容物继续漏入腹腔，并给予抗感染、补液等治疗。必要时，可能需要进行开腹修补或腹腔穿刺置管冲洗。同时，迅速做好术前准备，转外科进行手术治疗。

3. 感染　支架术后直接导致严重感染发生的概率极低。密切监测患者的体温变化，若患者出现发热，应及时查找原因。如出现感染，遵医嘱给予合理的抗生素治疗，并根据药敏试验结果及时调整抗生素。

4. 疼痛及刺激症状　降结肠以上肠段置入支架后患者通常无异常感觉或有轻微疼痛。位于乙状结肠和直肠部位肠段放置支架后可出现疼痛、便意、肛门下坠感等刺激症状。尤其是直肠部位由于盆腔底部感觉神经丰富，故多数患者直肠支架放置后会有明显不适感。这种结肠刺激症状一般会持续 10～15d，可在术前与患者做好相应沟通，使患者有一定的心理准备而配合治疗。

5. 支架移位或堵塞　结肠具有强有力的集团推动性收缩，故结肠支架较其他胃肠管腔内支架更易发生移位。观察患者的肠梗阻症状是否再次出现或加重，如腹痛、腹胀、停止排气排便等。若怀疑支架移位或堵塞，可通过腹部 X 线、CT 等检查进行确诊。对于轻度的支架移位，可在医师的指导下尝试通过内镜进行调整；若支架堵塞，可根据堵塞原因采取相应的处理措施，如用生理盐水冲洗、内镜下取出堵塞物等。若经处理后仍无法解决问题，可能需要重新放置支架或采取其他治疗方法。

（三）心理护理

1. 术后心理支持　术后患者可能会因担心手术效果、身体恢复情况及可能出现的并发症等而产生焦虑、恐惧等心理。护理人员应主动关心患者，与患者进行沟通交流，了解其心理状态和需求，给予心理安慰和支持。向患者讲解手术成功的情况，告知其术后的注意事项和恢复过程，增强患者战胜疾病的信心。

2. 健康教育　向患者及其家属介绍肠梗阻的病因、治疗方法、术后可能出现的并发症及预防措施等相关知识，提高患者及其家属的认知水平和自我护理能力。指导患者正确饮食、活动，以及如何观察自身病情变化，如出现腹痛、腹胀、发热等异常情况时应及时就医。鼓励患者积极配合治疗和护理，促进身体早日康复。

（四）出院指导

1. 饮食指导　嘱患者出院后继续保持良好的饮食习惯，少食多餐，避免暴饮暴食。饮食以清淡、易消化、营养丰富的食物为主，逐渐增加膳食纤维的摄入，但要注意避免食用过硬、过黏、不易消化的食物。戒烟限酒，避免食用刺激性食物，防止对肠道造成不良刺激。

2. 活动指导　告知患者适当进行体育锻炼，如散步、打太极拳等，避免剧烈运动和重体力劳动。活动应循序渐进，逐渐增加活动量，以增强体质，促进胃肠蠕动。同时，要注意避免腹部受到外力撞击，防止支架移位。

3. 定期复查　强调定期复查的重要性，告知患者按照医师的要求定期到医院进行复查，包括腹部 X 线、CT、肠镜等检查，以了解支架的位置、肠道通畅情况及病情恢复情况（表 6-1）。如出现腹痛、腹胀、呕吐、停止排气排便等异常情况，应及时就诊。

表 6-1 肠梗阻支架置入前后治疗效果对比

	症状	影像学	生理指标
置入前	腹痛腹胀：患者会感到剧烈的腹部疼痛，通常为持续性疼痛，有时还会伴有阵发性加重。腹胀明显，腹部膨隆，触摸时感觉紧张。这是因为肠梗阻导致肠道内容物无法正常通过，肠腔内压力升高。 恶心呕吐：频繁出现恶心，呕吐较为剧烈，呕吐物可能为胃内容物、胆汁等。这是由于肠道梗阻，肠内容物逆向流动，刺激胃肠道引起的反射性呕吐。 停止排便排气：完全性肠梗阻患者会停止肛门排便和排气，这是肠梗阻的典型症状之一。肠道梗阻使得粪便和气体无法正常排出体外	X线检查：可见肠管扩张，积气、积液明显，呈现多个气-液平面。梗阻部位以上的肠管扩张，而梗阻部位以下的肠管则相对空虚。 CT检查：可以清晰地显示肠梗阻的部位、程度及肠管的形态。梗阻部位的肠管明显扩张，肠壁增厚，周围可能有渗出液。同时，可以看到肠腔内的内容物积聚，以及可能存在的肿瘤、粘连等导致梗阻的原因	水、电解质紊乱：由于频繁呕吐和不能进食，患者会出现脱水症状，表现为皮肤干燥、弹性差、眼窝凹陷等。同时，电解质紊乱也较为常见，如低钾血症、低钠血症等。这会导致患者出现乏力、心律失常等症状。 白细胞升高：肠梗阻时，肠道内的细菌繁殖增加，肠壁通透性改变，可引起炎症反应，导致白细胞计数升高
置入后	腹痛腹胀缓解：随着支架撑开梗阻部位，肠腔内压力逐渐降低，腹痛明显减轻，从持续性疼痛转变为偶尔的隐痛或不适感。腹胀也逐渐消退，腹部膨隆减轻，触摸时紧张感消失。 恶心呕吐减少：肠道通畅后，恶心感逐渐消失，呕吐次数减少直至停止。患者的食欲也会有所恢复，能够开始进食少量易消化的食物。 恢复排便排气：在支架置入成功后，患者通常会在较短时间内恢复肛门排便和排气，标志着肠道功能开始恢复正常	X线检查：肠管扩张明显减轻，气-液平面减少或消失。支架在X线下通常表现为一条线状的高密度影，位于梗阻部位，显示支架的位置和形态。 CT检查：可以看到支架在梗阻部位撑开肠管，肠腔恢复通畅。肠壁厚度逐渐恢复正常，周围渗出液减少。同时，可以评估支架的位置是否正确，有无移位、脱落等情况	水、电解质紊乱：由于频繁呕吐和不能进食，患者会出现脱水症状，表现为皮肤干燥、弹性差、眼窝凹陷等。同时，电解质紊乱也较为常见，如低钾血症、低钠血症等。这会导致患者出现乏力、心律失常等症状。 白细胞升高：肠梗阻时，肠道内的细菌繁殖增加，肠壁通透性改变，可引起炎症反应，导致白细胞计数升高

4. 自我观察　指导患者学会自我观察，注意观察大便的性状、颜色、量及有无腹痛、腹胀等不适症状。如发现大便带血、黑粪或出现肠梗阻症状复发，应立即就医。同时，要保持良好的生活习惯，规律作息，避免精神紧张和过度劳累。

下篇　胃肠肿瘤内科治疗新技术的精准护理

第 7 章

晚期胃癌化疗

第一节　概　述

一、定义

胃癌（gastric cancer，GC）是指原发于胃的上皮源性恶性肿瘤，也是最常见的恶性肿瘤之一，可发生于胃的任何部位，但 50% 以上病例发生于胃窦部，胃大弯、胃小弯及前后壁均可受累。主要病理类型为腺癌，占胃部恶性肿瘤的 95% 以上。

（一）发病机制

胃癌的发病机制尚不十分明确，可能由多种因素综合作用导致，主要包括不良生活方式；感染因素；患有慢性萎缩性胃炎、肠化生、胃部息肉等具有 GC 发生风险的癌前疾病；胃癌家族史；胃部手术史；年龄＞40 岁。其中幽门螺杆菌感染在胃癌的发生过程中影响最大。

（二）病理概念

1. 上皮内瘤变 / 异型增生　指胃黏膜上皮不同程度的细胞和结构异型性为特征的病变，但未突破基底膜，属 GC 癌前病变。上皮内瘤变分为低级别和高级别内瘤变，低级别是指细胞异型性小，细胞排列极向存在，腺体结构无异型；高级别是指塑愿异型性大和（或）极向紊乱，相当于原位癌。

2. 早期 GC（early gastric cancer、EGC）　局限于胃黏膜或黏膜下层的侵袭性癌，可有 / 无淋巴转移。

3. 进展期 GC（advanced gastric cancer，AGC）　癌组织侵达胃固有肌层或更深者，不论是否淋巴转移。

4. 食管胃结合部腺癌（AEG） 肿瘤中心处于食管-胃解剖交界线上下5cm区间以内的腺癌，并跨越或接触食管胃结合部。

5. 癌结节（tumor deposit） 为在胃周淋巴结引流区域内，与胃周脂肪组织相邻、独立存在的肿瘤结节，其内没有可辨认的淋巴结、血管、神经结构，又称淋巴结外软组织转移。

（三）大体分型

1. 早期胃癌的大体分型

（1）普通型早期胃癌的大体分型：早期胃癌分为Ⅰ型（隆起型）、Ⅱ型（浅表型）、Ⅲ型（凹陷性）3型，其中浅表型又分成Ⅱa型（浅表隆起型）、Ⅱb型（浅表平坦型）、Ⅱc型（浅表凹陷型）3个亚型。此外，若有两种或两种以上类型同时存在则为混合型早期胃癌。

（2）特殊类型的早期胃癌的大体分型：主要包括浅表扩散性早期胃癌、微小胃癌（直径≤0.5cm）和小胃癌（0.5cm＜直径≤1.0cm）。

2. 进展期胃癌的大体分型 进展期胃癌大体分型建议采用Borrmann分型，主要依据胃癌在黏膜表面肉眼所见的形态特征和在胃壁内的浸润生长方式进行分类，将胃癌分为4种类型：1型（结节隆起型）、2型（局限溃疡型）、3型（浸润溃疡型）、4型（弥漫浸润型，革囊胃）。胃癌的Borrmann分型可反映胃癌的浸润生长能力和主要浸润生长方向。

（四）组织学分型与分级

1. 组织学分型 建议同时使用世界卫生组织（World Health Organization，WHO）（消化系统肿瘤）和Laurén分型对胃癌进行组织学分类。Laurén分型根据胃癌组织学生长方式将胃腺癌分为肠型、弥漫型、混合型或不确定型。

2. 组织学分级 依据胃癌组织细胞的分化程度分为高分化（G1）、中分化（G2）和低分化/未分化（G3）。

3. 浆膜分型 胃癌浆膜分型与其大体类型、生长方式之间有密切的规律性关系，可分为正常型、反应型、突出结节型、扁平结节型、腱状型和多彩弥漫型。

二、流行病学调查

胃癌在全球范围内发病率居恶性肿瘤第五位，据GLOBOCAN 2022数据显示，全球新增病例约96.9万例，其中亚洲地区发病率最高，占全球病例的75.7%。中国每年新增胃癌病例约35.9万例，死亡病例约26万例，分别居中国恶性肿瘤发病率和死亡率的第五位和第三位。胃癌的发病率存在显著的地域、性别和年龄差异，高发年龄段为60～74岁，且男性发病率高于女性。中国东北、华北、西北和东部沿海地区胃癌发病率明显高于其他地区。

三、临床表现

（一）症状

在胃癌的早期阶段，常常没有明显的症状，但随着疾病的逐渐进展，可出现类似胃炎、胃溃疡的症状，如上腹部饱胀不适或隐痛，尤其在饭后更为明显；食欲缺乏、嗳气、反酸、恶心、呕吐及粪便等。进展期 GC 除上述症状外，常表现如下。

1. 体重减轻、贫血、乏力。

2. 胃部痛，如疼痛持续加重且向腰背部放射，提示存在胰腺和腹腔神经丛受侵可能；GC 穿孔，可出现剧烈腹痛。

3. 恶心、呕吐，常为肿瘤引起梗阻或胃功能紊乱所致。

4. 贲门胃底癌可有胸骨后疼痛和进食哽噎感、吞咽困难，胃窦部癌引起幽门梗阻时可出现呕吐宿食和胃内容物。

5. 肿瘤侵犯血管，可致消化道出血，根据出血量表现为粪便隐血阳性、黑粪及呕血。

6. 其他症状，如因胃酸缺乏、胃排空加快所导致的腹泻、转移灶引起的女性患者月经异常，发现卵巢转移瘤（Krukenberg 瘤），以及极少数以脑转移肿瘤所致首发症状就诊。

（二）体征

早期多无明显体征，上腹部深压痛可能是唯一体征。进展期至晚期可出现下列体征。

1. 上腹肿块　在幽门窦或胃体，有时可扪及上腹肿块；女性于下腹部扪及可推动肿块，应考虑 Krukenberg 瘤可能。

2. 胃肠梗阻　幽门梗阻可有胃型及震水音，小肠或系膜转移使肠腔狭窄可致部分或完全性肠梗阻。

3. 腹水征　有腹膜转移时可出现血性腹水。

4. 锁骨上淋巴结（Virchow 淋巴结）　肿大。

5. 直肠前窝肿物　脐部肿块（Sisier Mary Joseph 征）等。其中，锁骨上淋巴结肿大、腹水征、下腹部包块、脐部肿物、直肠前窝种植结节、肠梗阻表现，消瘦、贫血、腹水、水肿、发热、黄疸、营养不良甚至恶病质是胃癌晚期的重要体征。

四、治疗原则

（一）早期诊断与手术治疗

早期胃癌，若无局部或远处淋巴转移，手术切除是首选的治疗方法。早期发现胃癌并进行手术切除，患者的术后生存率较高，甚至可以长期存活。根据癌细胞的浸润深度，可以选择内镜下或传统开腹手术进行肿瘤切除。

（二）综合治疗

对于晚期胃癌或伴有淋巴转移的胃癌，可能需要进行综合治疗，包括手术、化疗、放疗、靶向治疗等。化疗通过化学药物杀死快速分裂的癌细胞，常用于广泛分布或晚期胃癌的治疗。放疗则利用放射线杀死癌细胞或缩小肿瘤，有时作为术前或术后的辅助治疗。靶向治疗通过特定的分子靶点抑制剂对特定蛋白信号通路进行阻断，实现精准打击肿瘤细胞，适用于存在相应靶点突变的患者。

（三）个体化治疗方案

胃癌患者的治疗方案应根据其病情、年龄、身体状况等个体化制订。这样可以确保患者获得最佳的治疗效果和生存质量。

（四）预防复发与转移

胃癌患者在接受治疗后，需要进行长期的随访和监测。积极预防肿瘤复发和转移是胃癌治疗的重要一环，包括定期体检、保持良好的生活习惯、积极治疗因癌症引起的并发症等。

（五）根治性切除与姑息性治疗

胃癌根治性切除术是目前唯一有可能将胃癌治愈的治疗方法，患者条件许可时应尽早施行。对于因各种原因无法进行根治性切除的患者，可以考虑进行姑息性切除或姑息性治疗，以减轻症状、提高生存质量。

第二节　胃癌内科治疗新进展

胃癌（GC）是全球范围内癌症相关死亡的重要原因之一，也是最常见的恶性肿瘤之一，尤其在南美洲和亚洲国家发病率高。晚期胃癌患者预后极差，中位生存期通常只有1年左右，主要原因在于缺乏有效的治疗手段和诊断延误。许多患者在确诊时已处于晚期，错过了最佳治疗时机。传统的治疗方法包括手术切除（对于局部晚期胃癌）、放疗、化疗和靶向治疗，治疗方案的选择取决于疾病分期、肿瘤生物标志物表达及医师的建议。由于胃癌的异质性和多种分类系统的存在，临床诊断和治疗仍然面临挑战。近年来，免疫疗法展现出巨大潜力，成为治疗晚期胃癌的革命性手段，吸引了广泛的研究关注。

一、晚期胃癌化疗

化疗仍然是晚期胃癌治疗的重要组成部分，通常采用氟嘧啶类药物（如氟尿嘧啶、卡培他滨、S-1）联合铂类药物（如顺铂、奥沙利铂）作为一线治疗方案。奥沙利铂的疗效与顺铂相当。对于体能状况较差的患者，可以采用剂量减少的双药化疗方案，以提高耐受性，同时不影响疗效。紫杉类药物（如紫杉醇、多西他赛）和伊立替康常用于二线治疗。三氟胸苷-替匹拉西（TAS-102）是一种有效的口服细胞毒性药物，用于三线及以后的治疗。

在胃癌的内科治疗中，化疗方案的选择至关重要，需根据患者的具体情况进行个体化制订。SOX方案是常用的联合化疗方案之一，由奥沙利铂和替吉奥组成。替吉奥是一种口服的氟尿嘧啶衍生物，具有较好的抗肿瘤活性。SOX方案常用于胃癌的术后辅助化疗或晚期治疗，相较于传统的静脉输注氟尿嘧啶方案，SOX方案的给药方式更为便捷，患者依从性更好，但仍需要注意其可能引起的不良反应，如骨髓抑制、手足综合征、腹泻等。

XELOX方案则是将SOX方案中的替吉奥替换为卡培他滨，也是一种口服化疗方案。卡培他滨同样是氟尿嘧啶的前体药物，口服后在体内转化为氟尿嘧啶发挥作用。XELOX方案也常用于胃癌的术后辅助化疗或晚期治疗，常见的不良反应包括骨髓抑制、手足综合征、腹泻等。

近年来，FLOT方案也逐渐应用于胃癌的治疗，尤其是在围手术期化疗中显示出良好的疗效。FLOT方案由奥沙利铂、亚叶酸钙、氟尿嘧啶和多西他赛组成，是一种联合化疗方案。该方案的优势在于可以提高患者的病理缓解率和生存获益，但不良反应也相对较多，如骨髓抑制、恶心呕吐、腹泻、脱发、神经毒性等，需要更加严密的监测和管理。

二、晚期胃癌靶向治疗

晚期胃癌靶向治疗旨在精准打击肿瘤生长与转移的关键节点，其核心策略在于针对肿瘤细胞独特的分子异常进行精准干预。随着对胃癌内在分子机制的深入研究，越来越多的靶向药物被成功研发并应用于临床实践，为晚期胃癌患者带来了崭新的治疗希望。

这些靶向药物主要锁定以下几个关键靶点：人表皮生长因子受体2（HER-2）的过度表达会加剧肿瘤细胞的增殖和转移倾向；血管内皮生长因子受体（VEGFR）则关键参与肿瘤血管的生成，为肿瘤细胞提供必需的营养和氧气供给；Claudin 18.2（CLDN 18.2），作为一种在多种肿瘤中高表达的细胞黏附分子，在肿瘤发展中扮演重要角色；成纤维细胞生长因子受体（FGFR）的异常激活会加速肿瘤的生长和转移进程；以及间质上皮转化因子受体（MET），同样深度参与细胞生长、增殖和侵袭的一系列过程。

通过精准阻断这些关键靶点的信号通路，可以有效抑制肿瘤的生长势头，为晚期胃癌患者开辟出新的治疗途径，点燃了新的希望之光。

三、晚期胃癌免疫治疗新进展

近年来,在胃癌治疗领域取得了突破性的进展,极大地改善了患者的预后和生活质量。过去,转移性胃癌的治疗一直是一个巨大的挑战,传统的化疗方案对于延长患者生存期和改善生活质量的效果有限。然而,随着免疫疗法的发展,尤其是针对程序性死亡受体1(PD-1)的药物问世,胃癌治疗格局发生了根本性变化。

以纳武单抗和帕博利珠单抗为代表的PD-1抑制剂在临床实践中展现出了强大的抗肿瘤活性。这些药物通过阻断PD-1,恢复T细胞的功能,从而激活人体自身的免疫系统来攻击癌细胞。多项临床试验结果显示,这些PD-1抑制剂能够显著提高转移性胃癌患者的客观缓解率(ORR),即肿瘤缩小或消失的比例,同时延长了无进展生存期(PFS)和总生存期(OS)。

近年来,中国在胃癌免疫治疗方面也取得了重大进展,国产PD-1抑制剂如信迪利单抗和替雷利珠单抗等在实际临床应用中表现优异。这些国产药物不仅在抑制肿瘤生长、控制病情进展方面与进口药物相媲美,还在提高患者生存质量、降低治疗成本等方面展现出独特的优势。众多临床研究显示,国产PD-1抑制剂在胃癌治疗中的疗效确切,进一步提升了我国胃癌患者在全球范围内的治疗地位。

四、胃癌辅助治疗内科进展

近年来,胃癌的围手术期治疗在全球范围内取得了显著进展。最初,东亚地区以S-1为基础的术后辅助化疗为标准方案,欧洲地区则以ECF方案为基础的围手术期化疗为标准方案,而北美地区则以术后放、化疗为标准方案。不同地区的治疗方案差异可能与手术技术、化疗方案强度及是否联合放疗等因素有关。

随着对胃癌认识的不断深入和新药的研发,目前全球范围内已达成共识,含氟尿嘧啶类药物联合铂类和紫杉烷类药物的三联方案是胃癌围手术期治疗的基石。在此基础上,针对不同分子分型的胃癌,辅助治疗方案也得到了进一步的优化。例如,对于HER-2阳性的胃癌,抗HER-2靶向治疗药物曲妥珠单抗和帕妥珠单抗已被证实可有效提高疗效;而对于存在PD-L1表达的胃癌,免疫检查点抑制剂如帕博利珠单抗、度伐利尤单抗和阿替利珠单抗也已显示出良好的应用前景。

胃癌术后,我们会根据患者的具体情况,包括肿瘤的分期、病理类型、手术方式、身体状况等,由肿瘤内科医师为其制订个体化的辅助治疗方案,以降低复发风险,提高生存率。常用的辅助治疗方案包括化疗(如SOX方案、XELOX方案、S1口服方案等)、放疗(通常与化疗联合应用)及靶向治疗(例如HER2阳性的患者可联合应用曲妥珠单抗)。

胃癌辅助治疗方案的选择在不同地区存在差异。东亚地区以术后辅助化疗为主，S-1、XELOX 和 S-1 联合多西他赛方案均被证实有效，近年来新辅助化疗也逐渐受到关注，DOS 和 SOX 方案展现出良好的疗效。欧洲地区则以围手术期化疗为标准治疗方案，MAGIC 研究和 FLOT4 研究分别证实了 ECF 方案和 FLOT 方案的有效性。北美地区则以术后放、化疗为主，INT-0116 研究证实了其有效性，近年来，受 FLOT4 研究结果的影响，围手术期化疗也逐渐成为北美地区的一种治疗选择。

虽然胃癌的围手术期治疗取得了显著进步，但仍有许多问题亟待解决。例如，如何更好地筛选患者以进行个体化治疗，如何优化现有治疗方案以进一步提高疗效，以及如何更好地管理治疗相关的毒副作用等。相信随着研究的不断深入，胃癌的辅助治疗将迎来更加精准和高效的时代。

五、胃癌新辅助治疗内科进展

胃癌和食管胃结合部腺癌（GEA）是全球范围内致死率较高的恶性肿瘤，对其治疗一直是医学界的难题。对于可切除的 GEA，目前主要的治疗手段包括围手术期化疗和新辅助放、化疗，但患者的长期生存率仍不尽如人意。近年来，随着免疫治疗在晚期胃癌治疗中取得的突破性进展，这一新兴的治疗手段也开始应用于可切除 GEA 的新辅助治疗，为改善患者预后带来了新的希望。

第三节 晚期胃癌化疗的精准护理

晚期胃癌的治疗日新月异，新的内科治疗技术不断涌现，为患者带来希望的同时也对精准护理提出了更高的要求。多学科团队合作仍然至关重要，肿瘤内科医师、护士、营养师、心理咨询师等需要共同努力，将新技术与个体化护理方案相结合，帮助患者更好地耐受治疗，提高生活质量，延长生存期。

一、晚期胃癌患者化疗前的护理

在开始化疗前，对患者进行全面的护理评估是制订个体化护理方案的基础。

（一）一般评估

1. **入院评估** 患者及其家属入科后，护士首先要热情接待他们，主动与他们进行沟通，进行入院宣教。在与患者及其家属的沟通互动中，我们应时刻关注患者的心理动态。一旦察觉到负面情绪的显现，应迅速采取措施，运用心理疏导、注意力转移等技巧，针对性地进行缓解，以确保患者的情绪得到及时有效的疏导。

2. **病史评估** 患者有无家族史、免疫功能低下及饮食习惯，有无癌前病变如慢性萎缩性胃炎、恶性贫血、胃息肉、残胃、胃溃疡、巨大胃黏膜皱襞症及异形增生与间变、肠化生。了解外伤、手术等病史，用药史、药物不良反应及过敏史、有无糖尿病、高血压、心血管疾病等，对高血压、糖尿病患者控制血压、血糖；了解患者需求，经济状况、职业、生活等社会学资料，以及能否自理、语言沟通等。

3. **临床表现** 有无上腹部不适如饱胀烧灼感、气、疼痛的强度、部位、性质加重或减轻的因素，有无食欲缺乏、恶心、呕吐、消瘦、呕血、黑粪。

4. **查体** 贫血貌、体重减轻、上腹部压痛、腹部肿块、恶病质、黄疸、腹水、左锁骨上淋巴结肿大。

5. **有无并发症** 出血、穿孔、贲门或幽门梗阻、胃肠瘘管、胃周围粘连及脓肿形成。

6. **完善检查** 患者需要配合医师进行一系列必要的检查，如血常规、肝肾功能、心电图、B超、X线胸片等，以评估患者的身体状况和化疗的耐受性。

（二）专科评估

晚期胃癌患者的身体状况评估是化疗前至关重要的环节，它直接关系到患者能否耐受化疗及治疗方案的选择。评估内容主要包括体能状况、重要器官功能和既往病史3个方面。

1. 身体状况评估

（1）体能状况评估：使用Karnofsky性能状态（KPS）评分或ECOG评分等工具评估患者的体能状况。

1）KPS评分：是Karnofsky（卡氏，KPS，百分法）功能状态评分标准。将患者的体能状态分为11个等级，从100分（正常）到0分（死亡）。分数越高，表示患者的体能状况越好，越能忍受治疗给身体带来的副作用，因而也就有可能接受彻底的治疗。一般认为Karnofsky 80分以上为非依赖级（independent），即生活自理级。50～70分为半依赖级（semi-independent），即生活半自理。50分以下为依赖级（dependent），即生活需要别人帮助。＞80分者术后状态较好，存活期较长。

2）ECOG评分：美国东部肿瘤协作组（Eastern Cooperative Oncology Group，ECOG）制定的一个较简化的活动状态评分表。将患者的活动状态分为0～5级共6级。一般认为活动状况3、4级的患者不适宜进行化疗。ECOG评分越低，表示患者的体能状况越好。

在评估患者体能状况时，护士需要详细询问患者的日常生活活动能力，例如：能否独立完成进食、穿衣、洗漱、如厕等基本生活活动；能否独立行走、上下楼梯；能否进行轻体力活动，例如做家务、购物；日常活动是否受限，例如需要卧床休息的时间。

根据患者的KPS评分或ECOG评分及日常生活活动能力，可以初步判断患者能否耐受化疗。一般来说，KPS 评分 ≥ 70 分或 ECOG 评分 ≤ 2 分的患者，体能状况较好，可以耐受标准剂量的化疗。而 KPS 评分 < 70 分或 ECOG 评分 > 2 分的患者，体能状况较差，需要考虑降低化疗剂量或选择其他治疗方案。

（2）重要器官功能评估：化疗药物对人体的重要器官，如心脏、肝、肾等，都有一定的毒性作用。因此，在化疗前评估患者的重要器官功能至关重要，可以为化疗方案的选择和剂量调整提供依据，并预防化疗药物的毒副作用。

1）心脏功能评估

①详细询问患者的心脏病史，例如冠心病、心律失常、心力衰竭等，评估潜在的心脏风险。

②进行体格检查，包括测量血压、心率，听诊心音等，观察心律失常、心功能不全等表现。

③借助心电图、心脏超声等辅助检查，例如测量左心室射血分数（LVEF），更准确地评估心脏功能。

2）肝功能评估

①详细询问患者是否有病毒性肝炎、脂肪肝、肝硬化等肝病史，评估潜在的肝脏风险。

②进行体格检查，观察患者是否有黄疸、肝掌、蜘蛛痣等肝功能异常的体征。

③进行肝功能检查，例如检测丙氨酸转氨酶（ALT）、天冬氨酸转氨酶（AST）、总胆红素（TBIL）、白蛋白（ALB）等指标，评估肝的代谢和解毒功能。

3）肾功能评估

①详细询问患者的病史，了解是否存在慢性肾炎、糖尿病肾病等肾脏疾病，评估潜在的肾脏风险。

②观察患者是否存在水肿、尿量减少等肾功能异常的表现。

③进行肾功能检查，例如检测血肌酐（Cr）、尿素氮（BUN）、肾小球滤过率（GFR）等指标，评估肾脏的滤过功能。

如果患者存在重要器官功能损害，需要根据具体情况调整化疗方案或剂量。例如，对于心脏功能不全的患者，需要避免使用蒽环类药物；对于肝功能损害的患者，需要降低化疗药物的剂量；对于肾功能不全的患者，需要调整给药方案或选择其他药物。

（3）既往病史

1）详细询问患者的过敏史，包括对药物、食物或其他物质过敏，尤其需要注意的是否对某些化疗药物过敏。

2）了解患者既往的手术史，例如胃切除术、淋巴结清扫术等，评估患者的体质和手术对化疗的影响。

3）详细了解患者的用药史，包括长期服用的药物和近期使用的药物，评估药物之间的相互作用及对化疗的影响。

2. 营养状况评估

（1）进行营养筛查，应用营养筛查工具判断患者营养相关风险的过程，是营养支持的第一步。包括应用营养风险筛查2002（NRS 2002）工具进行的营养风险筛查、应用微型营养评定简表（MNA-SF）工具进行的营养不良风险筛查等。现仅NRS 2002工具得到的营养风险具有与患者临床结局相关的循证医学证据。收集患者的病史、进行体格检查和实验室检查，例如体重、身高、BMI、血红蛋白、白蛋白和营养摄入量等指标。

（2）评估患者是否存在营养不良的风险，例如食欲缺乏、恶心、呕吐、腹泻、吞咽困难等。

（3）评估营养不良可能对患者带来的负面影响，例如免疫力下降、伤口愈合缓慢、化疗耐受性差等。

3. 心理状态评估

（1）评估患者的情绪状态，例如是否存在焦虑、抑郁、恐惧等负面情绪。

（2）评估患者对自身疾病和治疗的认知和态度，例如是否了解疾病的严重程度、治疗的必要性及可能出现的副作用等。

（3）评估患者的社会支持情况，包括来自家庭、朋友和社区的支持。

（4）评估患者自身的应对机制和心理承受能力，例如患者是否能够积极寻求帮助、有效应对压力等。

4. 化疗药物耐受性评估

（1）详细询问患者的既往用药史，了解是否存在药物过敏史，尤其是对哪些化疗药物过敏。

（2）对于一些特定的化疗药物，例如5-FU，可以考虑进行基因检测，例如DPD基因检测，以预测患者对药物的敏感性和可能出现的毒副作用风险。

5. 家庭支持情况评估

（1）了解患者的家庭成员构成、家庭关系和经济状况，评估家庭对患者的支持程度和照护能力。

（2）明确患者的主要照护者，评估其照护知识和技能水平。

（3）评估照护者自身的身心状况和承受能力。

（三）化疗前准备

化疗前的护理准备是确保患者能够顺利接受化疗治疗、减少并发症和提高治疗效果的重要环节。

1. 认知干预及心理支持　患者及其家属应充分了解医师制订的化疗方案，包括化疗药物的种类、剂量、给药方式及化疗周期等。向患者及其家属普及化疗药物知识、注意事项及可能带来的副作用，如恶心、呕吐、脱发、疲劳等，提高其对治疗的认知度和接受度，在面对化疗不良反应时能够保持冷静，并采取适当的应对措施。引导患者树立战胜疾病的信心，积极配合治疗。病情保密的患者，向其家属交代相关注意事项。医护人员和家属应给予患者充分的心理支持，鼓励其积极面对治疗，并教会患者一些放松技巧，如深呼吸、冥想等，以缓解紧张情绪。

2. 身体准备

（1）调整作息：保证充足的睡眠时间，有助于身体恢复和增强免疫力。对于入睡困难的患者，可以根据医嘱适当应用催眠药，或采取睡前用温水泡脚、饮热牛奶等方式来改善睡眠。

（2）营养支持：化疗前，患者应注重营养摄入，多食用高蛋白、高热量、高维生素、易消化的食物，如新鲜水果、蔬菜、瘦肉等。避免过多食用油腻、辛辣或刺激性食物，以免加重胃肠道负担。

（3）处理感染：化疗前需要治疗患者体内存在的任何感染，如口腔感染、肺部感染等，以降低化疗过程中发生并发症的风险。

（4）其他准备：如果患者过去6个月没有看牙医，建议在开始化疗之前进行检查，避免化疗期牙痛。因为化疗期间是不能拔牙和洗牙的，所以牙齿有问题需要提前治疗。此外，如果用药方案会引起脱发，可以提前剃掉头发，购买合适的假发或佩戴帽子、头巾等。

3. 物品准备

（1）日常用品：为患者单独准备一套餐具、家居服、毛巾等日常用品，以避免交叉感染。

（2）护理用品：准备好化疗期间可能需要的护理用品，如炉甘石、蒙脱石散、开塞露、指甲钳（每次使用前消毒）、牙线、软毛牙刷、漱口水等。

（3）急救药品：根据患者的具体情况，准备一些急救药品，如退热贴、镇痛药、抗过敏药物等，以备不时之需。

4. 环境准备

（1）保持环境整洁：确保患者所处的环境整洁、舒适，有利于患者的身心恢复。

（2）减少探视：化疗期间，应尽量减少探视和陪护人员，以降低感染风险。

5. 静脉通道管理　晚期胃癌患者由于长期化疗和营养支持的需要，选择合适的静脉通道至关重要。常用的静脉通道包括外周静脉通道和中心静脉通道。

（1）静脉通道的选择

1）外周静脉通道：包括静脉留置针、MC（中长导管），适用于短期输液和化疗药物输注。选择粗直、弹性好的静脉进行穿刺，以减少对血管的损伤和刺激。然而，由于晚期胃癌患者需要反复穿刺，外周静脉通道可能会导致血管损伤和静脉炎的发生，药物外渗风险大。

2）中心静脉通道：包括植入式静脉输液港（PORT）、经外周静脉穿刺中心静脉置管（PICC）和中心静脉导管（CVC）等。这些通道能够提供长期、稳定的静脉输液途径，减少患者反复穿刺的痛苦和血管损伤。Port尤其适用于需要长期化疗和营养支持的患者，具有操作简便、留置时间长、并发症少等优点。

（2）静脉通道的护理

1）日常维护：对于留置的静脉通道，需要定期进行维护，包括冲洗导管、更换敷料和正压接头等。这些措施能够保持通道的畅通和无菌状态，减少并发症的发生。

2）并发症的预防与处理

①静脉炎：是静脉通道常见的并发症之一。预防措施包括选择合适的静脉进行穿刺、避免反复在同一部位穿刺、使用生理盐水作引针等。一旦发现静脉炎，应立即停止输液，并给予局部处理，如冰敷、中药外敷等。

②导管堵塞：预防措施包括定期冲洗导管、避免输注高浓度药物时速度过快等。一旦发生导管堵塞，应尝试用生理盐水或肝素生理盐水进行冲洗，必要时更换导管。

③感染：晚期胃癌患者免疫力低下，容易发生感染。因此，在静脉通道的管理中，应严格遵守无菌操作原则，定期更换敷料和正压接头，保持穿刺点周围皮肤的清洁干燥。

④化疗药物外渗：评估药液外渗皮肤情况（颜色、温度），充分暴露外渗处皮肤，评估外渗药物名称、性质、面积、量、分级。停止输液，保留针头，接5ml注射器回抽药液，标记外渗范围，拍照留存皮肤情况，以备观察对比。用碘伏棉签消毒皮肤，消毒范围＞5cm；待干，配制封闭液：利多卡因注射液5ml+地塞米松注射液1ml+氯化钠注射液14ml，绷紧皮肤，右手固定注射器以10°～20°皮下注射，注药前回抽确定有无回血，准确注药，完毕后拔针，按压穿刺点，针头分离放入锐器盒内，发泡性药物24h内每8小时内封闭一次，局部水疱形成或坏死，局部涂抹烫伤膏并及时清创换药，局部冰袋冷敷24h，抬高患肢，避免局部受压，外黄金散等，肿胀严重时，5%硫酸镁湿敷，如有水疱形成，吸尽水疱液体并注意皮肤保护。

二、晚期胃癌患者化疗期间的护理

（一）一般护理

1. 皮肤与口腔护理 由于化疗药物可能导致皮肤敏感或感染，应每天用温水擦浴，保持皮肤清洁干燥。床铺要保持清洁、干燥、平整，避免潮湿、摩擦及排泄物的刺激，防止患者发生压疮。长期卧床患者应定期更换卧位，骨隆突处应垫以橡胶圈、气圈，并用酒精按摩，促进血液循环。保持口腔卫生，定期刷牙，使用漱口水，避免口腔溃疡或感染。

2. 药物输注的护理

（1）输注速度的控制：药物输注的速度应根据药物的性质和患者的耐受情况来调整。例如，化疗药物通常需要快速输注以保持其在肿瘤病灶部位的高浓度。但过快的输注速度也可能导致不良反应的发生，因此应密切观察患者的反应并适时调整输注速度。

（2）病情观察：在输注过程中，密切观察患者的生命体征变化，如心率、血压、呼吸、体温等，关注有无腹痛、腹泻等胃肠道反应及有无发热、寒战等感染症状。一旦发现异常反应，应立即停止输注并联系医师进行处理。化疗期间，患者的手足及身体裸露部位容易受冷刺激，应做好保暖工作。避免接触金属、凉水等寒凉物体，以防止诱发神经毒性。

3. 营养失调护理 由肿瘤慢性消耗、食欲缺乏，化疗所致恶心、呕吐引起。主要表现为消瘦、体重进行性下降，皮肤弹性差、黏膜干燥。

（1）给予高蛋白质、高糖类、富含维生素且易消化的饮食。

（2）提供清洁、安静的就餐环境，增加食物的色、香、味，增进食欲。

（3）让患者了解充足的营养对疾病的治疗和机体康复的重要作用，鼓励患者进食。

（4）对进食困难者，给予少食多餐或采用鼻饲，给予胃肠内营养；必要时静脉补充营养，如人血白蛋白、脂肪乳剂等，准确记录出入量，保持出入量平衡。

（5）监测体重、尿量、白蛋白及血红蛋白水平及皮肤、黏膜温度、湿度及弹性的变化。

4. 活动无耐力的护理 由疲乏、营养失调、疼痛等引起。主要表现为眩晕、眼花、四肢无力。活动后感气促、呼吸困难、胸闷、胸痛、出汗多等。活动量减少，活动持续时间缩短。日常生活自理能力下降、表现为下床活动、如厕等行动困难。护理措施如下。

（1）嘱患者减少活动，卧床休息，尤其是在下床活动前或进食前以保存体力。

（2）根据患者需要，把常用的日常用品置于患者容易取放的位置。

（3）在患者如厕或外出检查时有人陪同，并协助其生活护理。

（4）根据病情与患者共同制订适宜的活动计划，以患者的耐受性为标准，逐渐增加活动量。

（5）教会患者对活动反应的自我监测：生命体征的变化，有无头晕、眼花、疲乏、晕厥等，有无气促、呼吸困难、胸闷、胸痛、出汗等。

（6）活动量以患者在交替进行活动和休息时不感到疲倦，甚至感到精神较好为佳。避免摔伤等不安全因素。

5. **心理护理** 由疾病晚期、预感绝望引起。主要表现为沉默寡言，拒绝进食，伤心哭泣。有自杀念头，拒绝与人交谈和交往。不能配合治疗和护理。

（1）给予耐心、细致的护理，关心体贴患者，取得患者的信赖。

（2）经常与患者交谈，提供安全、舒适和独立的环境，让患者充分表达悲哀情绪。

（3）在患者悲哀时，应表示理解，维护并尊重患者的尊严。

（4）以临床上一些成功的病例，鼓励患者重新鼓起生活的勇气，能够配合治疗与护理。

（5）鼓励患者或其家属参与治疗和护理计划的制定。寻求合适的支持系统。

（6）鼓励家属成员间进行交流、沟通，陪伴患者，提供必要的家庭与心理支持。与其工作单位合作，提供社会支持。

（7）鼓励与病友的交流，使获得更多的支持。

（8）做好安全防护及预见性护理，警惕意外事件发生。

（9）评价效果，必要时请心理科干预或药物治疗。

（二）症状的精准护理

化疗药物会引起一系列不良反应，需要进行积极的症状管理，以减轻患者的痛苦，提高治疗依从性。

1. **出血的护理**

（1）预防出血的发生：给予高热量易消化饮食，避免过冷、过热、粗糙坚硬、辛辣食物及刺激性饮料，如浓茶、咖啡等。

（2）及时发现出血征象：如黑粪、呕血等，监测生命体征、尿量、血红蛋白、血细胞比容等指标。

（3）若患者出现出血症状：安慰患者保持镇静，及时清理床旁血迹，倾倒呕吐物或排泄物，避免不良刺激，消除紧张情绪。

（4）出血量大时，给予暂时禁食水。观察呕血、黑粪的性质、颜色、量、次数及出血时间。监测血压、脉搏、呼吸、尿量、血红蛋白值等指标。迅速建立两条以上静脉通道，遵医嘱测定血型、交叉配血、输液、输血，以补充血容量，给予抑酸药和止血药，如奥美拉唑（洛赛克）、巴曲酶（立止血）等。观察有无休克指征，给予抗休克保暖等措施。必要时给予硬化治疗或介入栓塞止血治疗。

2. **疼痛护理** 主要由肿瘤浸润性或膨胀性生长、慢性消耗等引起。表现为开始仅有上腹部饱胀不适，进食后加重，继之有隐痛不适，偶尔呈节律性溃疡样胃痛，最后疼痛持续而不能缓解。肿瘤穿透胰腺可出现剧烈而持续性上腹部放射性疼痛。护理措施如下。

（1）提供安静的休养环境，给予舒适体位，保证患者得到充分休息。

（2）评估疼痛的强度。

（3）观察患者疼痛的部位、性质、持续时间及伴随症状。

（4）分散患者的注意力，如听音乐、看书报等。

（5）对急性、剧烈疼痛，在未明确病因前慎用镇痛药物，以免穿孔或出血等急腹症时延误病情观察及治疗。

（6）对慢性痛遵循三阶梯镇痛原则遵医嘱给予镇痛治疗。

（7）观察镇痛药物的疗效及不良反应，针对副作用给予对症处理。

3. 化疗诱导恶心呕吐的护理　化疗诱导恶心、呕吐（chemotherapy—induced nausea and vomiting, CINV）是抗肿瘤治疗的常见不良反应之一，70%以上的抗肿瘤患者会出现不同程度的恶心呕吐，严重的恶心呕吐可能导致患者发生脱水、电解质紊乱、营养缺乏等病症，影响患者抗肿瘤治疗的正常开展。根据恶心与呕吐分级情况进行CINV评估分级，恶心0级、呕吐0级为无CINV；恶心不超过1级且呕吐不超过1级为轻度CINV；恶心不超过2级且呕吐不超过3级为中度CINV；恶心达到3级或呕吐达到4级及以上为重度CINV。基于CINV分级的结构性营养护理，整合多维度进行精准护理。

（1）根据化疗方案的致吐风险等级，在化疗前预防性使用止吐药物，并根据患者的反应调整用药方案。评估患者消化道功能、化疗药物毒性及不良反应；

（2）治疗前给予知识宣教，采取共性支持策略，向家属提供饮食制备培训（如低渣饮食烹饪技巧），并通过微信推送抗癌食谱及症状管理知识。联合营养科、药剂科定期会诊，针对药物、营养相互作用（如糖皮质激素导致的血糖波动）调整方案。进行心理指导，消除患者焦虑心理；教会患者以循序渐进方式进行适度有氧运动和行为治疗技巧，如渐进式肌肉放松、冥想、脱敏法及引导式想象，并鼓励患者阅读、看电视、从事其感兴趣的活动，以转移、分散注意力，可以降低恶心、呕吐反应。

（3）严密观察病情，评估恶心、呕吐及脱水程度并记录，严重呕吐可导致营养不良脱水、电解质紊乱、酸碱平衡失调，及时报告医师。患者剧烈呕吐时警惕窒息的发生协助患者取半坐卧位、端坐卧位或侧卧位，平卧时头偏向一侧，及时清除口中呕吐物，呕吐后协助漱口。

（4）建立安静的休养环境，减少不良刺激，避免与已发生恶心、呕吐者住同一病房，房间定时通风，保持空气清新等。

（5）结构性营养护理

1）无 CINV（恶心 0 级，呕吐 0 级），维持营养平衡，预防化疗相关并发症。

①高蛋白饮食：优先选择优质蛋白（如牛奶、豆浆、鸡蛋、鱼肉），每日蛋白质摄入量建议≥1.2g/kg 体重，以支持免疫功能和肌肉合成。

②多样化膳食：根据患者口味偏好，提供富含维生素（如柑橘类水果）和矿物质（如香蕉补钾）的均衡餐食，避免单一化导致食欲缺乏。

③营养状况评估：每周记录体重、BMI 及食欲变化，结合血液生化指标（如白蛋白、前白蛋白）调整饮食计划。

④预防性干预：若患者出现轻微食欲缺乏，提前增加餐次至 5～6 次/日，并提供小份高热量点心（如坚果、酸奶）。

2）轻度 CINV（恶心≤1 级，呕吐≤1 级），缓解胃肠道刺激，维持基础营养摄入。

①清淡易消化饮食：推荐粥类（如小米粥）、软质面食（如龙须面）、蒸煮蔬菜及低脂高蛋白质（如蒸蛋、豆腐），避免辛辣、油炸及高纤维食物。

②分餐制与感官调节：将每日摄入量分为 6～8 次小餐，餐间提供薄荷糖或柠檬水以缓解恶心感；进食时避免异味刺激，保持环境通风。

3）中度 CINV（恶心≤2 级，呕吐≤3 级），保障营养供给，减少胃肠道负担。

①肠内营养支持（EN）：初始使用等渗或低渗配方（如短肽型肠内营养剂），根据耐受性逐步过渡至整蛋白型配方，输注速度从 20～30ml/h 逐渐增至目标量（通常 1500～2000ml/d）。

②口服补充：若患者可部分经口进食，采用"口服+管饲"结合模式，优先在晨间（恶心较轻时段）鼓励口服摄入。

③体位调整：管饲时抬高床头 30°～45°，输注后保持半卧位 1h 以减少反流风险。

④药物协同：按需使用 5-HT$_3$ 受体拮抗剂（如昂丹司琼）控制呕吐，避免与营养液输注时间重叠。

4）重度 CINV（恶心≥3 级，呕吐≥4 级），挽救性营养支持，稳定代谢及生命体征。

①全肠外营养（TPN）：根据患者肝功能、电解质水平调整营养液成分，如肝功能障碍时减少脂肪乳比例，改用中长链混合脂肪乳；每日热量供给 25～30kcal/kg，糖脂比 6∶4。

②输注管理：采用中心静脉通路，匀速输注（12～24h/d），监测血糖（每 4～6 小时）及电解质（每日 1 次），预防再喂养综合征。

4. 腹泻、便秘的护理

（1）腹泻：建议患者进食低纤维、易消化的食物，避免辛辣、油腻、生冷等刺激性食物。

（2）便秘：建议患者多饮水，增加膳食纤维的摄入，并进行适当的运动。

（3）根据患者的具体情况，使用止泻药物或缓泻药物进行治疗。

（4）保持腹部清洁干燥，预防皮肤破损和感染。

5. 骨髓抑制的护理

（1）密切监测患者的血常规变化，尤其是白细胞、中性粒细胞和血小板计数。

（2）积极预防感染，指导患者注意个人卫生，避免到人群密集的场所。

（3）指导患者一旦出现发热等感染症状，应及时就医。

（4）注意预防出血，指导患者避免碰撞、跌倒等可能导致出血的行为。

（5）指导患者若出现出血症状，应及时就医。

（6）必要时，根据患者的具体情况，使用升白细胞药物或促血小板生成药物，以降低感染和出血的风险。

6. 口腔黏膜炎的护理

（1）指导患者保持口腔清洁，使用软毛牙刷轻轻刷牙，并用生理盐水或漱口水漱口，保持口腔湿润。

（2）建议患者进食软烂、温凉的食物，避免辛辣、酸性等刺激性食物。

（3）可以使用口腔溃疡贴膜、镇痛药等药物缓解疼痛，促进溃疡愈合。

7. 脱发的护理

（1）给予患者充分的心理支持，帮助患者接受脱发的事实，增强自信心，积极面对治疗。

（2）建议患者戴帽子、头巾等保护头部，避免阳光直射，保护头皮。

（3）对于在意形象的患者，可以根据个人喜好选择合适的假发，帮助其保持良好的自我形象。

8. 周围神经毒性的护理

（1）密切观察患者是否出现手足麻木、刺痛、感觉异常等周围神经毒性的症状。

（2）指导患者注意安全，避免跌倒等意外伤害，例如在行走时使用辅助工具、保持家居环境安全等。

（3）根据患者的具体情况，使用营养神经药物来缓解症状，促进神经功能恢复。

9. 皮肤反应的护理

（1）评估皮肤，观察是否有破损、感染等情况。

（2）指导患者保持皮肤清洁干燥，避免搔抓，以减少刺激和感染的风险。

（3）指导患者使用润肤霜滋润皮肤，缓解干燥和瘙痒症状。

（4）指导患者避免阳光暴晒，外出时穿长袖衣裤，并涂抹防晒霜。

（5）如果出现严重的皮肤反应，根据患者的具体情况，使用抗过敏药物或激素类药物进行治疗。

（三）化疗间歇期症状群护理

1. 第一间歇期干预（第 1～2 周）　关注患者心理相关症状，培养积极、乐观的心态，改善心理状态。

（1）电话随访：进行 1 次，每次 20min，了解患者心理状态。

（2）微信家庭会议：每周 1 次，每次 30min，鼓励家庭支持。

（3）同伴教育活动：开展 1 次，通过微信推送信息和视频教学，分享抗癌经验。

（4）心理支持：通过倾听、评估心理障碍，提供音乐疗法、放松训练视频等。

（5）强化认知：推荐抗癌书籍和影视节目，记录分享开心事。

（6）创造康复环境：改善居家环境，亲近大自然。

（7）激发照护潜能：通过家庭会议鼓励患者及其家属积极参与护理。

（8）评估干预效果：每周通过电话跟进，询问并指导，记录需求。

2. 第二间歇期干预（第 3～4 周）　处理病感相关症状，增强治疗信心，提升身体舒适感。

（1）电话随访：每周 1 次，每次 20min，了解身体不适。

（2）在线讲座：每周 1 次，每次 90min，提供营养、睡眠、运动指导。

（3）了解症状体验：制订个性化干预计划。

（4）病感干预策略：提供营养、睡眠、运动和情绪管理指导。

（5）评估干预效果：通过电话随访提问，评价干预效果。

3. 第三间歇期干预（第 5～6 周）

（1）深化躯体干预，减轻化疗不良反应，提升自我护理能力。

（2）电话随访：进行 1 次，每次 20min，了解不良反应。

（3）微信公众号消息：每天推送 1 条，提供康复护理技巧。

（4）线上讲座：每周 1 次，每次 90min，分享康复知识和技巧。

（5）护患线上交流会：每周 1 次，每次 90min，鼓励患者分享经验、提出问题。

（6）康复训练：每天进行呼吸训练和直立前倾动作训练。

（7）外部支持：通过腾讯会议平台举办在线交流会，解答疑问。

（8）中医护理辅助：提供穴位按摩、艾灸等中医技术指导。

三、晚期胃癌患者化疗后的护理

晚期胃癌患者化疗后，身体较为虚弱，容易出现各种并发症，需要专业的护理以提高生活质量，延长生存期。除了常规的护理措施外，更要重视并发症的管理。

（一）健康宣教

1. 告知患者如何预防胃癌的相关知识，保持心情舒畅，避免精神刺激，进行适量运动与体育锻炼，增强体质。鼓励患者树立战胜疾病的信心。

2. 督促患者积极治疗与胃癌发病有关的疾病，尤其是对高危人群需定期随访。

3. 向患者宣教良好的生活方式，正确的饮食方法，如术后 1 个月内应少食多餐，必要时补充一些必需营养素（如铁、维生素 B_{12} 等），之后视身体恢复情况逐渐过渡到正常饮食。指导患者合理饮食，少吃腌、熏食品，防止高盐饮食，戒烟酒，多食含维生素 C 的新鲜蔬菜、瓜果，多吃肉类、乳品。食物加工得当，储存适宜，注意卫生，不食霉变食物，避免刺激性食物，防止暴饮暴食。

4. 嘱患者出院后 1 个月内注意休息，2 个月后参加轻微劳动，3 个月后可根据自己的恢复情况从事力所能及的工作。

5. 说明复查时间，如有不适及时就诊。

（二）并发症管理

1. 感染

（1）密切监测体温变化，观察咳嗽、咳痰、尿频、尿急、腹痛、腹泻等感染症状。

（2）保持皮肤清洁干燥，避免破损。

（3）注意口腔卫生，预防口腔溃疡和感染。

（4）避免前往人群密集场所。

（5）出现感染症状时，及时就医，遵医嘱使用抗生素等药物治疗。

2. 出血

（1）观察皮肤、黏膜是否有瘀点、瘀斑、鼻出血、牙龈出血等。

（2）指导患者避免剧烈运动、碰撞等可能导致出血的活动。

（3）使用软毛牙刷刷牙，避免用力擤鼻涕。

（4）保持大便通畅，预防便秘引起的肛裂出血。

（5）饮食方面，避免食用坚硬、粗糙的食物。

（6）出现明显出血症状时，应立即就医。

3. 疲乏　化疗后患者常感到疲乏无力，影响日常生活。护理措施包括保证充足的睡眠和休息；鼓励患者进行适当的运动，如散步、打太极拳等；合理安排日常活动，避免过度劳累。

4. 脱发　部分化疗药物可引起脱发，应提前告知患者脱发的可能性，做好心理疏导。可以建议患者使用假发、帽子等遮盖脱发部位，并告知患者化疗结束后，头发会逐渐长出，无须过度焦虑。

（三）心理支持

1. 耐心倾听患者的诉说，给予情感支持和陪伴，帮助患者表达情绪、释放压力。

2. 进行心理疏导，帮助患者正确认识疾病，树立战胜疾病的信心，积极配合治疗。

3. 鼓励家属给予患者更多的关心和支持，与患者共同面对疾病。

4. 必要时，寻求心理咨询师的专业帮助，为患者提供更专业的心理支持和干预。

（四）生活质量改善

1. 积极控制疾病症状，例如恶心、呕吐、疼痛等，减轻患者的痛苦，提高舒适度。

2. 提供合理的营养支持，改善患者的营养状况，增强体质，帮助患者更好地耐受治疗。

3. 积极进行疼痛评估和干预，选择合适的镇痛药物和方法，减轻患者的疼痛。

4. 进行适当的康复治疗，帮助患者恢复体力，提高生活自理能力。

5. 帮助患者获得社会支持，例如参加病友互助小组、社区活动等，增加社交活动，改善患者的情绪。

四、晚期胃癌患者不同化疗药物的副作用及护理

（一）氟尿嘧啶

这类药物常见的副作用包括恶心、呕吐和骨髓抑制，其中骨髓抑制会导致白细胞、红细胞和血小板减少，增加感染、贫血和出血的风险。护理措施如下。

1. 重视预防性使用止吐药物，减轻患者的胃肠道反应。

2. 密切监测血常规，特别是白细胞和血小板计数，一旦发现异常及时采取措施。

3. 关注患者的口腔黏膜情况，预防和处理口腔溃疡。

（二）卡培他滨

这类药物常见的副作用包括腹泻、手足综合征和骨髓抑制。手足综合征表现为手和足掌发红、肿胀、疼痛，严重时可出现脱皮、溃疡，影响患者的日常生活。护理措施如下。

1. 告知患者注意手足保护，避免摩擦和热水浸泡。

2. 出现手足综合征时，可局部使用润肤霜，严重时需及时就医。

3. 密切监测患者的骨髓抑制情况，并根据医嘱给予止泻药物。

（三）奥沙利铂

这类药物常见的副作用包括神经毒性、过敏反应和消化道反应。神经毒性主要表现为外周神经病变，如手足麻木、感觉异常，严重时可出现疼痛和功能障碍。过敏反应表现为呼吸困难、皮疹、瘙痒等，严重者可出现过敏性休克。护理措施如下。

1. 密切观察患者用药后的反应，尤其是在首次用药时，警惕过敏反应的发生。

2. 注意保暖，避免接触冷空气和冷水，以减少神经毒性的发生。

3. 指导患者进行呼吸功能锻炼。

4.根据医嘱给予止吐、止泻等对症治疗。

（四）顺铂

这类药物常见的副作用包括恶心、呕吐、肾毒性和神经毒性。肾毒性表现为肾功能损害，严重时可导致肾衰竭。护理措施如下。

1.密切监测患者的肾功能和神经系统情况，及时发现异常并处理。

2.鼓励患者多饮水，促进药物排泄，减轻肾毒性。

3.注意观察患者的听力变化，警惕耳鸣、听力下降等神经毒性表现。

（五）紫杉类药物

使用紫杉类药物需要注意过敏反应和骨髓抑制。过敏反应可能表现为皮疹、瘙痒、呼吸困难等，严重者可出现过敏性休克。护理措施如下。

1.用药前详细询问过敏史，并进行过敏试验。

2.用药过程中密切观察患者的生命体征和皮肤黏膜变化，一旦发现过敏症状立即停药并进行紧急处理。

3.定期检查血象，特别是白细胞和血小板计数，并根据情况进行相应的处理。

（六）伊立替康

伊立替康是一种拓扑异构酶Ⅰ抑制剂，其主要副作用包括腹泻、骨髓抑制和胆碱能综合征。其中，腹泻可分为早期腹泻和迟发性腹泻，早期腹泻常发生在用药后24h内，迟发性腹泻则发生在24h后。胆碱能综合征表现为流泪、流涕、瞳孔缩小、腹痛、腹泻等。护理措施如下。

1.密切观察和记录腹泻的发生时间、次数、性状及量，以及伴随症状，区分早期腹泻和迟发性腹泻。

2.及时给予止泻药物和补液治疗，预防脱水和电解质紊乱。

3.注意观察胆碱能综合征的症状，如出现相关症状，及时告知医师，并给予对症治疗，如使用阿托品等药物。

4.定期监测血常规，注意观察骨髓抑制的表现，如出现白细胞、血小板降低等情况，及时采取相应措施。

五、晚期胃癌姑息治疗的精准护理

晚期胃癌姑息治疗是以提高患者生活质量，延长生存期为目标的综合治疗方法，包括控制症状、缓解疼痛、营养支持、心理疏导等。精准护理需要根据患者的个体情况，制订个性化的护理方案，提供全方位、多层次的照护。

（一）评估与计划

1.全面评估患者病情

（1）了解肿瘤进展情况，包括部位、大小、转移情况等。

（2）评估患者的症状，如疼痛、恶心、呕吐、食欲缺乏、乏力等。

（3）评估患者的体能状况、营养状况、心理状态、社会支持等。

（4）了解患者的既往病史、过敏史、用药史、生活习惯等。

2. 制订个体化姑息治疗方案

（1）根据患者的病情、症状、需求和意愿，制订合理的姑息治疗方案。

（2）明确治疗目标，包括控制症状、缓解疼痛、改善营养状况、提高生活质量等。

（3）选择合适的治疗手段，如药物治疗、营养支持、心理干预、中医药治疗等。

3. 制订精准护理计划

（1）根据患者的个体情况，制订个性化的护理计划。

（2）明确护理目标，包括减轻痛苦、改善症状、预防并发症、提高生活质量等。

（3）选择合适的护理措施，如疼痛管理、营养支持、心理疏导、皮肤护理、口腔护理等。

（二）症状管理

1. 疼痛管理

（1）评估疼痛的性质、程度、部位、持续时间等。

（2）根据疼痛评估结果，选择合适的镇痛药物和给药途径。

（3）按时给药，避免爆发痛。

（4）密切观察药物疗效和副作用。

（5）必要时，可采用其他镇痛方法，如神经阻滞、理疗等。

2. 消化道症状管理

（1）恶心呕吐：给予止吐药物，少食多餐，进食清淡易消化的食物。

（2）食欲缺乏：改善饮食环境，提供患者喜欢的食物，必要时给予开胃药物。

（3）腹胀、便秘：给予助消化药物，鼓励患者适当活动，必要时给予灌肠等处理。

3. 其他症状管理

（1）乏力：保证充足的休息，鼓励患者进行适当的活动。

（2）呼吸困难：保持呼吸道通畅，必要时给予氧疗。

（3）焦虑、抑郁：给予心理支持，必要时给予抗焦虑、抗抑郁药物。

（三）营养支持

1. 评估营养状况

（1）评估患者的体重、身高、BMI、营养摄入量等。

（2）进行必要的生化检查，如血红蛋白、白蛋白等。

2. 制订营养支持方案

（1）根据患者的营养状况和消化功能，选择合适的营养支持途径，如经口、经鼻胃管、经胃造瘘、静脉营养等。

（2）提供充足的营养物质，包括蛋白质、碳水化合物、脂肪、维生素、矿物质等。

（3）监测营养支持效果，及时调整方案。

（四）心理社会支持

1. 心理疏导

（1）耐心倾听患者的诉说，了解患者的担忧和恐惧。

（2）给予患者心理支持和鼓励，帮助患者树立战胜疾病的信心。

（3）必要时，请心理医师进行专业的心理干预。

2. 社会支持

（1）鼓励家属积极参与患者的照护，提供情感支持和生活照料。

（2）协助患者及其家属申请社会救助和福利。

（3）联系社区服务机构，提供必要的居家护理服务。

（五）临终关怀

1. 尊重患者意愿　充分了解患者的治疗意愿和临终愿望。尊重患者的选择，提供舒适的临终照护。

2. 控制症状　加强疼痛管理，缓解患者的痛苦。保持呼吸道通畅，必要时给予氧疗。保持皮肤清洁，预防压疮。

3. 人文关怀　给予患者及其家属情感支持和精神慰藉。创造温馨舒适的环境，让患者安详地走完人生最后一程。

（六）持续评估和改进

晚期胃癌姑息治疗的精准护理是一个动态且持续改进的过程。护理人员需定期评估患者的病情变化、症状控制情况、营养状况及心理状态，并据此及时调整治疗和护理方案。同时，护理团队应不断总结经验，改进护理措施，以期为患者提供更加精准有效的姑息治疗和护理服务。最终目标是通过多学科团队（医生、护士、营养师、心理咨询师、社会工作者等）的通力合作，为患者提供全方位、个体化的照护，帮助他们提高生活质量，延长生存期，安详地走完人生旅程。

第8章

结直肠癌新辅助治疗

第一节 概 述

一、定义

结直肠癌（colorectal carcinoma）是常见的恶性肿瘤，好发部位依次为直肠、乙状结肠、盲肠、升结肠、降结肠和横结肠，是全球范围内发病率和死亡率均位居前列的恶性肿瘤，其预后与疾病分期密切相关。

（一）结直肠癌的分子分型

结直肠癌并非单一疾病，而是一组具有高度异质性的疾病集合。肿瘤的发生发展涉及多种分子机制的异常改变，包括基因突变、表观遗传修饰、信号通路失调等。这些分子层面的异质性导致结直肠癌在病理形态、生物学行为、治疗反应和预后等方面存在显著性差异。

结直肠癌的分子分型研究近年来取得了重要进展，其中 CMS（consensus molecular subtypes）分型是一种基于基因表达谱的分子分型方法，将结直肠癌分为4种亚型。

1. CMS1（微卫星不稳定/免疫型） 这类肿瘤具有高频的微卫星不稳定性（MSI），常伴有 BRAF 突变和 CpG 岛甲基化表型（CIMP），免疫细胞浸润丰富，对免疫治疗反应较好，但预后相对较差，可能与肿瘤易发生远处转移有关。患者可能受益于免疫治疗，如 PD-1 抑制剂。

2. CMS2（经典型） 这类肿瘤表现为 WNT 和 MYC 信号通路激活，体细胞拷贝数变异（SCNA）较多，对化疗敏感，预后较好。患者对 5-FU 为基础的化疗方案反应较好。

3. CMS3（代谢型） 这类肿瘤的代谢通路异常，KRAS 突变率较高，对化疗的反应中等，预后居中。患者可能需要联合化疗或靶向治疗。

4. CMS4（间质型） 这类肿瘤具有明显的间质表型，TGF-β 信号通路激活，肿瘤微环境中存在大量成纤维细胞，常发生上皮间质转化（EMT），易发生远处转移，预后最差，需要更积极的治疗措施，例如联合化疗、靶向治疗和抗血管生成治疗等。

CMS 分型目前仍主要用于科研领域，其临床应用价值还需要进一步验证。未来，随着更多研究数据的积累和分析方法的改进，CMS 分型有望成为指导结直肠癌个体化治疗的重要工具，帮助临床医师根据患者的分子分型选择最佳治疗方案，提高治疗效果。

（二）高危因素

高脂肪、低纤维素饮食，慢性溃疡性结肠炎。慢性溃疡性结肠炎发生结直肠癌的风险较正常人高 4～20 倍，出血性者风险更大，病程超过 10 年有 50% 发展为癌；结直肠腺瘤与癌之间的基因变化相近，发病率较高。有结直肠癌家族史者，死于结直肠癌的风险比正常人高 4 倍。其他因素有血吸虫病、盆腔放射史、环境因素、吸烟等。

二、流行病学调查

我国结直肠癌的发病率和死亡率均保持上升趋势。2020 年中国癌症统计报告显示：我国结直肠癌发病率和死亡率在全部恶性肿瘤中分别位居第二和第五，其中 2020 年新发病例 55.5 万，死亡病例 28.6 万。其中，城市远高于农村，且结肠癌的发病率上升显著。多数患者在确诊时已属于中晚期。

三、临床表现

（一）排便习惯改变

这是最常见的症状之一，患者可能会出现大便次数增加或腹泻和便秘交替等症状。这些症状可能会表现为排便次数频繁，或者排便不尽感，甚至有些患者可能会有排便不规律的情况。肿瘤导致肠道运动异常，从而引起便秘或腹泻。肿瘤刺激肠道，导致腹泻；或者肿瘤导致肠道部分阻塞，引起便秘。肿瘤可能引起肠道功能紊乱，导致便秘和腹泻交替出现。排便习惯改变：患者可能会出现大便次数增加或腹泻和便秘交替等症状。

（二）大便性状改变

患者的大便可能会变细、带有血迹或黏液等。大便可能会变得比较细或者呈现出扁形，有时可能会有便血的情况，颜色可能为鲜红色或暗红色，这需要与痔等其他疾病进行鉴别。肿瘤阻塞肠道，导致大便通过受阻，从而使大便变细。肿瘤侵蚀肠道壁，引起出血，血液与大便混合，导致血便。肿瘤刺激肠道分泌更多的黏液，导致黏液便。

（三）腹痛或腹部不适

当癌症浸润导致肠梗阻时，患者可能会感到腹胀或阵发性的绞痛。腹痛可能会表现为持续性隐痛，或者突然发生的剧烈疼痛，同时可能会伴有腹胀、恶心、呕吐等症状，特别是在排便过程中。肿瘤引起肠道炎症或压迫周围组织，导致腹痛或腹部不适，特别是在排便过程中，因为排便时肠道需要加强蠕动，可能加剧疼痛。

（四）腹部肿块

在某些情况下，患者可能会触及腹部肿块。随着癌症的发展，可能会在腹部形成肿块。肿物可能会在体格检查时被发现，或者在影像学检查中被发现。

（五）肠梗阻相关症状

如果肿瘤阻塞了肠道，肿瘤完全阻塞肠道，导致肠梗阻，可能会出现严重的便秘、腹胀、呕吐或无法排便的情况。结肠癌导致肠道梗阻的可能性较低，而直肠或乙状结肠则容易出现肠梗阻症状，如腹痛、腹胀、肛门停止排气排便等。肠梗阻可能会表现为腹痛、腹胀、呕吐、排气排便停止等症状。

（六）全身症状

全身症状包括贫血、消瘦、乏力、低热等。症状可能会表现为面色苍白、头晕、心慌、体重下降等。晚期患者肿瘤侵犯周围器官或远处转移还可能出现腰骶部疼痛、黄疸、腹水等症状。肿瘤可能引起慢性出血，导致贫血。肿瘤消耗体内营养，导致体重下降和乏力。肿瘤代谢产物可能引起低热。

（七）不明原因的体重减轻

如果没有明显的原因，如节食或运动增加，而体重明显下降，可能是直肠癌的症状之一。肿瘤的生长消耗大量能量和营养，导致体重下降。

（八）疲劳和虚弱感

直肠癌患者常会感到疲劳、虚弱和缺乏精力，这可能是由于癌症消耗了身体的能量和营养。肿瘤消耗体内能量和营养，导致患者感到疲劳和虚弱。

四、治疗原则

目前对结直肠癌患者采取手术治疗为主，辅以适当的化疗、放疗、免疫治疗，以提高结直肠癌的治疗效果。

（一）结肠癌

1. 0期　手术切除，术后定期观察，不需要辅助治疗。
2. Ⅰ期　手术切除，有脉管瘤栓者行辅助化疗。
3. Ⅱ期　有下列因素之一者行术后辅助化疗：淋巴结取样不足14枚、肿瘤分期为T4、脉管癌栓、病理分化程度低、分子生物学检测有预后不良因素、术前有穿孔或肠梗阻、患者要求辅助治疗。
4. Ⅲ期　术后常规行辅助化疗。

5. Ⅳ期　以全身化疗及靶向治疗为主，必要时辅助其他局部治疗手段。

（二）直肠癌

1. 0期　手术切除，术后定期观察，不需要辅助治疗。

2. Ⅰ期　手术切除，有脉管癌栓者行辅助化疗，视情况同步放、化疗或放疗。

3. Ⅱ期　有脉管癌栓者行术后同步放化疗或放疗，随后应行辅助化疗。病理分化程度低，分子生物学检测有预后不良因素者应行术后辅助化疗。

4. ⅡB及Ⅲ期　可行术前同步放、化疗或放疗，术后常规辅助化疗。

5. Ⅳ期　以全身化疗及靶向治疗为主，必要时辅助其他局部治疗手段。

第二节　结直肠癌新辅助治疗临床新进展

直肠癌是全球范围内常见的恶性肿瘤之一，其发病率和死亡率均较高。近年来，随着人们生活方式的改变和人口老龄化趋势的加剧，直肠癌的发病率呈逐年上升趋势。新辅助治疗是指在手术前进行的治疗，目的是缩小肿瘤体积、降低肿瘤分期、提高手术切除率、减少术后复发率和改善患者预后。对于局部进展期直肠癌，新辅助治疗已成为标准治疗方案之一。

一、新辅助治疗模式

（一）新辅助放、化疗

1. *长程放、化疗*　是传统的标准新辅助治疗模式，通常采用以5-FU为基础的化疗药物（如卡培他滨、氟尿嘧啶）联合盆腔放疗。放疗剂量通常为45～50.4Gy，分次照射，持续5～6周。化疗方案可选择持续输注5-FU或口服卡培他滨。长程放、化疗的优势在于可以有效缩小肿瘤体积、降低肿瘤分期、提高手术切除率和减少局部复发率。

2. *短程放疗*　短程放疗方案将放疗时间缩短至5d，随后立即进行手术切除，术后再进行辅助化疗。这种模式的优势在于缩短了总治疗时间，减少了患者等待手术的时间，并可能降低放疗的毒副作用。目前，短程放疗联合术后辅助化疗的疗效已在临床试验中得到证实，与长程放化疗相比，其疗效相当，且患者的耐受性更好。

（二）新辅助化疗

1. *单纯化疗*　当前有多项临床试验正在探索单纯新辅助化疗的可行性及其长期生存率，包括对不同分期和类型直肠癌患者的针对性研究。尽管已有初步结果，但关于其长期效果仍需更多数据支持。BACCHUS试验显示，采用三联化疗方案FOLFOXIRI联合贝伐单抗的患者在术后并发症和依从性方面表现良好。在

PROSPECT 研究中，比较了 FOLFOX 与标准放、化疗的效果，结果显示两者的 pCR 率相似，但 FOLFOX 组在治疗依从性和不良反应方面表现更好。FOWARC 研究证实，单独使用 FOLFOX 新辅助化疗能够实现与长程放化疗相似的降期率，同时降低术后并发症发生率。

直肠癌单纯新辅助化疗的研究正在不断推进，尽管目前尚未形成统一的标准治疗方案，但通过不断优化治疗策略和结合新技术，有望提高患者的预后和生活质量。

2. 联合靶向药物　靶向药物如贝伐珠单抗和帕尼单抗等已被纳入新辅助治疗方案中。研究显示，这些药物与传统化疗联合使用，可以显著提高 pCR 率。例如，在某些临床试验中，使用 FOLFOX 化疗方案并联合帕尼单抗的患者，其 pCR 率达到 28%，明显高于未使用靶向药物的组别。尽管联合靶向治疗在短期内提高了 pCR 率，但其对长期生存率的影响仍需进一步观察。现有数据表明，接受新辅助化疗联合靶向药物的患者在术后复发率和生存期方面表现出一定优势，但具体机制和最佳治疗方案尚未完全明确。

（三）新辅助免疫治疗

在一项研究中，dostarlimab（PD-1 抑制剂）单药治疗 dMMR Ⅱ～Ⅲ 期直肠腺癌患者后，所有接受治疗的患者均实现了临床完全缓解（cCR）。新辅助免疫治疗的一个重要优势是能够实现器官保留，避免手术和放疗对生育能力及生活质量的影响。研究显示，部分患者在接受免疫治疗后无须进行手术，且在随访期间未出现疾病进展或复发。

二、全程新辅助治疗

全程新辅助治疗（TNT）是指将辅助化疗提前至术前，从而延长新辅助治疗时间的一种模式。TNT 通常包括诱导化疗、放化疗和巩固化疗 3 个阶段。这种模式的优势在于可以更有效地杀灭肿瘤细胞，提高病理完全缓解率，并可能降低远处转移的风险。

多项临床试验结果表明，TNT 方案可以显著提高 Ⅲ 期结直肠癌患者的生存率。例如，一项名为 PRODIGE 23 的研究比较了 TNT 方案与传统辅助化疗方案在高危 Ⅲ 期结直肠癌患者中的疗效，结果显示 TNT 方案可以显著降低患者的疾病复发风险和死亡风险。

（一）诱导化疗阶段

诱导化疗（INCT）是指将术后辅助化疗提前至新辅助放、化疗之前，旨在早期消除潜在的全身微转移灶，使患者获得更高的完全缓解率，实现肛门器官及功能保留的治疗模式。诱导化疗模式的 TNT 可以为后续的同步放、化疗提供化疗敏感性体内评估的潜在优势，有助于调整同步放、化疗方案，并为跳过同步放、化疗及避免放疗损伤提供了更多可能。

根据患者的具体情况选择合适的化疗药物，如 FOLFOX 方案，作为诱导化疗方案。在诱导化疗过程中，密切监测肿瘤对化疗的反应，以预测后续治疗的敏感性，并及时调整放、化疗药物强度，避免过度治疗。

（二）放、化疗阶段

通过放、化疗（NCRT）降低肿瘤负荷，有助于提高完全（R0）切除率和保肛率，取得临床完全缓解（cCR）的患者有机会豁免手术，通过观察等待（watch and wait）实现器官功能保留。推荐对原发肿瘤和高危区域照射 DT 45～50.4Gy，每次 1.8～2.0Gy，共 25～28 次。放疗过程中同步化疗，包括 5-FU 单药、卡培他滨单药或卡培他滨联合伊立替康双药方案。在经典（传统）长程放化疗后，等待 6～11 周后行手术治疗，可帮助患者从术前放、化疗的毒性中恢复，同时使肿瘤得到充分退缩。

（三）巩固化疗阶段

巩固化疗（CNCT）是指将术后辅助化疗提前至新辅助放、化疗与手术之间，旨在利用放疗的晚期反应和增加全身化疗来提高治疗效果，术前最大程度缩小肿瘤体积、降低肿瘤分期、消除微转移灶。巩固化疗模式的 TNT 可在同步放、化疗治疗后及时评估肿瘤退缩情况，积极调整治疗方案，决定是否继续巩固化疗。此外，对于巩固化疗模式的 TNT，随着巩固化疗周期的延长，患者 pCR 率可能逐步增高，且并未显著增加手术相关并发症和不良事件发生率，这一治疗模式可能有更好的长期预后。

1. 额外化疗　在 NCRT 后的手术间歇期内进行额外化疗，以早期阶段遏制隐匿性微转移灶，提高化疗依从性。

2. 化疗方案选择　巩固化疗方案可采用 FOLFOX、CAPEOX、5-FU/LV 或卡培他滨。

3. 间隔期管理　延长间隔期，等待 6～11 周后行手术治疗，帮助患者从术前放、化疗的毒性中恢复，同时使肿瘤得到充分退缩。

4. 术前再评估　在放、化疗后，需要再次评估 R0 切除的可行性，以决定直肠癌根治术的术式。

三、非手术管理的前景

随着诊断和治疗技术的进步，局部进展期直肠癌的治疗目标已不仅限于提高生存率，也更加关注保留肛门功能和提高患者生活质量。对于部分特定患者，非手术管理逐渐成为一种可行的治疗选择。

临床完全缓解（cCR）是指经过新辅助放、化疗后，直肠癌在临床评估中（包括直肠指检、内镜检查和影像学检查）均无法检测到肿瘤残留。对于获得 cCR 的患者，可以考虑采取非手术管理策略，包括：

1. 密切观察和随访　定期进行直肠指检、内镜检查、影像学检查等，密切监测肿瘤复发情况。

2. 局部治疗　若发现局部复发迹象，可考虑进行局部治疗，如局部切除、放疗、射频消融等。

3. 挽救性手术　若出现远处转移或局部治疗失败，则需要考虑进行挽救性手术。

第三节　结直肠癌新辅助治疗的精准护理

一、结直肠癌新辅助化疗的精准护理

（一）新辅助化疗前的精准护理

1. 治疗前评估　评估患者的既往史、手术史、家族史、生活史和其他与疾病相关的因素，了解患者的发病经过、病程长短及伴随症状评估患者的身体状况，了解相关辅助检查的结果，评估患者对化疗和手术的适应性和耐受力。

2. 临床分期评估　根据临床分期，可以确定患者是否适合接受新辅助化疗。例如，对于 T_3 和（或）N+ 的可切除直肠癌患者，通常推荐术前新辅助化疗。TNM 分期系统如下。

T 分期：评估肿瘤的大小和浸润深度。

N 分期：评估是否存在淋巴转移。

M 分期：评估是否存在远处转移。

3. 高分辨率 MRI 和直肠腔内超声　这些检查可以提供关于肿瘤位置、大小、浸润深度及是否存在环切缘阳性等关键信息。有助于识别潜在的高风险患者，如预测有肿瘤切缘浸润或环状切缘阳性的患者。

4. 生物学特性评估　血清癌胚抗原（CEA）水平：CEA 是一种与结直肠癌相关的肿瘤标志物。研究表明，新辅助治疗前后 CEA 水平的变化可能与肿瘤退缩程度和预后相关。因此，CEA 水平可以作为评估新辅助治疗效果和预测患者预后的一个指标。

5. 微卫星不稳定性（MSI）　MSI 是肿瘤基因组中短串联重复序列长度的改变，与肿瘤的发生和预后密切相关。对于 MSI 的结直肠癌患者，联合免疫治疗可能会取得较好的效果。因此，评估 MSI 状态有助于为患者制订个性化的治疗方案。

6. 心理护理　医护人员应展现同理心，与患者及其家属沟通，详细解释新辅助化疗的治疗方式、流程、预后、注意事项及可能的不良反应，以提高患者对治疗的认识和配合度。通过教育和沟通，帮助患者建立治疗信心，确保新辅助化疗的顺利进行。同时，护理人员应密切关注患者的心理状态，识别不良心理的根源，并提供有效的心理支持，以关心和帮助患者。

7. 叙事护理

（1）准备阶段：充分掌握患者的病情，收集相关信息，预测可能出现的心理问题，并与患者建立良好的互信关系。护士需要熟悉患者的病情，掌握相关知识，能够准确回复患者的问题，并在日常接触中收集患者的生活事件，确定患者最关心的问题或对其影响最大的事件。

（2）问题外化：引导患者叙事，让患者尽情诉说并给予陪伴支持和尊重。问题外化是将人与问题分开，避免为患者贴上负性的标签，增强其面对问题的意愿与能力。

（3）解构：诱导患者回忆以往相似经历，最终是如何克服，找寻能够帮助解决问题的体验。解构是探索问题根源的过程，探索患者自我认同与社会文化关系的过程，弄清问题的来龙去脉，把已经内化的概念外化出来。

（4）改写：根据患者叙事记录，绘制行动蓝图和意义蓝图，用积极事件建立的支线来改写当前的消极主线，帮助患者重整自我，为新生活事件腾出心理空间。

（5）外部见证：当患者进步的时候，让更多的人看到，让这种进步变得真实，增强患者对这个改变的理解和认同，对行为起到强化的作用。

（6）治疗文件：为强化患者的信念，借助某些工具以实现真正的治疗，传统工具可以是奖状、证书、信件，现在可以是微信、短信、电子邮件等形式。

（7）反馈和评价：掌握护理过程中患者的生理变化情况、心理变化情况等，并在一段时间后与患者进行交流引导其自述变化。针对护理效果做出评价，从患者干预效果和护理人员反思两个方面进行，进一步完善叙事护理工作的开展。

8. 新辅助化疗前消化道反应的护理　最常见的消化道反应就是恶心、呕吐，新辅助化疗会对患者的饮食和营养状态产生不良影响，患者内心也会受到影响，医护人员需要积极的鼓励患者克服恐惧。可在化疗前按医嘱使用一些止吐药物，为患者提供饮食指导，告知患者保持饮食清淡易消化，每天饮水3000ml以上，促进排尿，将毒素排出，缓解全身反应。

9. 饮食护理　需要告知患者合理的饮食可以提高机体的免疫力与治疗的耐受性。在饮食中，需要确保多样化，以便及时补充营养，食用低脂肪、高热量、高蛋白食物，饮食以半流食或软食为主。告知患者禁烟禁酒，禁止食用生冷辛辣食物。

（二）新辅助化疗中的精准护理

1. 输注前准备

（1）核对药物与医嘱：严格核对化疗药物的名称、剂量、浓度、给药方法和时间，确保与医嘱一致。检查药物是否新鲜配制，避免使用过期或变质的药物。

（2）患者评估：了解患者的过敏史，对可能产生过敏反应的药物进行预处理。评估患者的血管状况，选择合适的输注部位和血管。

（3）环境准备：保持输注环境的清洁、安静和舒适。准备必要的急救设备和药品，以应对可能出现的紧急情况。

2. 输注中护理

（1）输注操作：遵循无菌操作原则，确保输注过程的安全。使用合适的输注器具，如中心静脉置管，以减轻化疗药物对外周血管的侵蚀和损害。在输注前，先注入少量生理盐水，确认针头在静脉内后再推注化疗药物。输注过程中，密切观察患者的反应，及时调整输注速度和剂量。

（2）病情观察：密切观察患者是否有过敏反应、呼吸困难、心悸等不良反应。注意输注部位是否有红肿、疼痛、渗漏等情况。定期监测患者的生命体征，如体温、脉搏、呼吸、血压等。

（3）心理支持：与患者保持沟通，了解其感受和需求。提供必要的心理支持和安慰，减轻患者的恐惧和焦虑。

3. 输注后护理

（1）病情监测：输注后继续监测患者的生命体征和病情变化。

（2）指标监测：定期检查血常规、肝肾功能等生化指标，评估化疗药物的毒性和疗效。

（3）输注部位护理：保持输注部位的清洁和干燥，避免感染。如有渗漏或红肿等情况，及时处理并报告医师。

（三）新辅助化疗后的精准护理

1. **个人卫生**　保持口腔、皮肤、会阴等部位的清洁干燥，预防感染。

2. **饮食指导**　指导患者选择易消化、低纤维食物，如米饭、面条、蔬菜泥、水果泥等。避免食用易引起腹泻或便秘的食物，例如辛辣刺激性食物、油腻食物、粗粮、豆类、坚果等。进食方式：指导患者少食多餐，细嚼慢咽，避免暴饮暴食。进食后不要立即平卧，可以适当活动，促进消化。

3. **饮水**　鼓励患者多饮水，保持大便通畅。可以饮用温开水、淡茶水、果汁等。避免饮用碳酸饮料、咖啡、浓茶等刺激性饮料。

4. **生活指导**　指导患者进行适当的运动，例如散步、练瑜伽、打太极拳等，以增强体质，提高免疫力。运动量应根据患者的具体情况而定，避免过度劳累。保证充足的睡眠和休息，避免过度劳累。心理上鼓励患者保持积极乐观的心态，增强战胜疾病的信心。可以参加病友互助小组、进行心理咨询等，获得更多的心理支持。

5. 出院指导与随访　向患者及其家属详细交代出院后的注意事项，包括饮食、休息、用药、复查等。建立随访制度，定期对患者进行电话或上门随访，了解患者的康复情况，及时给予指导和帮助。

（四）新辅助化疗后症状的精准护理

1. 骨髓抑制的精准护理　严密监测外周血象变化，每日复查血常规。密切观察患者的体温、脉搏、心率及两肺呼吸音情况，注意有无感染先兆。观察痰液、大小便情况，并注意有无出血倾向，及时留取各项标本送检。患者化疗后免疫功能低下，在出现骨髓抑制时，常会继发感染，应做好保护性隔离措施，卧床休息，限制探视，病室紫外线照射消毒，保持室内适当的温、湿度，工作人员进行各项操作时严格无菌操作。

2. 胃肠道功能的精准护理　结直肠癌患者在接受化疗时，常遭遇肠道功能紊乱，包括恶心、呕吐、腹泻、便秘和肠梗阻。化疗药物可能损伤肠道黏膜，引起腹泻和排便习惯的改变，如便秘或大便变细。此外，患者可能因肠道黏膜受损或肿瘤出血而出现便血。同时，肠道功能的改变也可能导致持续性腹痛和腹胀。

（1）恶心、呕吐的精准护理：化疗后患者出现恶心、呕吐等严重化疗反应，应给予抗呕吐药物对症治疗，同时嘱咐患者家属给予患者生活方面更细心的照顾。由于患者恶心、呕吐，造成食物摄入量不足，可出现脱水及水、电解质紊乱。应定期测血生化检查、及时发现变化，加强营养，给予高热量、高蛋白、高维生素、低盐清淡易消化的饮食，呕吐严重者，服用止吐药或静脉补液。

（2）腹痛和腹胀的精准护理

1）评估与检测：定期评估患者腹痛和腹胀的严重程度、频率和持续时间。监测患者的生命体征，特别是腹部检查，以排除梗阻或其他并发症。

2）药物治疗：根据医嘱，使用抗胆碱药物或抗痉挛药物以减轻胃肠道痉挛和疼痛。对于需要持续疼痛控制的患者，考虑使用阶梯式镇痛方案。对于腹泻或便秘，根据医师指导使用相应的药物进行症状缓解。

3）饮食调整：建议患者保持饮食清淡，避免生冷油腻食物，以减少肠道负担。推荐低残渣饮食，减少膳食纤维的摄入，以减轻肠道负担。小而频繁的餐食，避免大餐，以减少腹胀。定期进行营养评估，结合患者营养状态评估结果，适当增加高蛋白饮食、膳食纤维等食物占比。如果有必要，给予患者口服营养补充品，如高蛋白奶昔、维生素矿物质片剂等，以帮助补充营养需求。

4）肠道管理：鼓励患者保持规律的大便习惯，以预防便秘，这可能加剧腹痛和腹胀。对于便秘患者，可以考虑使用温和的缓泻剂或大便软化剂。

5）体位调整：指导患者采用舒适体位，如膝胸位，以减轻腹部不适。鼓励患者进行适度活动，如散步，以促进肠道气体的排出。

6）非药物疗法：根据患者偏好，使用热敷或冷敷来缓解腹痛。轻柔地按摩腹部，有助于减轻腹胀和促进肠道气体排出。利用针灸对特定穴位进行刺激，促进血液循环，减轻疼痛感。

7）心理支持：倾听患者的情绪表达，理解并接纳其内心感受，给予心理支持。提供心理咨询，帮助患者应对因腹痛腹胀带来的焦虑和压力。教授放松技巧，如深呼吸、冥想和渐进性肌肉放松。

8）教育与指导：教育患者和家属识别腹痛腹胀的加重因素，并采取预防措施。提供关于药物管理、饮食调整和生活方式改变的指导。

（3）腹泻的精准护理

1）评估腹泻的严重程度：密切监测腹泻的频率、量和性状，包括排便次数、性状、颜色、气味等，以及有无腹痛、腹胀、恶心、呕吐等不适。评估患者的脱水症状，如口干、皮肤弹性下降和低血压。记录腹泻情况和任何相关症状，如腹痛、发热等，及时向医师报告，以便调整治疗方案。

2）饮食调整：指导患者合理饮食，提供低纤维、易消化的饮食，避免高纤维、高脂肪和刺激性食物，以减少肠道刺激。根据病情选择合适的饮食种类和进食方式。例如，腹泻患者应进食低纤维、易消化的食物，避免辛辣刺激性食物。

3）补液和电解质平衡：鼓励患者多饮水，必要时静脉补充水分和电解质，以防止脱水和电解质失衡。

4）药物治疗：根据医嘱使用止泻药物，如洛哌丁胺或抗动力药物，以控制腹泻症状，并注意观察药物疗效和不良反应。

5）皮肤护理：由于频繁排便，需特别注意肛周皮肤护理，使用温和无刺激的清洁。

6）患者教育：教育患者识别和避免可能引起腹泻的食物，了解腹泻的自我管理方法。

7）心理支持：帮助患者应对因腹泻带来的不适和生活质量下降，必要时提供心理咨询。

8）感染控制：由于腹泻可能增加感染风险，应加强个人卫生，勤洗手，保持环境卫生，减少感染机会。

9）症状管理：针对腹泻伴随的恶心、呕吐等症状，采取相应的症状管理措施，如使用止吐药物，提供舒适的环境以减少不适。

(4)便秘的精准护理

1)评估便秘的严重程度和相关因素：定期评估患者的便秘症状，包括排便频率、大便的硬度和排便时的困难程度。识别和记录可能引起或加重便秘的因素，如使用的药物（包括化疗药物和止吐药）、活动水平、饮食习惯和心理状态。

2)监测和记录：密切监测患者的排便情况，包括排便量、排便时间、大便的性状和颜色，并及时向医师报告任何异常情况。

3)饮食调整：鼓励患者增加膳食纤维的摄入，如食用各种豆芽、海藻类、醋豆、白萝卜、菠菜等，这些食物都有很好的通便作用。保证足够的水分摄入，建议每日清晨起床后饮温开水400~500ml，以保证机体足够的水分润肠软便。

4)增加身体活动：在患者能力允许的范围内，鼓励进行适度的身体活动，如散步、快走或做健身操等，以促进肠道蠕动。

5)药物治疗：根据医师的指导使用通便药物，但应遵循尽量避免使用、用量尽可能小、不频繁用药、已用泻剂者应设法逐渐停药的原则。观察并记录患者使用通便药物后的效果和任何不良反应。

6)心理支持：提供心理支持，帮助患者缓解因便秘带来的焦虑和压力，教育患者理解便秘的原因和治疗方法。

7)教育和指导：教育患者和家属关于便秘的管理方法，包括饮食调整、增加活动和正确使用通便药物。指导患者养成良好的排便习惯，如在早餐后或清晨起床后无论有无便意都尝试排便。

8)腹部按摩：指导并训练患者或家属学会使用腹部按摩法，以促进肠内容物的通过，帮助排便。

9)预防肠梗阻：指导患者避免食用易引起肠梗阻的食物，如粗粮、坚果、芹菜等，并保持大便通畅。必要时，可遵医嘱使用通便药物或进行灌肠。

(5)肠梗阻的精准护理

1)评估与监测：定期评估患者的肠梗阻症状，包括腹痛、腹胀、恶心、呕吐等，并监测患者的生命体征和营养状态。利用影像学检查如腹部CT或磁共振三维成像，准确判断肿瘤与周边脏器、血管、输尿管的毗邻关系。

2)营养支持：对于完全肠梗阻患者，全胃肠外营养（TPN）是其赖以生存的营养来源，但需根据患者情况谨慎使用。在放置肠梗阻导管的情况下，选择蛋白质制剂或无渣肠内营养制剂，以获得一定效果。

3)药物治疗：使用生长抑素类似物如奥曲肽，有效控制恶心、呕吐症状，优于抗胆碱类药。适当使用阿片类药物如吗啡、芬太尼等强阿片类镇痛药，以及止吐药和抗胆碱药。

4)非手术治疗：对于部分肠梗阻患者，可采用非手术治疗方法，如胃肠减压、抗生素治疗控制感染和毒血症。肠道支架可用于姑息治疗或作为向肿瘤切除手术的过渡，改善梗阻症状。

5）心理支持：提供心理支持，帮助患者缓解因肠梗阻带来的焦虑和压力，教育患者和家属了解疾病和治疗方案。

6）舒缓护理：舒缓护理有助于缓解结直肠癌合并肠梗阻患者的症状，提高患者生活质量。

7）多学科协作：与肿瘤外科、肿瘤内科和消化内科等多学科团队合作，为患者提供全面的肠梗阻管理方案。

（6）饮食的精准护理

1）患者放、化疗期间进食蛋白质和纤维素含量丰富的食物，化疗前30min禁食，避免治疗期间出现恶心、呕吐等症状而影响治疗进程；告知患者放、化疗的重要性及可能出现的不良反应，做好心理准备，一旦出现任何异常、不适，应告知主治医师，接受对症治疗。

2）饮食指导：告知患者化疗期间脂肪摄入量控制在总热量的30%以下，多吃富含膳食纤维的食物，如白菜、韭菜、芹菜等，可刺激肠蠕动，增加排便次数，促使更多有毒物质从粪便中排出。对于癌性病灶向肠腔凸起的患者，肠腔会变窄，当减少膳食纤维摄入量，避免引发肠梗阻，多吃细软、易消化的食物，如豆腐脑、蛋羹、玉米面粥、小米粥等，减少对胃肠道的刺激，促使食物顺利通过肠腔。禁饮浓茶、咖啡、烈酒等，少吃辛辣、燥热的食物。

3）中医饮食调护：①肝气犯胃者，可多吃薏苡仁粥、党参粥等疏肝理气的食物，禁食土豆、芋头、红薯等容易产气的食物。②肾阳虚弱者，可多吃山药粉、高粱粉等细软、温阳、清淡的食物。③脾胃虚弱者，可多吃清淡少渣、温热柔软的食物，如黄芪大枣粥、红枣粥、白扁豆、芡实等，禁食生冷瓜果，少喝冷饮。

3. 神经毒性的精准护理　结直肠癌患者在含铂类药物化疗期间常遭遇神经毒性问题。部分化疗药物，如奥沙利铂，可能会引起周围神经毒性，导致患者出现手脚麻木、刺痛、感觉异常等症状。为监测这一副作用，需定期评估患者的神经功能，包括触觉、痛觉、温度感觉和运动功能。

（1）触觉的精准护理

1）触觉评估：进行定期的神经功能评估，包括使用棉签或木棒评估触觉，使用冷热物体评估温感，以及使用音叉试验评估振感。肌电图可以为临床评估提供补充信息，如感觉神经动作电位幅度逐渐降低，神经传导速度受损，提示轴突受损。

2）症状管理：调整化疗剂量和使用时间间隔是目前限制严重CIPN的有效方法。局部周围神经性疼痛应首选局部治疗方案，如辣椒素贴剂（179mg）、利多卡因贴剂、其他贴剂和凝胶制剂等。

3）非药物治疗：针灸作为辅助方法，安全有效且不良反应发生率低，可以改善和减轻 CIPN 相关症状。冷冻疗法和压迫疗法对治疗紫杉醇诱发的周围神经病变的疗效已有报道，耐受性和安全性良好。

4）药物治疗：离子通道调节剂及抗癫痫药，包括钙镁合剂、普瑞巴林、加巴喷丁、卡马西平等，其中普瑞巴林常用于外周神经痛及癫痫的治疗。神经营养剂，如甲钴胺，能促进卵磷脂形成，对轴突再生起刺激作用。抗氧化剂，如维生素 E 和还原型谷胱甘肽，都是国际上公认的抗氧自由基药物。三环类抗抑郁药包括度洛西汀、去甲替林和阿米替林等。

5）中医治疗：目前有多项临床研究证实中医药对化疗药物所致周围神经毒性具有较显著的疗效。

6）健康教育：教育患者注意手足的保暖，避免接触冷水、冷空气和金属物品等；饮食清淡，忌辛辣刺激性食物；减少四肢皮肤的摩擦；避免从四肢大静脉输注化疗药物，尽量从中心静脉输液；延长静滴给药时间。

7）多学科合作：通过多学科团队合作，包括肿瘤科医师、护士、营养师、物理治疗师等，为患者提供全面的护理。

8）心理支持：为患者提供心理支持，帮助他们应对化疗引起的神经毒性带来的心理压力。

9）治疗调整：根据神经毒性的严重程度调整化疗方案，可能包括减量或换药。密切监测治疗反应和副作用，以平衡疗效和生活质量。

10）安全与预防：指导患者避免可能加重神经毒性的活动，如极端温度暴露。在给予可能导致神经毒性的药物时，采取预防措施，如调整给药速度或预处理。

（2）痛觉的精准护理

1）痛觉评估：定期评估，指导患者避免从事可能加重神经毒性的活动，使用标准化工具如视觉模拟量表（VAS）或数字评分量表（NRS）定期评估患者的疼痛程度。

2）全面评估：评估疼痛的性质（如钝痛、刺痛、烧灼感）、位置、持续时间、诱发因素和缓解因素。

3）神经学检查：对患者进行全面的神经学检查，以识别任何异常的痛觉感知，如痛觉过敏或痛觉减退。

4）药物治疗：①神经营养药物。使用神经营养药物如甲钴胺，以支持神经功能。②抗惊厥药。对于神经病理性疼痛，可以使用抗惊厥药如加巴喷丁或普瑞巴林。③镇痛药。根据疼痛程度使用非甾体抗炎药（NSAID）或阿片类药物进行疼痛控制。

5）非药物治疗：通过物理治疗如热敷、冷敷或电刺激来缓解疼痛。

6）心理支持：提供心理咨询和支持，帮助患者应对疼痛带来的心理压力。

7）放松技术：教授患者放松技术，如深呼吸、渐进性肌肉放松和引导想象。

8）生活方式调整：适度运动，鼓励患者进行适度的体育活动，以减少肌无力和僵硬，同时改善情绪。

9）营养支持：提供营养咨询，确保患者获得足够的营养以支持身体对抗化疗副作用的能力。

10）教育与沟通：①疼痛管理教育。教育患者和家属识别神经毒性的症状，并告知他们何时寻求医疗帮助。②沟通疼痛变化。鼓励患者及时与医疗团队沟通疼痛的变化，以便调整治疗方案。

11）持续监测与调整：①定期复查。定期复查患者的疼痛控制情况，并根据需要调整治疗计划。②副作用监测。密切监测药物治疗的副作用，并及时调整药物剂量或更换药物。

（3）温度感觉的精准护理

1）温度感觉评估：①定期评估。使用温度感觉测试工具，如冷热物体，对患者的四肢远端进行定期的温度感觉评估。记录患者对不同温度刺激的反应，量化温度感觉的变化，以监测神经毒性的程度。②全面评估。结合触觉、痛觉评估，全面了解患者的神经功能状态。

2）症状管理：如果患者出现温度感觉异常，根据症状的严重程度调整化疗方案，包括延长化疗时间、减少药物剂量或暂时停药。

3）保暖措施：指导患者注意手脚的保暖，避免接触凉水、冷空气和金属物品等，以减少温度感觉异常。

4）饮食调整：建议患者饮食清淡，避免辛辣刺激性食物，以降低对神经的进一步刺激。

5）皮肤护理：减少四肢皮肤的摩擦，避免涂抹刺激性液体或油膏，保护皮肤免受外界刺激。

6）静脉输注：避免从四肢大静脉输注化疗药物，尽量从中心静脉输液，延长静滴给药时间，以减少神经毒性。

7）药物治疗：离子通道调节剂及抗癫痫药，如普瑞巴林、加巴喷丁等，用于缓解神经痛。

8）神经营养剂：如甲钴胺，促进神经修复。①抗氧化剂：如维生素 E 和还原型谷胱甘肽，减轻氧化应激损伤。②三环类抗抑郁药：如度洛西汀，改善神经疼痛。

9）中医治疗：运用中医药进行调理，如补阳还五汤、温经汤等，以及温针或艾灸，以改善神经功能。

10）心理支持：为患者提供心理支持，帮助他们应对化疗引起的神经毒性带来的心理压力。

（4）运动功能的精准护理

1）运动感觉评估：①定期神经功能检查。包括肌力测试和腱反射检查，评估患者的运动功能状态。②量化评估。使用标准化量表，如肌肉力量评分或握力测试，量化肌力水平。③运动功能监测。监测患者的日常活动能力，如行走、抓握和精细动作控制，以评估运动功能的影响。

2）药物治疗：①神经营养药物，如甲钴胺，促进神经修复和功能恢复。②抗惊厥药，如普瑞巴林和加巴喷丁，用于缓解神经病理性疼痛。③三环类抗抑郁药，如度洛西汀，改善周围神经毒性所致神经疼痛。

3）非药物治疗：①物理治疗。包括热疗、电刺激和功能性电刺激，以改善肌肉力量和功能。②职业治疗。提供日常生活技能训练，帮助患者适应运动功能限制。

4）心理支持：提供心理咨询，帮助患者应对神经毒性带来的心理压力。

5）生活方式调整：适度运动，鼓励患者进行适度的体育活动，以减少肌无力和僵硬。

6）营养支持：提供营养咨询，确保患者获得足够的营养以支持身体对抗化疗副作用的能力。

7）教育与沟通：疼痛管理教育，教育患者和家属识别神经毒性的症状，并告知他们何时寻求医疗帮助。

8）沟通疼痛变化：鼓励患者及时与医疗团队沟通疼痛的变化，以便调整治疗方案。

9）多学科团队合作：多学科团队（MDT）管理，通过MDT的方法，为患者提供全面的护理。

10）持续监测与调整：①定期复查。定期复查患者的疼痛控制情况，并根据需要调整治疗计划。②副作用监测。密切监测药物治疗的副作用，并及时调整药物剂量或更换药物。

二、结直肠癌新辅助放疗的精准护理

放疗期间，护理重点在于针对不同转移部位进行症状管理和并发症预防。例如，脑转移患者需要密切监测神经系统体征变化，预防和处理颅内压增高，并做好癫痫发作的预防和护理；骨转移患者需要进行疼痛管理，预防病理性骨折，指导安全活动，并进行功能锻炼和康复治疗；肝转移患者需要观察肝功能变化，预防和处理肝性脑病；肺转移患者则需要进行呼吸道护理，氧疗支持，并鼓励进行呼吸功能锻炼。

此外，放疗护理还包括皮肤护理、胃肠道反应管理和其他并发症的处理。皮肤护理应保持照射区域清洁干燥，避免摩擦和刺激；针对恶心、呕吐、食欲减退等胃肠道反应，可给予止吐药物、少食多餐、易消化饮食等；针对疲乏、乏力、骨髓抑制等其他不良反应，则需要进行对症支持治疗。

（一）放疗前的准备

1. 生活质量评估　采用癌症患者生活质量核心量表（EORTC, QLQ-C30）评估。包括30个条目，分为15个领域：5个功能领域（躯体、角色、认知、情绪和社会功能）、3个症状领域（疲劳、疼痛、恶心呕吐）、1个总体健康状况和6个单一条目（气促、失眠、便秘、腹泻、经济困难和食欲丧失），各维度标准化得分0~100分。

2. 整体状况评估　评估患者的营养状况、基础疾病、长期服用的药物、影响肠道功能恢复的因素、发热、腹痛、腹胀等症状，以及患者的心理状态、依从性、经济状况和社会支持等。

3. 分离部位评估　患者平卧位，根据时钟法评估分离的位置，测量皮肤与黏膜分离的深度和宽度；观察伤口床颜色、组织类型及渗出液的颜色、性状、量和气味；观察伤口边缘有无浸渍、溃疡、潜行、窦道、内卷等；评估造口周围皮肤有无浸渍等现象；评估疼痛的强度、性质、出现频率、疼痛加重与缓解的因素，以及疼痛对患者生活质量的影响；必要时请医师评估分离部位是否与腹腔相通、是否存在肠瘘，并建议进行相应的影像检查。

4. 皮损损伤分层处理　动态予以患者国际抗癌联盟（UICC）急性放射性皮炎分级标准评估：0级、1级者，注重皮肤干燥的保持，坚持上述皮肤管理；2级、3级、4级者，规范对皮肤保护剂的应用，遵医嘱于破损皮肤处使用相关药物；若有皮肤感染出现，遵医嘱予以抗生素，并展开伤口护理；皮肤有破损时，当前皮肤上使用的所有产品停用，遵医嘱给予相关药物治疗。

5. 记录与评估　放疗前，予以患者皮肤档案立，详细记录个人信息、放疗疗程、皮肤状况等信息，同时展开放射性皮炎的风险因素评估，包括皮肤过敏史、肥胖等。整个放疗周期，动态予以患者皮肤状态评估，存在危险因素的患者每周至少进行2次评估，患者有放射性皮炎相关症状出现时，每天进行评估。

6. 健康宣教　向患者主动介绍疾病健康知识，下发宣传手册，确保宣教内容简单易懂，并在走廊内设置宣传栏等。向患者解释放疗的目的、过程、可能的副作用和预期效果，帮助患者减轻焦虑。放射治疗前告知患者放疗可能出现腹痛、腹泻、便血、大便次数增多、里急后重、肛门坠胀刺痛等不良反应，而非病情进一步发展，以减轻患者心理负担。指导患者注意休息，避免疲劳，保持充足的睡眠，养成按时排便的良好习惯，避免进食对肠壁有刺激性的食物，积极防治便秘，保持患者照射野肛周皮肤卫生，便后用温水洗净、擦干，每日观察肛周皮肤情况，可局部应用药用软膏保护肛周皮肤。向患者耐心解释放射性皮炎的发生原因、危险因素、症状等，指导患者正确对放疗进行规范配合，制作放射性皮炎健康管理手册进行发放,指导患者多学习有关皮肤自我管理方面的知识。

7. **饮食指导** 评估患者的营养状态,提供个性化的营养支持计划。化疗前前给予高蛋白、高热量、高维生素、易消化的少渣饮食,必要时静脉输入营养液。多食用富含维生素 B_2 和维生素 C 的食物,清淡饮食。指导患者戒烟戒酒,避免食用过烫、过酸、辛辣和粗糙易损伤口腔黏膜的食物。

8. **皮肤护理**

(1) 规范化清洁:患者放疗部位皮肤有污渍、汗液等出现时,可通过淋浴喷头实施轻柔冲洗,或通过温热的纸巾、棉柔巾进行擦拭。清洁时,不可对放疗部位皮肤进行摩擦、揉搓等动作,且清洁时不使用清洁产品,不可高频次清洁。

(2) 皮肤保护剂规范应用:放疗前后,予以患者皮肤保护剂,涂抹时轻拍抹匀,不可用力摩擦。

(3) 日常皮肤管理:放疗期间,指导患者穿着柔软、宽松的纯棉衣物,避免对放射部位进行抓挠,不可于放射部位皮肤处使用刺激性的药物、化妆品,也不可使用黏合剂、胶带,避免对放射部位皮肤实施加热垫、冰块冷敷。放疗结束后,可指导患者进行全身淋浴,但3个月内仍需注重放疗部位皮肤保护。

9. **心理支持** 为患者提供心理咨询和支持,帮助他们理解治疗过程,减轻焦虑和恐惧情绪。教授患者情绪调节技巧,如放松训练、正念冥想等,以帮助缓解不良情绪。主动掌握患者入院后的心理情绪变化情况,予以患者个性化心理安慰和负性情绪指导,并给予一定的心理支持,以增强患者的求生信念感,积极配合放疗治疗。

(二) 放疗中的护理

1. **放疗中评估** 评估有无出现放疗药物的毒性反应及反应程度,如胃肠道反应、皮肤黏膜损伤,骨髓抑制和重要器管的功能损害等。放疗期间要加强观察,尽早发现各种器官功能损害的症状,及时告知医师并对症处理严重者暂停放疗。

2. **造血系统抑制的护理** 在放疗过程中,造血系统抑制会比较严重,其中白细胞明显下降,容易导致感染的发生。需要对患者的血象变化情况进行密切观察,每周检查血象与血常规情况。针对血小板与白细胞过低的情况,需要及时暂停放射治疗,并给予促进白细胞上升药物治疗。并确保病房的干净整洁,每天按时对其进行消毒处理。同时,确保病房的通风,告知患者尽量少去公共场合,适当的添加衣服,确保身体保暖,并合理的休息,及时补充营养。

3. **皮肤护理** 其局部皮肤会结合患者实际接收到差异化照射剂量,因此需以具体皮肤表现确定合适的皮肤护理方案,将皮损不适症的发生率降到最低水平。对于照射剂量≥20Gy的情况,多呈现出发热、潮红表现,需结合实际嘱患者穿宽松、柔软的衣物,以免因摩擦加重皮肤损伤。对于照射剂量≥40Gy的情况,以干燥、紧绷表现为主，嘱患者严禁抓挠，适当使用刺激性低的护肤品或止痒药物，避免带来较大刺激性影响。对于照射剂量≥50Gy的情况，以水肿现象为主，可联合红外线照射有效缓解水肿问题，预防溃疡、坏死的情况。对于照射剂量≥60Gy的情况，以充血、水肿，甚至溃疡、出血为主要表现，遵医嘱使用外用药物，给予针对性处理，避免引发感染。密切监测患者是否出现放疗相关的症状，如疲劳、皮肤反应、消化道症状等，并及时处理。

4. 营养支持　提供营养咨询，鼓励患者摄入高蛋白、高热量、富含维生素的饮食，以减轻放疗副作用。放疗期间患者要充分休息，如同放疗前一般均衡营养进食，但应避免食用辛辣、酸性和粗糙类食物，以防刺激喉咙。

5. 健康指导　放疗时不可佩戴手表、首饰、义齿、钥匙等含金属的物质，若患者存在咳嗽等症状，需要在放疗前口服镇咳剂，保障患者在放疗过程中保持平静呼吸。

6. 体位　放疗期间需为患者摆放舒适且合适的体位，叮嘱患者不得随意乱动，必要时可予以镇静药或镇痛药。

7. 心理支持　放疗期间，要及时了解患者的心理状态，而后针对性予以情绪疏导，确保患者能顺利完成治疗。

（三）放疗后的护理

1. 定期随访　向患者及其家属强调复查时间，定期进行随访检查，包括直肠指诊、肠镜、直肠MRI等，以评估治疗效果和监测可能的复发。叮嘱患者多喝水，做好皮肤保护工作，科学饮食，发现问题及时咨询医护人员。

2. 皮损护理　定期检查放疗后的皮肤状况，一旦发现任何异常，需及时通知医师并给予相应处理。告知患者需要尽量穿纯棉内衣与内裤，以避免衣服对皮肤的刺激。同时，需要确保会阴皮肤的清洁与干燥，可以采用温水对放射野皮肤进行轻轻地擦洗，告知患者避免使用肥皂擦洗。针对会阴皮肤出现红斑或瘙痒等刺激症状，需要采用滑石粉或痱子粉止痒。

3. 手足综合征的护理　患者可以同时服用维生素B_6。为患者进行生活指导，减少手部和足部受到的摩擦，外出戴口罩和帽子，减少阳光直射，使用乳霜缓解皮肤脱屑和溃疡。局部使用抗生素避免破裂水疱造成感染。

4. 放射性直肠炎的护理　对患者排便次数、排便量、性状等进行观察与记录，告知患者这是放射治疗的不良反应，消除不良心理，并指导患者合理饮食。加强肛周皮肤护理，每天可用高锰酸钾坐浴，以促进局部血液循环，并可减轻疼痛。药物保留灌肠可以使药物和病变部位直接接触，是治疗放射性直肠炎行之有效的方法。应选择较细的导管，插入肛门—注入药物，整个过程操作轻柔，尽可能保留灌肠后药物在肠腔内停留时间。一般直肠前壁受照射剂量较大，因此灌肠后应嘱患者俯卧位，尽量保持更长时间。

5. 泌尿系统反应　放疗可能引起尿频、尿急、尿痛等泌尿系统症状。鼓励患者多饮水，保持会阴部清洁卫生。出现明显不适时，及时就医，进行尿常规等相关检查。

6. 营养支持　充足的营养对皮肤修复至关重要，以富含维生素、矿物质和抗氧化剂食物为主，摄入足够水分，增强机体抵抗力。

7. 功能锻炼　经过放射治疗的皮肤存在血液阻滞等不良反应，易对机体代谢速率造成不良影响。因此，需强化手臂、肩关节的锻炼，加速机体血液回流，促进皮肤抵抗力提升。同时与患者运动习惯结合，联合慢运动、有氧运动等综合锻炼方式促进患者代谢，加速皮损恢复。

8. 心理干预

（1）认知行为疗法：通过识别和改变患者的消极思维模式，帮助他们建立更加积极的认知框架，从而减轻焦虑和抑郁症状。

（2）支持性心理疗法：提供安全空间，让患者表达自己的感受和担忧，同时获得情感支持和理解。

（3）放松训练和应激管理方案：可以教导患者掌握减压技巧，如深度呼吸练习、逐步肌肉松弛法及正念冥想，有助于患者达到身心平静状态，有效缓解紧张、焦虑情绪，提升其整体心理健康水平。

（4）家庭和社会支持：鼓励家庭成员参与护理，提供情感支持和实际帮助，减轻患者的孤独感；建立和谐的护患关系，更有助于帮其解决心理问题；出院时，告知患者注意事项，嘱其保持健康饮食和生活习惯，适当进行锻炼，定期与患者进行沟通。

9. 性生活指导　告知患者放疗对生育功能和性功能可能的影响，并提供相应的咨询和指导。

第 9 章

胃肠恶性肿瘤靶向及免疫治疗

第一节 概 述

胃肠恶性肿瘤是全球最常见的恶性肿瘤之一，主要包括胃癌、结直肠癌、胃肠神经内分泌肿瘤、胃肠间质瘤、胃肠淋巴瘤等，在全球的发病率和死亡率位居前列。目前，胃肠恶性肿瘤的治疗主要包括外科手术、放疗及包括化疗、靶向治疗和免疫治疗在内的全身治疗。手术切除依旧是主要手段。尽管辅助与新辅助放、化疗已取得一定进展，但仍有一部分患者面临远处转移及治疗耐药的问题。为了进一步提升胃肠道癌症患者的预后，迫切需要创新的治疗策略。在此背景下，靶向及免疫治疗凭借其革命性的潜力，逐渐在癌症治疗中占据重要地位。

一、定义

（一）靶向治疗

靶向治疗是利用瘤细胞与正常细胞分子生物学差异，针对细胞癌变环节，以细胞受体、关键基因和调控分子为靶点，设计药物阻断与肿瘤发生相关的信号传导通路，从而抑制肿瘤生长和转移。

（二）免疫治疗

肿瘤免疫治疗通过消除免疫抑制信号，激活免疫细胞功能，利用免疫系统平衡机制让免疫细胞攻击肿瘤细胞。免疫治疗作为一种前沿的治疗方法，近年来在胃肠道肿瘤领域的研究与突破带来了颠覆性的变革。然而，在胃肠道癌症治疗的领域中，免疫调节的具体机制仍未完全揭示。因此，免疫疗法在癌症治疗中的地位愈发重要且值得深入探究。

二、胃肠常见恶性肿瘤

（一）胃癌

胃癌是指原发于胃的上皮源性恶性肿瘤，也是最常见的恶性肿瘤之一，可发生于胃的任何部位，但50%以上病例发生于胃窦部，胃大弯、胃小弯及前后壁均可受累。

（二）结直肠癌

结直肠癌又称大肠癌，是常见的消化道恶性肿瘤，主要包括结肠癌和直肠癌。

（三）胃肠道神经内分泌肿瘤

胃肠道神经内分泌肿瘤起源于胃肠胰腺的弥散神经内分泌细胞，是一组异质性很强的肿瘤。其可发生于消化道的任何部位，包括胃、十二指肠、小肠、结直肠和胰腺等。胃肠道神经内分泌肿瘤的生物学行为多种多样，从惰性生长到高度侵袭性的恶性肿瘤。

1. 分级　为了更好地评估肿瘤的恶性程度和预后，世界卫生组织（WHO）制定了胃肠道神经内分泌肿瘤的分级系统，主要依据肿瘤的增殖活性进行分级。

（1）G1级（低度恶性）：Ki-67指数≤2%，或每10个高倍视野中的核分裂数＜2个。这类肿瘤通常生长缓慢，预后较好。

（2）G2级（中度恶性）：Ki-67指数3%～20%，或每10个高倍视野中的核分裂数2～20个。这类肿瘤的侵袭性较G1级高，预后居中。

（3）G3级（高度恶性）：Ki-67指数＞20%，或每10个高倍视野中的核分裂数＞20个。这类肿瘤生长迅速，侵袭性强，易发生转移，预后较差，常被称为神经内分泌癌（NEC）。

2. 流行病学和病理生理学　近年来，胃肠道神经内分泌肿瘤的发病率呈上升趋势。根据美国SEER数据库的统计，其发病率已从1973年的1.09/10万上升到2004年的5.25/10万。胃肠道神经内分泌肿瘤的发生发展涉及多种分子机制，包括基因突变、表观遗传改变和微环境因素等。

3. 临床表现和诊断　胃肠道神经内分泌肿瘤的临床表现取决于肿瘤的部位、大小、分化程度和是否分泌激素。部分肿瘤可分泌激素，引起相应的临床症状，如胰岛素瘤可导致低血糖，胃泌素瘤可导致消化性溃疡等。胃肠道神经内分泌肿瘤的诊断主要依靠影像学检查（如CT、MRI、PET/CT等）和内镜检查，病理活检是确诊的金标准。

（四）胃肠道间质瘤

胃肠道间质瘤（GIST）是一种起源于胃肠道间叶组织的罕见肿瘤，最常发生于胃部和小肠。其发病与Cajal间质细胞（ICC）的基因突变密切相关，ICC负责胃肠道的节律性收缩。GIST仍具有个体差异性，精准的风险分级评估对于制订个体化治疗方案至关重要。

1. NIH风险分级系统　美国国立卫生研究院（NIH）制定了GIST的风险分级系统，该系统主要基于肿瘤的大小、核分裂象和肿瘤部位3个因素，将GIST分为极低危、低危、中危和高危4个级别（见表9-1）。

表 9-1　NIH 风险分级系统

风险级别	肿瘤大小 /cm	核分裂象 /50HPF	肿瘤部位
极低危	≤2	≤5	胃
低危	≤2	>5 或 2～5cm	胃
中危	>5	≤5	胃
	≤5	>5	胃、小肠、结直肠、食管、腹膜后
	>5	≤5	小肠、结直肠、食管、腹膜后
高危	>5	>5	胃、小肠、结直肠、食管、腹膜后
	>10	任何核分裂象	胃、小肠、结直肠、食管、腹膜后

2. 流行病学　GIST 的年发病率为 10～20/100 万，多见于 50～70 岁人群，男女发病率相似。

3. 病理生理学　绝大多数 GIST 发生发展均与 *KIT* 或 *PDGFRA* 基因突变有关。这些基因编码酪氨酸激酶受体，其异常激活导致细胞不受控制地增殖和分化，最终形成肿瘤。

4. 基因检测和分子分型　基因检测可以识别 GIST 患者的特定基因突变类型，从而指导个体化治疗方案的选择，预测患者对靶向药物的敏感性和耐药性，并监测疾病进展。

（五）胃肠道淋巴瘤

胃肠道淋巴瘤是原发于胃肠道淋巴组织的恶性肿瘤，其发病率近年来呈上升趋势。包括胃淋巴瘤、小肠淋巴瘤、免疫缺陷相关淋巴瘤及其他部位的淋巴瘤，比较少见，多为非霍奇金淋巴瘤，B 细胞多见。胃肠道淋巴瘤中以胃淋巴瘤发病率最高，其次为小肠和结肠淋巴瘤。由于胃肠道淋巴瘤的病理类型多样，临床表现复杂，精准的诊断和治疗显得尤为重要。

世界卫生组织（WHO）淋巴瘤分类是目前最常用的淋巴瘤分类系统，它根据淋巴瘤的细胞来源、形态学、免疫表型、遗传学特征和临床表现等因素，将淋巴瘤分为多种亚型。以下是胃肠道常见的淋巴瘤类型。

1. 弥漫大 B 细胞淋巴瘤（DLBCL）　是胃肠道最常见的淋巴瘤类型，具有侵袭性，需要及时治疗。

2. 黏膜相关淋巴组织淋巴瘤（MALT 淋巴瘤）　主要发生于胃，与幽门螺杆菌感染密切相关。早期 MALT 淋巴瘤可以通过根除幽门螺杆菌治疗。

3. 滤泡性淋巴瘤（FL）　一种惰性淋巴瘤，进展缓慢，早期可能不需要治疗。

4. 套细胞淋巴瘤（MCL） 一种侵袭性淋巴瘤，预后较差。

5. 伯基特淋巴瘤 一种高度侵袭性淋巴瘤，多见于儿童和青少年。

第二节 胃肠肿瘤靶向及免疫治疗新进展

一、晚期胃癌靶向及免疫治疗新进展

（一）靶向治疗

晚期胃癌的靶向治疗旨在抑制肿瘤生长和转移，其主要策略是针对肿瘤细胞的特定分子异常进行干预。随着对胃癌分子机制研究的深入，越来越多的靶向药物被开发并应用于临床，为晚期胃癌患者带来了新的希望。

靶向药物主要针对的关键靶点包括：①人表皮生长因子受体2（HER-2），过表达会促进肿瘤细胞增殖和转移；②血管内皮生长因子受体（VEGFR），参与肿瘤血管生成，为肿瘤提供营养和氧气；③ Claudin 18.2（CLDN18.2），一种在多种肿瘤中过表达的细胞黏附分子；④成纤维细胞生长因子受体（FGFR），异常激活会促进肿瘤生长和转移；⑤间质上皮转化因子受体（MET），同样参与细胞生长、增殖和侵袭过程。通过阻断这些关键靶点的信号通路，可以有效抑制肿瘤生长，为晚期胃癌患者带来新的治疗选择和希望。

1. 抗HER-2治疗

（1）HER-2靶向治疗在晚期胃癌的治疗中取得了显著进展。曲妥珠单抗的ToGA试验确立了其与化疗联合使用作为HER-2阳性晚期胃癌的一线治疗方案，有效改善了患者的总生存期（OS）和无进展生存期（PFS）。此外，TKI抑制剂如拉帕替尼和图卡替尼也显示出良好的临床潜力，前者与化疗联合使用可提高PFS和OS，而后者在临床前及早期试验中表现出显著的抗肿瘤活性，目前MOUNTAINEER-02试验正在评估其作为二线治疗的效果。

（2）德曲妥珠单抗（DS8201）作为一种抗体-药物偶联物，在HER-2阳性转移性胃癌的后期治疗中展现出显著疗效，DESTINY-Gastric01和DESTINY-Gastric02试验均证实了其在OS和PFS方面的优势。目前，DESTINY-Gastric03和DESTINY-Gastric04试验正在探索T-DXd在早期治疗及联合免疫治疗中的潜力。

（3）曲妥珠单抗与免疫检查点抑制剂（如帕博利珠单抗）的联合应用也展现出希望，在KEYNOTE-811试验中，中期分析显示PFS显著改善。这些创新疗法为HER-2阳性晚期胃癌患者提供了更多治疗选择，提升了临床疗效。

2. 抗血管生成治疗

（1）雷莫芦单抗（ramucirumab）是针对血管内皮生长因子受体2（VEGFR2）

的单克隆抗体，已被证明在晚期胃癌的二线治疗中有效。RAINBOW 和 REGARD 两项关键临床试验显示，雷莫芦单抗联合紫杉醇显著改善了患者的总生存期（OS）和无进展生存期（PFS）。在 RAINBOW 试验中，雷莫芦单抗与紫杉醇联合使用的组别中，中位 OS 达到了 9.6 个月，相较于单独使用紫杉醇组的 7.4 个月有显著提升，同时 PFS 也从 2.9 个月提高至 4.4 个月，这为晚期胃癌的二线治疗确立了新的标准。

（2）阿帕替尼是一种针对 VEGFR 2 的小分子酪氨酸激酶抑制剂（TKI），在晚期胃癌的治疗中显示出良好的疗效。根据一项重要的Ⅲ期临床研究，阿帕替尼被用于化疗后复发的晚期胃癌及胃食管结合部腺癌患者。该研究纳入了 273 例患者，结果表明，阿帕替尼组的中位总生存期（mOS）为 6.5 个月，而安慰剂组为 4.7 个月，显示出显著的生存获益（HR=0.709，$P < 0.0156$）。

（3）抗 VEGF 治疗为晚期胃癌患者提供了多样化的治疗选择，临床疗效得到了提升，为改善患者预后带来了希望。未来的研究将继续聚焦于优化这些靶向治疗方案，以期为更多患者提供有效的治疗策略。

3. 靶向 Claudin 18.2　Claudin 18.2 靶向治疗在晚期胃癌的治疗中展现出新的希望，特别是通过针对 CLDN18.2 的药物开发。Zolbetuximab 是一种针对 CLDN18.2 的嵌合 IgG1 单克隆抗体，已在多项临床试验中显示出显著的疗效。FAST、SPOTLIGHT 和 GLOW 试验均证实，Zolbetuximab 联合化疗能够显著改善患者的总生存期（OS）和无进展生存期（PFS）。在 SPOTLIGHT 试验中，与安慰剂加 mFOLFOX6 相比，Zolbetuximab 加 mFOLFOX6 治疗组的中位 OS 和 PFS 均有显著延长。这一结果表明，Zolbetuximab 可能成为 HER-2 阴性、CLDN18.2 阳性的晚期胃癌患者的一线治疗新选择。

此外，其他针对 CLDN18.2 的治疗策略也在积极开发中，包括 CLDN18.2 特异性 CAR T 细胞、双特异性抗体和抗体-药物偶联物（ADC）等。这些新兴疗法旨在通过不同机制增强对肿瘤细胞的靶向杀伤能力，进一步提高晚期胃癌患者的治疗效果。例如，双特异性抗体能够同时靶向 CLDN18.2 和其他肿瘤相关抗原，从而增强免疫系统对肿瘤细胞的攻击。此外，CAR T 细胞疗法则利用基因工程技术改造 T 细胞，使其能够识别并攻击表达 CLDN18.2 的肿瘤细胞。

Claudin 18.2 靶向治疗为晚期胃癌患者提供了新的可能性，通过 Zolbetuximab 及其他新型疗法的结合应用，有望显著改善患者的预后。随着临床研究的深入，这些靶向治疗策略将可能成为晚期胃癌管理的重要组成部分。

4. 靶向 FGFR 和 MET　FGFR 抑制剂在晚期胃癌的靶向治疗中正在受到越来越多的关注。AZD4547、Futibatinib 和 Bemarituzumab 等 FGFR 抑制剂目前正在进行临床评估。其中，Bemarituzumab 在 FIGHT 试验的事后分析中显示出显著的总生存期（OS）获益，为 FGFR 靶向治疗提供了重要的临床证据。

c-MET 抑制剂方面，尽管 c-MET 抑制剂在临床前研究中显示出良好的抗肿瘤潜力，但迄今为止的临床试验结果并不理想。例如，沃利替尼（Volitinib）作为一种高选择性 c-MET 抑制剂，在一系列临床前模型中表现出对 c-MET 过度表达或基因扩增肿瘤的抑制作用。然而，其在临床试验中的疗效尚未达到预期，尤其是在晚期胃癌患者中的应用仍需进一步验证。

此外，其他 c-MET 抑制剂如伯瑞替尼和赛沃替尼等也在积极研发中。伯瑞替尼已被批准用于治疗具有 MET 外显子 14 跳跃突变的非小细胞肺癌（NSCLC），其在相关患者中的客观缓解率（ORR）达到 75%，显示出良好的疗效。尽管如此，整体来看，c-MET 靶向治疗仍面临耐药机制和不良反应等挑战，这使得其在晚期胃癌中的应用前景依然复杂。

FGFR 和 c-MET 抑制剂的研究为晚期胃癌患者提供了新的靶向治疗方向，但仍需更多的临床数据支持其有效性和安全性，以便更好地指导临床实践。

总而言之，晚期胃癌的靶向治疗取得了令人鼓舞的进展，多种新型药物和联合治疗策略正在改善患者的预后。然而，耐药机制、异质性等挑战依然存在，需要进一步研究以优化治疗策略并开发下一代疗法。

（二）免疫治疗

胃癌治疗近年来取得了显著进展。过去，转移性胃癌的单独化疗预后较差，但免疫疗法，尤其是针对程序性死亡受体-1（PD-1）的药物（如纳武单抗和帕博利珠单抗），显著改善了治疗结果。近年来，中国国产的 PD-1 抑制剂，如信迪利单抗和替雷利珠单抗也显示出良好的临床效果，显著提高了患者的客观缓解率、无进展生存期和总生存期。

最新研究显示，新辅助免疫治疗，尤其是双重免疫治疗联合方案，展现出良好的疗效。例如，近期一项名为 DANTE 的临床试验初步结果显示，在围手术期化疗的基础上联合应用免疫治疗药物 Atezolizumab，可以显著提高 GEA 患者的病理完全缓解率（pCR）。pCR 是指经过新辅助治疗后，肿瘤在病理检查中完全消失，是评估新辅助治疗效果的重要指标，通常与患者的长期生存率相关。此外，多项研究表明，新辅助免疫治疗的安全性良好，患者能够耐受治疗并顺利接受手术，同时，新辅助免疫治疗还能提高肿瘤的根治性切除率，降低术后复发风险。

尽管新辅助免疫治疗取得了令人鼓舞的成果，但仍有一些问题亟待解决。例如，DANTE 试验也存在一些局限性，例如 pCR 评估的标准存在争议，且目前缺乏足够长的随访时间来评估免疫治疗对患者总生存期的影响。此外，如何确定最佳的免疫治疗联合方案和治疗周期，如何筛选更精准的生物标志物以指导个体化治疗，这些问题都有待进一步研究。

1. 一线治疗方面　多项临床试验表明，将抗 PD-1 药物与标准化疗相结合，可以改善晚期胃癌、胃食管结合部腺癌和食管腺癌患者的预后。

ORIENT-16 研究显示，信迪利单抗与 XELOX 方案联合用于治疗晚期胃癌/胃食管结合部腺癌患者，结果显示总体人群的客观缓解率（ORR）为 58.2%，在 PD-L1 CPS 评分≥5 分患者中，ORR 高达 72.8%。此外，该研究还报告了中位无进展生存期（mPFS）为 7.7 个月，中位总生存期（mOS）为 18.4 个月，均显著优于单纯化疗。替雷利珠单抗在 RATIONALE 306 研究中也显示出积极的结果，与化疗联合使用时，显著改善了食管鳞癌患者的总生存期和无进展生存期。这些数据表明，国产 PD-1 抑制剂在晚期胃癌的治疗中具有良好的前景，并且为患者提供了更具成本效益的治疗选择。

PD-L1 检测在胃癌治疗中至关重要。尽管美国 FDA 批准的联合疗法通常不考虑 PD-L1 状态，临床指南（如 NCCN 和 ASCO）建议在 CPS 评分为 5 分或更高的患者使用纳武单抗和帕博利珠单抗。这是因为 PD-L1 表达水平较高的患者似乎能够获得更大的生存获益。研究表明，CPS 评分≥5 分的患者在接受抗 PD-1 治疗时，其总生存期和无进展生存期都有显著改善。在中国，除了纳武单抗和帕博利珠单抗外，其他抗 PD-1 药物如信迪利单抗、替雷利珠单抗和舒格利单抗也显示出良好的临床效果。例如，信迪利单抗在 ORIENT-16 试验中与化疗联合使用，结果显示患者的总生存期和无进展生存期均有显著提高。替雷利珠单抗在 RATIONALE 306 试验中也表现出与化疗联合时的良好反应率，进一步证明了其在晚期胃癌中的应用潜力。舒格利单抗作为新兴的免疫治疗选择，也在多项临床试验中显示出积极的疗效。这些数据进一步支持了在高 PD-L1 表达患者中优先使用免疫治疗的策略，从而为晚期胃癌患者提供了更有效的治疗选择。通过对 PD-L1 状态的评估，医师可以更好地制订个体化治疗方案，提高患者的整体生存率和生活质量。

为了更好地预测免疫治疗的疗效，除了 PD-L1 表达水平，其他生物标志物也逐渐受到关注。例如，肿瘤突变负荷（TMB）被认为与免疫治疗的疗效相关，TMB 越高，患者对免疫治疗的反应可能越好。此外，错配修复缺陷（dMMR）/微卫星不稳定性（MSI-H）也是预测免疫治疗疗效的重要标志物，dMMR/MSI-H 的肿瘤细胞更容易被免疫系统识别和攻击，因此对免疫治疗的反应更好。

具有高度微卫星不稳定性（MSI-H）的胃癌对单药抗 PD-1 治疗的反应非常良好。指南可能很快会建议将这些药物作为一线治疗方案，特别是针对 MSI-H 患者，而无须考虑 CPS 评分。这是因为研究表明，MSI-H 患者通常在接受抗 PD-1 治疗时能够获得显著的生存获益，且其肿瘤的免疫原性较强，能够有效激活免疫系统。这一进展为 MSI-H 胃癌患者提供了新的治疗选择，可能会改变其临床管理策略。

除了 PD-1 抑制剂外，其他免疫治疗方法也在胃癌治疗中展现出潜力。例如，靶向细胞毒性 T 淋巴细胞相关抗原 4（CTLA-4）的药物，如伊匹单抗，可以与

PD-1抑制剂联合使用，进一步增强抗肿瘤免疫反应。此外，CAR-T细胞疗法等新型免疫治疗策略也正在临床试验中进行评估，有望为胃癌患者带来新的治疗希望。

2. 二线治疗方面　在胃癌的二线治疗中，抗PD-1药物与化疗相比并未显示出显著的优势。尽管抗PD-1治疗在某些患者群体中可能具有一定的疗效，但整体而言，其生存获益尚未超越传统化疗方案。因此，在选择二线治疗时，医师通常会优先考虑化疗，特别是在患者对一线治疗反应不佳的情况下。当前的临床研究也表明，抗PD-1药物在二线治疗中的应用效果有限，需要更多的证据来支持其临床使用。

尽管免疫治疗取得了显著进展，但仍面临一些挑战。例如，部分患者对免疫治疗的反应不佳，甚至会出现免疫相关不良事件。因此，未来需要进一步研究免疫治疗的作用机制，探索新的免疫治疗靶点和联合治疗策略，以期提高疗效、降低毒性，并最终改善胃癌患者的预后。

二、结直肠癌靶向及免疫治疗新进展

（一）结直肠癌靶向治疗

靶向治疗近年来发展迅速，为晚期结直肠癌患者带来了新的治疗选择。除了大家熟知的抗EGFR治疗外，针对其他关键靶点的药物也取得了突破性进展。

1. 抗RAS治疗　RAS基因突变是结直肠癌常见的驱动基因突变，长期以来被认为是"不可成药"的靶点。然而，随着KRAS G12C抑制剂（如索托拉西布、阿达格拉西布）的成功研发，这一局面被打破。KRAS G12C抑制剂能够选择性地抑制KRAS G12C突变蛋白的活性，在临床试验中显示出良好的抗肿瘤活性，为KRAS G12C突变的结直肠癌患者带来了新的希望。此外，针对其他KRAS突变类型的抑制剂也正在研发中，有望进一步扩大抗RAS治疗的适用人群。

2. 抗BRAF治疗　BRAF突变也是结直肠癌常见的驱动基因突变，特别是BRAF V600E突变。针对BRAF V600E突变的抑制剂（如维罗非尼、达拉非尼）已在黑色素瘤等肿瘤的治疗中取得成功，但在结直肠癌中的疗效有限。目前联合治疗策略，例如BRAF抑制剂联合EGFR抑制剂或MEK抑制剂，正在临床试验中进行评估，有望提高BRAF突变结直肠癌的治疗效果。

3. 抗血管生成治疗　肿瘤的生长和转移依赖于新生血管的形成，抗血管生成治疗能够抑制肿瘤血管生成，从而抑制肿瘤的生长和转移。贝伐珠单抗是目前临床上常用的抗血管生成药物，能够与化疗联合用于治疗晚期结直肠癌。此外，Ramucirumab等新型抗血管生成药物也逐渐应用于临床，为患者提供了更多治疗选择。

除了以上提到的靶向治疗药物外，HER-2 靶向治疗、Wnt 通路抑制剂等也都在晚期结直肠癌的治疗中展现出潜力。相信随着研究的深入，更多新型靶向药物将被开发并应用于临床，为晚期结直肠癌患者带来更多治疗选择和希望。

（二）结直肠癌免疫治疗

免疫治疗，尤其是免疫检查点抑制剂，为晚期结直肠癌的治疗带来了革命性的突破。这些抑制剂通过阻断 PD-1/PD-L1 或 CTLA-4 等免疫检查点通路，激活 T 细胞，增强抗肿瘤免疫反应。其中，PD-1 抑制剂（如帕博利珠单抗和纳武利尤单抗）已获批用于治疗 MSI-H 或 dMMR 的晚期结直肠癌，并显著延长了患者的总生存期。此外，PD-L1 抑制剂（如阿替利珠单抗）也展现出抗肿瘤活性，而 CTLA-4 抑制剂（如伊匹木单抗）与 PD-1 抑制剂联合使用，有望进一步提高疗效。

三、胃肠道神经内分泌肿瘤靶向治疗新进展

胃肠道神经内分泌肿瘤的治疗方法包括手术、内科治疗和放射治疗等。近年来，胃肠道神经内分泌肿瘤的内科治疗取得了显著进展，多种新型药物和治疗方法不断涌现。

1. 生长抑素类似物（SSA）　SSA 模拟天然生长抑素的作用，通过与肿瘤细胞表面的生长抑素受体结合，抑制激素分泌和细胞增殖，从而控制肿瘤生长。常用的 SSA 包括奥曲肽和兰瑞肽等。主要用于控制激素分泌过多的功能性胃肠道神经内分泌肿瘤的症状，如缓解腹泻、潮红等，也可用于控制非功能性胃肠道神经内分泌肿瘤的生长。常见不良反应包括消化道反应（如恶心、呕吐、腹泻等）、胆囊结石、注射部位反应等。

2. mTOR 抑制剂　mTOR 信号通路在细胞生长和增殖的调控中发挥重要作用。mTOR 抑制剂通过抑制该通路，阻断细胞生长和增殖，从而抑制肿瘤生长。常用的 mTOR 抑制剂包括依维莫司和坦罗莫司等，主要用于进展期胃肠道神经内分泌肿瘤的治疗。常见不良反应包括口腔溃疡、皮疹、高血糖、高脂血症等。

3. 酪氨酸激酶抑制剂（TKI）　TKI 通过抑制酪氨酸激酶的活性，阻断细胞信号传导，抑制肿瘤生长和血管生成。常用的 TKI 包括舒尼替尼和帕唑帕尼等，主要用于进展期胃肠道神经内分泌肿瘤的治疗。常见不良反应包括高血压、手足综合征、腹泻、疲劳等。

4. 肽受体放射性核素治疗（PRRT）　PRRT 是一种针对神经内分泌肿瘤的靶向治疗方法，它将放射性核素与生长抑素类似物偶联，通过与肿瘤细胞表面的生长抑素受体结合，将放射性核素递送到肿瘤部位，从而杀伤肿瘤细胞。

（1）PRRT 的适应证：主要适用于生长抑素受体阳性的进展期或转移性胃肠道神经内分泌肿瘤，特别是那些对常规治疗无效或不耐受的患者。

（2）PRRT 的禁忌证：妊娠和哺乳期妇女、严重肾功能损害、严重骨髓抑制、对生长抑素类似物或放射性核素过敏。

四、胃肠道间质瘤靶向治疗新进展

酪氨酸激酶抑制剂（TKI）是胃肠道间质瘤治疗（GIST）的基石，其通过阻断 KIT 或 PDGFRA 酪氨酸激酶的活性，抑制肿瘤细胞生长。

1. 伊马替尼（Gleevec） 是治疗胃肠道间质瘤（GIST）的一线药物，通过竞争性结合 KIT 酪氨酸激酶的 ATP 结合位点，抑制其活性，从而有效抑制大多数携带 KIT 突变的 GIST 细胞生长。该药物广泛应用于无法手术切除的 GIST、术后辅助治疗及复发/转移性 GIST 的治疗。目前，伊马替尼是唯一被批准用于 GIST 术后辅助治疗的药物。通常情况下，肿瘤直径＞5cm 或具有较高核分裂象的患者会被建议进行辅助治疗，疗程 1～3 年，具体取决于患者的风险评估。

伊马替尼辅助治疗已被证实可以显著降低 GIST 术后复发风险，延长患者的无病生存期。然而，它是否能够延长患者的总生存期目前尚无定论，需要更多的研究来进一步证实。常见不良反应包括恶心、呕吐、腹泻、水肿和皮疹等。然而，部分患者可能会出现继发性 KIT 基因突变或 KIT 基因扩增等机制导致的耐药性，从而影响治疗效果。

2. 舒尼替尼（Sutent） 是一种多靶点酪氨酸激酶抑制剂（TKI），可抑制 KIT、PDGFRA、VEGFR 等多种激酶，用于治疗对伊马替尼耐药或不耐受的晚期 GIST 患者。作为继伊马替尼之后第二个被批准用于治疗 GIST 的 TKI，舒尼替尼拥有更广的靶点谱，为伊马替尼耐药的患者提供了新的治疗选择。常见的不良反应包括高血压、手足综合征、疲劳和腹泻等。

3. 瑞戈非尼（Stivarga） 是一种多靶点酪氨酸激酶抑制剂（TKI），可抑制 KIT、PDGFRA、VEGFR、BRAF 等多种激酶，用于治疗既往接受过伊马替尼和舒尼替尼治疗失败的晚期胃肠道间质瘤（GIST）患者。常见不良反应包括高血压、手足综合征、腹泻、乏力、声音嘶哑等。

4. 新一代酪氨酸激酶抑制剂（TKI） 随着研究的深入，新一代 TKI 药物为 GIST 治疗带来了新的希望，特别是针对一些对传统药物耐药的患者：

（1）阿伐替尼：这款药物对携带 PDGFRA D842V 突变的 GIST 患者展现出显著疗效。众所周知，这类突变导致肿瘤对伊马替尼等传统 TKI 产生耐药性，而阿伐替尼的出现为这类患者提供了新的治疗选择。

（2）利培替尼：作为四线及以上治疗方案，利培替尼（Ripretinib）适用于既往接受过多种 TKI 治疗失败的晚期 GIST 患者。该药物对多种 KIT 和 PDGFRA 突变均有效，为经过大量预处理的患者提供了新的可能性。

五、胃肠淋巴瘤靶向及免疫治疗新进展

（一）靶向治疗

靶向治疗是指针对肿瘤细胞特有的分子靶点进行精准打击的治疗方法。目前应用于胃肠淋巴瘤的靶向药物主要包括以下几种。

1. 利妥昔单抗（Rituximab） 一种针对 CD20 抗原的单克隆抗体，可通过多种机制杀伤淋巴瘤细胞，如抗体依赖的细胞介导的细胞毒作用（ADCC）、补体依赖的细胞毒作用（CDC）和直接诱导细胞凋亡等。利妥昔单抗广泛应用于 B 细胞淋巴瘤的治疗，包括 MALT 淋巴瘤和 DLBCL。

2. 依布替尼（Ibrutinib） 是一种 Bruton 酪氨酸激酶（BTK）抑制剂，可阻断 B 细胞受体（BCR）信号通路，抑制淋巴瘤细胞的增殖和存活。依布替尼主要用于治疗复发或难治性套细胞淋巴瘤和慢性淋巴细胞白血病/小淋巴细胞淋巴瘤（CLL/SLL），近年来也逐渐应用于其他类型的 B 细胞淋巴瘤，包括胃肠淋巴瘤。

（二）免疫治疗

免疫治疗是通过激活或增强机体自身免疫系统来对抗肿瘤的治疗方法。近年来，免疫治疗在胃肠淋巴瘤中的应用取得了突破性进展，主要包括以下两种。

1. 免疫检查点抑制剂 免疫检查点是免疫系统中的"刹车"，可以防止免疫反应过度活化。免疫检查点抑制剂可以解除这些"刹车"，增强 T 细胞的抗肿瘤活性。目前，程序性死亡受体 -1（PD-1）抑制剂和程序性死亡配体 -1（PD-L1）抑制剂已在部分淋巴瘤中显示出良好的疗效，并在胃肠淋巴瘤的临床试验中展现出潜力。

2. CAR-T 细胞治疗 CAR-T 细胞治疗是一种新型细胞免疫治疗，通过基因工程技术改造患者自身的 T 细胞，使其表达嵌合抗原受体（CAR），能够特异性识别和杀伤肿瘤细胞。CAR-T 细胞治疗在血液系统恶性肿瘤中取得了令人瞩目的成就，目前也在探索用于治疗胃肠淋巴瘤。

第三节　胃肠肿瘤靶向治疗的精准护理

一、靶向治疗前的评估

（一）一般评估

1. 详细的病史采集

（1）现病史：当前症状的出现时间、性质、程度及变化情况。

（2）既往史：既往疾病（高血压、心脏病、糖尿病等慢性基础病）、手术史、住院史、用药情况、过敏史、输血史、家族遗传病史及放疗、化疗、靶向治疗等情况。

（3）个人史：生活习惯（如吸烟、饮酒）、工作环境、饮食习惯等。

（4）家族史：家族中是否有遗传性或慢性疾病患者。

（5）药物相互作用评估：评估患者是否正在使用可能与靶向治疗药物相互作用的其他药物，并在必要时调整药物。

2. 体格检查

（1）生命体征及一般检查：体格检查是通过观察、触诊、听诊等方式，评估患者的身体状态和异常体征。一般检查包括体温、脉搏、呼吸、血压、体重等。检查是否存在淋巴结肿大，这可能与肿瘤或感染有关。系统检查包括心血管系统、呼吸系统、消化系统、神经系统、皮肤等各个系统的详细检查。

（2）体能状态进行评估，以预测患者对治疗的耐受性和可能的疗效。

1）ECOG 评分法：又称 Zubrod 评分法或 WHO 评分法，由东部肿瘤协作组（Eastern Cooperative Oncology Group，ECOG）制定。评分范围 0～5 分，0 分表示活动能力完全正常，5 分表示卧床不起、生活不能自理。评分越低，体能状态越好；一般认为 ECOG 评分 < 2 分的患者体能状态较好，适合接受治疗；而 ECOG 评分 3～4 分的患者则不适合进行化疗。

2）KPS 评分法：是 Karnofsky 评分法的缩写，通过量化评估患者的整体功能和日常活动能力来判断体能状态。评分范围 0～100 分，0 分表示死亡，100 分表示正常。评分越高，体能状态越好；通常认为 KPS 评分 > 70 分的患者体能状态较好，适合接受治疗；而 KPS 评分 < 60 分的患者则不适合进行化疗。

3. 实验室检查　实验室检查通过采集血液、尿液、组织等样本，进行生物化学、免疫学、遗传学等方面的分析。常见项目如下。

（1）血常规：检查红细胞、白细胞、血小板等指标，以判断是否存在贫血、感染等。

（2）生化全项：评估肝肾功能、血糖、血脂等。

（3）心电图检查：评估心脏的电生理活动，确保心脏功能正常，以耐受靶向治疗可能带来的心脏毒性。

（4）血液生化检查：包括肝功能、肾功能、电解质等指标，以评估患者的肝肾功能状态，确保药物代谢和排泄的正常进行。

（5）凝血功能检查：评估患者的凝血机制是否正常，这对于预防靶向治疗过程中的出血并发症至关重要。

（6）免疫学检查：如抗体检测、免疫细胞计数等。

（7）评估激素分泌情况，包括分泌激素的种类、血清激素水平，例如是否分泌胃泌素、胰岛素、血清素等，以及是否出现相应的功能性综合征，如类癌综合征、卓-艾综合征等。

（8）特殊检查：如肿瘤标志物筛查、特定病原体检测等。

4. **影像学检查** 影像学检查是利用超声波、CT、MRI等技术，观察患者体内结构变化。常用方法包括以下几种。

（1）胃镜/肠镜：直接观察胃肠道黏膜的病变情况，必要时可取活检进行病理检查。

（2）超声波：检查心脏、血管、腹部脏器等。

（3）CT和MRI：提供更高分辨率的体内结构图像，评估肿瘤的大小、位置、与周围组织的关系，以及有无淋巴结转移或远处转移。

（4）PET/CT：有助于发现潜在的微小转移灶，评估肿瘤的全身分布情况。

5. **病情评估** 病情评估需要全面了解患者肿瘤的类型、分期、分级、原发部位、转移情况和各项指数等信息。

6. **营养评估** 评估患者的营养状况，并提供个体化的营养支持方案，包括调整饮食、补充营养制剂等，确保患者获得足够的营养。

7. **心理评估** 关注患者的心理状态，例如是否存在焦虑、抑郁、恐惧等情绪。评估患者的社会支持系统，包括家庭关系、朋友关系、社会支持等。了解患者的经济状况，包括医疗费用、生活费用等，以及患者的应对方式，例如是积极应对还是消极应对等。积极疏导焦虑、恐惧等负面情绪，提供心理支持，增强患者战胜疾病的信心。

8. **疼痛评估** 评估患者的疼痛程度，制订有效的疼痛管理方案，提高患者的舒适度。

（二）专科评估

1. **基因检测** 基因检测通过分析患者的DNA或RNA，识别与遗传性疾病、癌症风险、药物反应相关的基因变异。主要包括以下内容。

（1）遗传性疾病筛查：识别家族遗传性疾病的风险。

（2）肿瘤基因检测：评估癌症的发生风险、预后及制订个性化治疗方案。

（3）药物基因组学：根据基因变异指导药物选择和剂量调整，提高治疗效果并减少副作用。

2. **分子标志物检测** 精准治疗主要基于肿瘤分子生物标志物的检测结果。

（1）分子标志物检测的意义

1）预测治疗反应：通过检测特定的分子标志物，可以预测患者对靶向治疗的反应，从而选择最合适的治疗方案。

2）评估预后：分子标志物的检测结果还可以用于评估患者的预后，帮助医师制订个性化的治疗计划。

3）监测疾病进展：在治疗过程中，通过定期检测分子标志物的变化，可以监测疾病的进展和治疗效果，及时调整治疗方案。

（2）常见的胃肠肿瘤分子标志物

1）HER-2（人表皮生长因子受体2）

①作用：促进细胞增殖、抑制凋亡，与胃癌的发生发展关系密切。

②检测方法：免疫组化、荧光原位杂交（FISH）等。

2）VEGF（血管内皮生长因子）及其受体

①作用：刺激血管生成，促进肿瘤生长和转移。

②检测方法：血清检测、组织检测等。

3）PD-L1（程序性死亡配体1）

①作用：参与肿瘤免疫逃逸，与胃癌的预后和免疫治疗反应相关。

②检测方法：免疫组化等。

4）MSI（微卫星不稳定性）

①作用：DNA错配修复蛋白功能缺失引起的分子特征，是重要的胃癌致癌途径之一。

②检测方法：PCR法等。

5）其他分子标志物：如FGFR2、EGFR、Claudin18.2等，也在胃癌的靶向治疗中具有一定的应用前景。

（3）分子标志物检测的过程

1）样本采集：通常采集患者的肿瘤组织或血液样本。

2）样本处理：对采集的样本进行提取、纯化等处理，以获得可用于检测的DNA、RNA或蛋白质。

3）检测分析：使用特定的检测方法（如PCR、免疫组化等）对样本中的分子标志物进行检测和分析。

4）结果解读：根据检测结果，结合患者的临床信息和病史，对分子标志物的意义进行解读和评估。

（4）分子标志物检测的注意事项

1）准确性：选择高灵敏度和特异性的检测方法，确保检测结果的准确性。

2）时效性：分子标志物的检测结果可能会受到时间因素的影响，因此需要在合适的时间点进行检测。

3）专业性：分子标志物检测需要由专业的实验室和人员进行操作和分析，以确保结果的可靠性。

（三）症状评估

1.全身症状评估

（1）发热

1）程度：记录患者的体温，判断发热的严重程度，如低热、中等热、高热等。

2）持续时间：详细记录发热从开始到缓解或持续存在的时间。

3）热型：观察发热的类型，如持续性发热或间歇性发热，以及是否伴随寒战等症状。

（2）盗汗

1）频率：评估患者盗汗的频率，如是否每晚都出现盗汗，或偶尔出现。

2）程度：描述盗汗的严重程度，如轻微潮湿、大汗淋漓等。

（3）体重减轻

1）程度：记录患者在一段时间内体重减轻的幅度，如"近3个月内体重下降5kg"。

2）时间：明确体重减轻的开始时间和持续时间。

（4）淋巴结肿大

1）位置：检查全身淋巴结，包括浅表（颈部、锁骨上窝、腋窝、腹股沟等）和深部（胸部、腹部和盆腔等）。记录淋巴结肿大的具体位置，例如"左侧颈部淋巴结肿大"。

2）大小：测量淋巴结的最大直径，例如"直径约2cm"。

3）质地：触摸淋巴结的质地，例如"柔软""中等硬度""坚硬"等。恶性淋巴瘤的淋巴结通常质地较硬。

4）数量：评估肿大淋巴结的数量，例如"可触及3个肿大淋巴结"。

5）活动度：恶性淋巴瘤的淋巴结往往与周围组织粘连，活动度差。

（5）其他全身症状

1）乏力：评估患者的乏力程度，如轻微乏力、严重乏力，以及乏力对日常生活的影响。

2）食欲缺乏：记录患者食欲缺乏的程度，如轻微减退、几乎无食欲，以及食欲缺乏的持续时间。食欲缺乏可能导致患者摄入的食物减少，长期如此就会引起体重下降，影响身体的各个部位，包括肌肉组织和脂肪组织。

3）皮肤评估：观察患者是否有皮肤瘙痒、皮疹等症状，记录瘙痒的部位、程度和持续时间。

4）贫血：检查患者是否有贫血症状，如面色苍白、头晕等。

5）免疫力下降：评估患者的免疫力状态，如是否容易感冒、感染等。

6）淋巴细胞减少：进行血常规检查，观察淋巴细胞数量是否减少。

2. 消化道症状评估

（1）出血

1）观察并记录出血的具体表现，如呕血（鲜红色或咖啡色）、黑粪（柏油样便)、血便(鲜红色或暗红色)。

2)评估出血量,例如少量、中等量或大量出血,并密切监测生命体征,警惕休克的发生。

3)通过询问病史、查体和辅助检查(如胃镜、肠镜)等手段,判断出血的部位和原因。

(2)梗阻

1)评估梗阻的部位,例如胃出口梗阻、小肠梗阻或结肠梗阻。

2)观察梗阻的程度,例如部分梗阻或完全梗阻。

3)注意相关的伴随症状,如腹胀、恶心、呕吐、便秘、腹痛等。

(3)穿孔:出现穿孔时,患者常表现为突发剧烈腹痛,伴有腹膜炎体征,如腹肌紧张、反跳痛、压痛等,需及时处理。

(4)腹痛:详细评估腹痛的部位、性质(胀痛、绞痛、刺痛)、程度(轻度、中度、重度)、持续时间以及诱发或缓解因素。有助于判断病变的部位和严重程度。

二、靶向治疗前的护理

(一)治疗计划的制订

在完成相关检查后,医师将综合患者的病史、体格检查结果、实验室和影像学数据及基因检测信息,进行综合分析,形成对患者的全面评估,联合肿瘤科、外科、放疗科、病理科等多学科专家共同参与,根据患者的具体情况制订个体化的靶向治疗计划,选择合适的靶向治疗药物和剂量,并与患者和家属讨论治疗方案。

(二)认知及心理干预

1. 与患者建立良好的护患关系,真诚、热情地与患者交流,让患者产生足够的信任感。详细告知患者靶向治疗的目的、预期疗效、靶向药物的名称、作用机制、用法用量及可能出现的不良反应及注意事项,解答患者的疑问,并鼓励患者积极参加知识讲座,了解靶向药物相关知识,帮助患者更好地理解并同意治疗方案,制订相应的预防和管理措施。

2. 家庭是肿瘤患者社会支持系统的主要角色,鼓励家庭成员尤其是患者配偶为患者提供悉心的照顾与关心,多陪伴多交流,营造轻松的家庭氛围,让患者有足够的安全感,使患者感受到温暖与幸福。

3. 指导患者掌握药物查对制度和方法,并参与到"三查七对"流程中来,从而降低或是避免差错事故情况。

4. 分子靶向治疗往往伴随着较高的经济成本,导致患者对其选择相对有限。对于初次接受这一治疗的患者而言,他们往往承受着紧张情绪的困扰,并对治疗效果及可能带来的经济负担产生深深的忧虑。在这种情况下，护理人员需要敏锐地洞察患者的心理状态，并采取精准而有效的心理干预措施。

（三）药物管理

1. 药物的接收与保管：科室应建立完善的药物使用情况登记表，详细记录分子靶向治疗患者的药物使用信息。登记表的主要内容包括发票号、药品编号、药量、药名、患者姓名、床号及入院日期等。在药物使用的当天，需由专人负责将药物送至病房，确保药物在送药员、责任护士、责任医师、患者或其家属共同核对确认无误后才可使用。核对的主要检查项目包括药液澄清度、包装完整性、批号准确性、有效期合理性、保存条件是否达标、药物名称与用量是否一致等。

2. 肿瘤科的护理人员需深入掌握分子靶向治疗的操作技巧与注意事项，并定期温习相关知识。对于科室新引入的药物，应及时组织集中学习，确保每位护理人员都能掌握药物的相关知识，从而保障药物治疗的安全性，提升护理人员的专业素养。定期组织全体护理人员对分子靶向常用药物的输注、保管、配制、不良反应处理、用法及药理作用等进行集中学习，进一步提升护理团队的专业水平。

三、靶向治疗期间的精准护理

靶向药物输注过程的护理是一个关键环节，它直接关系到患者的治疗效果和安全性。

（一）输注前准备

1. 药物配制　医师下达医嘱后，护理人员需根据医嘱精准选取溶剂与药物。在配制药物前，务必与患者、家属及另一名护士共同进行二次核实，仔细核对药物的名称、剂量、有效期等，确保药物准确无误。在专用生物安全柜内进行药物配制，严格遵守无菌原则。药物配制完毕，应由患者及其家属再次核对药品，确保用药安全。对于废弃的物品和药物，需按照流程集中处理，确保环境整洁与安全。

2. 环境准备　保持输注环境的清洁、安静和舒适。多数患者在首次进行靶向治疗都会发生病变部位瘙痒、疼痛，以及恶心、发热、疲乏、畏寒、荨麻疹和低血压等不良反应，严重者甚至休克。因此，护理人员需提前准备好相应的急救物品与设备，并置病床边。

3. 常规皮肤护理　推荐应用常规皮肤护理预防和减轻化疗和靶向治疗所致皮肤反应。包括使用温水洗浴，使用温性保湿、不添加香料和乙醇、非类固醇类的洗浴/护肤用品；穿宽松、柔软的棉质衣服和舒适的鞋袜；尽量减少阳光照射；定期修剪指/趾甲但避免过短；清洁家居/餐具、洗衣时，需戴防水/保护性手套；避免频繁洗手/洗浴；避免接触过冷或过热的物体；出现皮疹时还需预防感染，忌用手挤压。

（二）输注过程的护理

1. 根据药物的说明书和患者的耐受情况，调整输注速度。初次输注时，速度宜慢，以便观察患者的反应。

2. 使用专用的输液器和过滤器，确保输液器的材质、孔径等符合药物输注的要求及输注过程中的无菌和安全。定期更换输液器，避免长时间使用导致的污染和堵塞。

3. 在用药期间控制好滴速和加强巡查，主动耐心地与其交流，通过交流掌握其心理动态，嘱咐患者及其家属不可私自调节输注速度。

4. 密切监测患者的生命体征，如心率、血压、呼吸等。观察患者是否出现过敏反应、胃肠道反应、皮肤反应等不良反应。一旦出现不良反应，应立即停止输注，并给予相应的处理。

（三）输注后的护理

1. 病情观察　输注结束后，持续监测患者的病情变化和生命体征，指导其合理饮食和适量运动，同时嘱其做好保暖措施，以免着凉。如有异常，及时报告医师并采取相应措施。

2. 健康教育　向患者及其家属讲解靶向药物的作用、用法用量、注意事项等。提醒患者按时服药，并注意观察药物的疗效和不良反应。

3. 预防感染　患者经过治疗后身体较为虚弱，免疫力水平相对低下，很容易受到病菌感染，因此护理人员需要及时掌握患者的血常规，做好病房管理，每日对病房进行紫外线消毒，严格限制探视，并保持病房空气流通。

四、靶向治疗后的精准护理

1. 密切观察症状变化　详细记录并评估患者出现的腹部疼痛、肿块、消化道出血等症状及其他不适。

2. 定期进行体格检查　评估患者的生命体征、营养状况、心理状态等，并关注体格检查中出现的任何异常变化。

3. 定期影像学复查　如 CT、MRI 等，评估肿瘤大小、位置和变化趋势，并与之前的影像学结果进行比较。

4. 定期进行血液学检查　监测血常规、肝肾功能、肿瘤标志物等指标，及时发现异常情况。

5. 密切监测药物不良反应　不同靶向药物的不良反应有所差异，需密切监测患者出现的皮疹、腹泻、高血压、手足综合征、口腔溃疡、蛋白尿等不良反应，并及时处理。

6. 建立患者微信交流群　促进患者之间的交流，相互扶持、相互开导。让患者找到归属感，融入集体。挑选几名治疗效果佳的患者现身说法，增加战胜病魔的信心。

7. 饮食护理　患者应选择清淡、易消化的食物，如水果、蔬菜、豆类等。避免进食辛辣刺激性食物，如辣椒、胡椒、酒、浓茶、咖啡、葱、大蒜等。适量补充高蛋白质、高热量的食物，如鸡蛋、牛肉、豆制品、香蕉等，采取少食多餐的方式，有助于增强身体抵抗力。保证每天足够的饮水量，一般建议每天饮水量在2500ml左右，有助于促进新陈代谢和药物排泄。

8. 定期随访及评估疗效　定期进行随访，了解患者病情变化，评估靶向治疗的疗效。

9. 与患者共同制订放松的训练方法，教会患者最简单的呼吸放松法　保证足够睡眠，睡前听些舒缓的音乐、喝杯热牛奶、泡温水足浴。指导患者依兴趣爱好选择运动种类，如养花、垂钓、唱歌、书画、下棋、气功、易筋经、五禽戏、六字诀、八段锦、太极拳、散步、慢跑、健身操、习剑、登山、游泳等。条件允许可以制订短途旅行计划，家属尽可能陪同。

五、不同靶向药物的作用机制及副作用

（一）曲妥珠单抗

1. 作用机制　曲妥珠单抗（Trastuzumab）是一种重组人源化单克隆抗体，主要用于治疗HER2阳性的乳腺癌和胃癌。其作用机制是通过特异性结合HER2受体，抑制肿瘤细胞的增殖，并诱导抗体依赖的细胞介导的细胞毒性反应（ADCC）。

2. 副作用　包括心功能不全、输液相关反应、血液学毒性（如中性粒细胞减少症）、感染及肺部不良反应。输液反应通常在首次给药时发生，表现为寒战、发热和皮疹等。

（二）雷莫芬单抗

1. 作用机制　雷莫芬单抗（Ramucirumab）是一种靶向治疗药物，主要用于治疗进展期胃癌、胃食管交界处癌和肝细胞癌。其作用机制为抑制血管内皮生长因子受体2（VEGFR2），从而阻止血管生成。

2. 副作用　包括高血压、腹泻、周围性水肿、蛋白尿及血小板减少症。高血压可能在用药期间加重，需定期监测血压；腹泻则可能影响患者的生活质量，应给予适当的对症处理。

（三）阿帕替尼

1. 作用机制　阿帕替尼（Apatinib）是一种小分子酪氨酸激酶抑制剂，主要用于治疗晚期胃癌和其他多种实体瘤。其作用机制是通过选择性抑制血管内皮生长因子受体2（VEGFR2），从而阻断肿瘤的血管生成。

2. 副作用　包括高血压、蛋白尿、手足皮肤反应、腹泻等。高血压通常在用药初期出现，患者需定期监测血压，并在医师的指导下进行管理；而蛋白尿则可能在用药后几周内发生，通常是可逆的。

（四）唑贝妥昔单抗

1. 作用机制　唑贝妥昔单抗（Zolbetuximab）是一种针对CLDN18.2的单克隆抗体，主要用于治疗HER2阴性、CLDN18.2阳性的晚期胃癌和胃食管交界处癌。其作用机制是通过结合并抑制CLDN18.2，从而阻断肿瘤细胞的增殖和生长。

2. 副作用　包括输液反应、皮疹、恶心、呕吐和腹泻。输液反应通常在首次给药时发生，表现为寒战、发热及呼吸困难等症状；皮疹可能表现为轻度至中度的皮肤红斑或瘙痒。

（五）西妥昔单抗

1. 作用机制　西妥昔单抗是一种靶向表皮生长因子受体（EGFR）的单克隆抗体，能够特异性结合EGFR，阻断下游信号通路激活，从而抑制肿瘤细胞增殖、转移和血管生成，并诱导肿瘤细胞凋亡。目前，西妥昔单抗主要用于治疗RAS野生型（包括KRAS和NRAS）的转移性结直肠癌（mCRC），常与化疗联合应用，显著提高患者的治疗反应率和生存期。

2. 副作用　皮疹是西妥昔单抗最常见的不良反应，发生率高达80%以上。通常表现为痤疮样皮疹，以丘疹、脓疱为主，好发于面部、头皮、胸部和背部。少数患者可能出现毛囊炎、甲沟炎等。

（六）贝伐珠单抗

1. 作用机制　贝伐珠单抗是一种重组人源化单克隆抗体，靶向作用于血管内皮生长因子A（VEGF-A）。VEGF-A是一种重要的促血管生成因子，在肿瘤的生长和转移过程中发挥关键作用。贝伐珠单抗通过与VEGF-A特异性结合，阻止其与血管内皮细胞表面的受体结合，从而抑制内皮细胞增殖和迁移，阻断肿瘤新生血管的生成，减少肿瘤的血液供应，抑制肿瘤生长和转移。贝伐珠单抗联合化疗方案已成为转移性结直肠癌（mCRC）的标准治疗方案之一，能够显著延长患者的总生存期（OS）和无进展生存期（PFS）。

2. 副作用　常见不良反应包括高血压、疲乏或乏力、腹泻和腹痛、动脉血栓栓塞、出血等。

六、不良反应的精准护理

（一）心脏毒性的护理

1.使用靶向药物期间，需要密切监测患者的心功能，定期进行心电图、超声心动图、心功能检查等。根据患者的心脏功能情况和靶向药物的毒性反应，适时调整药物剂量，以减少心脏毒性的发生。

2. 患者出现心悸、胸闷等症状时，应给予心理安慰，保持环境安静，必要时给予药物治疗，如 β 受体阻滞剂（如普萘洛尔）以缓解症状。

3. 患者出现呼吸困难时，应协助患者取半卧位或坐位，保持呼吸道通畅，给予吸氧等支持治疗。

4. 对于出现水肿的患者，应限制钠盐摄入，抬高患肢，必要时给予利尿剂治疗。

5. 患者应保持营养均衡，多吃高蛋白、维生素和易消化的食物，避免进食陈旧变质、腌制、油炸和过咸的食物。同时，应适当控制水分摄入，避免加重心脏负担。

6. 休息与活动：患者应保证充足的睡眠和休息，避免过度劳累。活动期间应注意监测心率和血压，避免剧烈运动。

（二）高血压的护理

1. 密切监测血压　告知患者贝伐珠单抗可能引起或加重高血压，需要密切监测血压变化，并告知其血压升高的危害。

2. 用药指导　指导患者定期测量血压，遵医嘱服用抗高血压药物，并将服药情况记录在册，定期反馈给医护人员。

3. 生活方式调整　指导患者注意低盐饮食、戒烟限酒等生活方式的调整，以帮助控制血压。

4. 及时就医　告知患者如果出现头晕、头痛、视物模糊等症状，应及时就医。

（三）蛋白尿的护理

1. 监测尿蛋白　告知患者贝伐珠单抗可能引起蛋白尿，严重时可发展为肾病综合征，需要定期监测尿蛋白水平。

2. 观察症状　指导患者注意观察尿液的颜色和性状，例如是否出现泡沫增多等，并及时向医护人员反馈。

3. 定期检查　指导患者定期进行尿常规检查，密切监测尿蛋白水平的变化。

4. 及时就医　告知患者如果出现尿液异常或其他不适症状，需及时就医，以便医师评估肾功能，并根据情况调整药物剂量或停药。

（四）出血的护理

1. 出血风险　告知患者贝伐珠单抗可能增加出血风险，包括消化道出血、咯血、脑出血等，并告知其出血的危害。

2. 避免诱因　指导患者避免剧烈运动和外伤，以及其他可能增加出血风险的活动，例如用力咳嗽、用力排便等。

3. 观察出血迹象　指导患者密切观察有无出血迹象，如黑粪、咯血、头痛、呕血、血尿等，并及时向医护人员反馈。

4. 及时就医　强调如果出现出血症状，应立即就医。

（五）胃肠道穿孔的护理

1. 穿孔风险　告知患者靶向药物可能增加胃肠道穿孔的风险，并解释胃肠道穿孔的危害性。

2. 观察症状　指导患者密切观察有无腹痛、腹胀、恶心、呕吐、发热等症状，以及排便习惯的改变。

3. 及时就医　强调如果出现上述症状，应立即就医。

（六）腹泻的护理

1. 饮食调整　建议患者进食低脂肪、低纤维饮食，并避免食用刺激性食物，以减轻肠道负担。

2. 药物治疗　可使用奥曲肽、洛哌丁胺等药物缓解腹泻症状，具体用药需遵医嘱。

3. 液体补充　腹泻容易导致脱水，因此需注意及时补充液体，例如口服补液盐或静脉输液等，以维持体液平衡。

（七）皮肤干燥和瘙痒的护理

1. 患者应避免过度清洁，洗澡水温不可过高，避免使用含有乙醇和皂基的清洁剂，建议使用沐浴乳或沐浴油。

2. 每日沐浴后于全身涂抹润肤霜，尤其是四肢伸侧、腰腹和手足等容易干燥和瘙痒的部位。

3. 指导患者更换柔软衣物，使用防晒系数（SPF）> 18 的防晒用品，沐浴后涂抹润肤露或维生素 E 软膏预防皮肤干燥。

4. 药物的代谢产物导致皮疹瘙痒，常使患者烦躁不安，转辗难眠。护理时应注意动态观察皮疹变化，遵医嘱采取针对性局部皮肤用药，并记录准确敷药时间。为预防患者抓挠皮肤，可戴消毒手套，采用拍打法，必要时可做离心性推；同时加强夜间护理。

（八）手足综合征的护理

1. 患者应保持手部、足部的清洁卫生，避免接触含有灰尘较多的物品，以减少继发性感染的风险。

2. 勤洗手、勤洗脚，使用温和的清洁产品，避免使用刺激性的化学物质。

3. 使用温性保湿、不添加香料和乙醇的护肤用品，有助于保持皮肤的水分，减轻干燥和脱屑的症状。在清洁手足后，可以涂抹护手霜等保湿产品。

4. 如果手足出现脱皮现象，不要搔抓和自行撕去脱屑，可以使用消毒后的剪刀剪去掀起的部分。

5. 避免穿着过紧的鞋子或手套，以减少对手足的摩擦和压迫。

6. 患者应保证充足的睡眠，避免熬夜和过度劳累。避免剧烈运动和重体力劳动，以免加重症状。

7. 穿宽松、柔软的衣服和舒适的鞋袜，以减少对手足的摩擦和压迫。

8. 尽量减少手足部位在阳光下暴晒的时间，以免引起皮肤损伤。

（九）皮疹的护理

皮疹评估关键在于识别与分级皮肤反应，确定类型、位置及严重程度。痤疮样皮疹特征为暴发性丘疹、脓疱；斑丘疹表现为斑疹、丘疹伴瘙痒。根据严重程度可分为轻度、中度、重度3级。

1. 分级

（1）轻度皮疹：少量散在的丘疹、脓疱，无明显疼痛或瘙痒。

（2）中度皮疹：较多丘疹、脓疱，伴有轻度疼痛或瘙痒，影响日常生活。

（3）重度皮疹：大面积密集的丘疹、脓疱，伴有明显疼痛、瘙痒，甚至出现糜烂、渗液，严重影响日常生活。

2. 护理要点

（1）保持皮肤清洁，避免过度清洁，避免使用可能刺激皮肤的化学物质，如含有乙醇和皂基的清洁剂，建议使用温和的洗浴和护肤产品，保持皮肤湿润。

（2）对于皮疹伴有红斑、水肿等症状的患者，可以考虑使用局部冷疗来缓解不适。冷疗可以帮助减少炎症和肿胀，提供暂时的舒缓。

（3）对于头面部皮疹较为严重的患者，护理的重点在于维持头颈部皮肤的清洁，同时需要关注皮肤是否存在干裂的情况。对于已经破裂的滤疱疹，在破溃的疱疹局部皮肤，应使用Ⅲ型安尔碘进行消毒处理，并让破溃部位暴露以便观察。此外，指导患者准备多条干净的毛巾，并铺垫在枕头和被单上，一旦毛巾污染，应及时更换。

（4）建议外出时使用遮阳伞、遮阳帽和墨镜等物理遮挡措施，尽量避免在紫外线辐射最强的时段（10:00至15:00）长时间户外活动。建议患者在出门前30min在保湿霜后涂抹广谱防晒霜，选择防晒系数（SPF）≥30和PA≥++的产品，以预防紫外线UVB和UVA的伤害。

3. 使用10%尿素乳膏降低表皮生长因子受体拮抗剂（EGFRI）所致手足综合征发生率及其严重程度。对于金银花液湿敷的应用，可以考虑应用金银花液湿敷减轻EGFRI所致皮疹发生的严重程度，提高EGFRI所致皮疹治疗的有效率。当皮疹中存在脓疱时，首选抗生素类外用药，如克林霉素、红霉素、夫西地酸或复方多黏菌素。当皮疹未见脓疱且仅有红斑丘疹时，可首选糖皮质激素类及钙调磷酸酶抑制剂类药物。丘疹脓疱型皮疹的系统用药主要为口服四环素类抗生素，如米诺环素或多西环素。

4. 向患者讲解皮疹通过针对性治疗可以缓解，必要时讲解成功案例，增强患者的信心。由于皮疹可能影响患者的外观，护理人员应提供相应的形象管理建议，如合适的着装、化妆品的使用等，帮助患者保持自信和尊严。根据皮疹的严重程度，可能需要暂停治疗、调整剂量或停药。

（十）甲沟炎的护理

告知患者需穿宽松的鞋袜以避免甲周的磨损和挤压，正确修剪指（趾）甲以避免嵌甲。如出现甲沟炎，需注意局部清洁，配合外用抗生素类和抗真菌类药物。

七、口服靶向药物的护理要点

1. 定时服用：靶向药物的使用必须严格按照说明书服用，有些靶向药是空腹、有些是餐后 30min，请按照说明书服用。

2. 避免突然增量或减量：突然的增量或减量都会导致血药浓度产生波动，影响药效不说，还会导致耐药性的提早出现，甚至产生严重的药物不良反应。

3. 避免同服的水果：重点监控对象是"柚子家族"，"柚子家族"可能会影响靶向药物在体内的正常代谢过程，造成体内血药浓度过高，引起不良反应的发生。影响靶向药物代谢的能力强度排序是西柚＞沙田柚、红心柚＞橙子、橘子。

4. 推荐 200ml 左右温开水送服，口服药物不应碾碎、掰开服用。一方面由于药物本身及包装性质不同，碾碎、掰开会破坏药品结构，造成药效降低；另一方面，药物掰开、碾碎后在口服过程中，粉末可能接触眼睛，或经肺吸入体内，对人体产生细胞毒作用。如您存在吞咽困难，不能整片吞服，及时找医师帮忙，为您推荐最佳用药方案。如吉非替尼片、奥西替尼片，可整片制成溶液及时服用。

5. 关于药品漏服、补服：出现漏服也不用惊慌，跟医师沟通之后看是否需要补服，如何补服，切记不可随意补服。有的药品毒副作用较大，或药品说明书中明确提示漏服后不能补服，则不要补服，以免引起不良反应。而有的药品发现漏服时间较早，如在吃药间隔时间的 1/2 内，可以按量补服，接下来仍可以按照正常间隔时间服药。如果已超过服药间隔 1/2 的时间，则不必补服，只要下次按时吃药即可。所以，发现漏服的第一时间应该联系医师，问清楚是否需要补服，如何补服，切勿"凭感觉"行事，防止出现不良反应。

第四节　胃肠肿瘤免疫治疗的精准护理

免疫治疗涉及多个学科领域的知识和技能，因此，多学科团队协作是精准护理的重要保障。这包括医生、护士、营养师、心理师等多学科团队成员之间的紧密合作。通过定期召开团队会议及全面的评估，讨论患者的病情和护理进展，医师可以更加准确地了解患者的身体状况和免疫功能状态，为患者制订个性化的免疫治疗方案及护理计划，从而提高治疗效果和安全性，确保患者得到全面、连续的护理服务。

一、全面基线评估

在接受免疫治疗前，对患者进行全面的基线评估是精准护理的首要步骤。这包括评估患者的疾病史、过敏史、用药史，以及全身皮肤黏膜状况、心理状态等。通过基线评估，可以了解患者的整体健康状况，为后续的治疗和护理提供重要参考。

（一）一般评估

1. 评估患者的年龄、性别和整体身体状况，以确定其是否适合接受免疫治疗。

2. 评估患者的体重、身高、BMI、近期体重变化、饮食摄入情况、消化吸收功能，以了解患者的营养状况。

3. 了解患者的既往病史，包括肿瘤类型、分期、治疗史（如手术、放疗、化疗等）及治疗反应，有助于医师判断患者是否适合免疫治疗、识别免疫相关性不良反应高风险因素及制订个性化的治疗方案。

4. 基线检查

（1）一般检查：如身高、体重、体温、血压等，以了解患者的基本身体状况。

（2）血常规：检查红细胞、白细胞、血小板等血液成分的数量和形态，以评估患者的骨髓造血功能和免疫功能。

（3）生化检查：检查肝肾功能、电解质、血糖、血脂等指标，以了解患者的代谢功能和内脏器官状况。

（4）影像学检查：如 CT、MRI、B 超等，以评估患者的肿瘤大小、位置、与周围组织的关系等。

（5）心血管检查：包括心肌酶谱、心电图和心脏彩超等，以评估患者的心脏功能和血管状况。

（6）肺部检查：如肺功能测试、胸部 CT 等，以评估患者的肺部功能和是否存在肺部疾病。

5. 感染筛查

（1）病毒筛查：如乙型肝炎病毒（HBV）、丙型肝炎病毒（HCV）、人类免疫缺陷病毒（HIV）、EB 病毒（EBV）、巨细胞病毒（CMV）、水痘带状疱疹病毒（VZV）等。

（2）细菌筛查：如结核分枝杆菌等。

（3）真菌筛查：如半乳甘露聚糖试验 /1，3-β-D-葡聚糖试验（GM/G 试验）等。

(二)专科评估

1. 肿瘤类型与分期评估

(1)肿瘤类型:某些肿瘤类型对免疫治疗更敏感,医师需要根据患者的肿瘤类型来判断其是否适合免疫治疗。

(2)肿瘤分期:评估肿瘤的分期有助于确定免疫治疗的时机和方式。例如,早期肿瘤患者可能更适合手术结合免疫治疗,而晚期患者则可能需要免疫治疗作为姑息治疗的一部分。

2. 生物标志物检测

(1)PD-L1 表达:肿瘤细胞上 PD-L1 蛋白是免疫药物作用的靶点,通过免疫组化检测肿瘤组织中 PD-L1 的表达可以预测免疫药物作用成功的可能性。PD-L1 的表达与免疫治疗的疗效呈正相关,表达越高,免疫疗效越高。

(2)肿瘤突变负荷(TMB):TMB 是二代基因检测时代新出现的概念,通过对患者组织或血液进行基因检测计算患体的基因突变程度,并进行高中低突变分层。高 TMB 的患者具有更多的异型抗原,免疫疗效越好。

3. 其他检查

(1)免疫功能检查:如淋巴细胞亚群分析等,以评估患者的免疫功能状态。

(2)遗传学检查:如基因检测等,以了解患者是否存在与免疫治疗相关的遗传变异。

二、免疫治疗前的护理

(一)治疗计划的制订

医师将综合考虑患者的基线检查、生物标志物检测结果、感染筛查结果及其他检查结果,结合患者的病史、病情和身体状况,制订个性化的免疫治疗方案。同时,向患者详细解释治疗方案、预期疗效、可能的不良反应及应对措施等,以确保患者充分了解并同意治疗方案。

(二)健康指导

护理人员应全面、详细介绍免疫治疗的作用机制、预期效果、副作用及相关注意事项,全面普及免疫治疗的相关知识,让患者充分了解整个治疗流程和可能面临的情况,确保患者能够全面、深入地理解免疫治疗。

1. 免疫治疗的机制:免疫治疗是一种通过激活或增强患者自身免疫系统来对抗肿瘤的新型治疗方法,其作用机制不同于传统的手术、化疗和放疗。医护人员应耐心向患者解释免疫治疗的基本原理,例如增强 T 细胞识别和杀伤肿瘤细胞的能力,或抑制肿瘤细胞的免疫逃逸机制等,帮助患者更好地理解治疗过程,从而增强其治疗信心,积极配合治疗。

2. 治疗预期和目标：在与患者沟通免疫治疗方案时，应秉持坦诚、清晰的原则，详细解释治疗的预期疗效、潜在风险及应对措施，使患者对治疗建立科学、合理的预期，避免盲目乐观或过度担忧。

（1）免疫治疗的潜在获益：例如，相较于传统治疗，免疫治疗可能带来更持久的疗效，甚至在部分患者中实现长期生存。

（2）免疫治疗的局限性：免疫治疗并非对所有患者都有效，其疗效受肿瘤类型、分期、分子特征等多种因素影响。

（3）可能发生的不良反应：免疫治疗可能引发免疫相关不良事件，例如皮疹、肺炎、肠炎等，但大多数不良事件可通过药物或其他干预措施得到有效控制。

（4）积极的应对策略：鼓励患者积极配合治疗，并及时向医护人员反馈治疗过程中出现的不适或疑问，以便及时调整治疗方案或进行症状管理。

3. 告知患者用药过程中的注意事项，护理人员应向患者强调遵医嘱的重要性，告知患者如何正确使用药物，如用药时间、用药剂量、用药途径等，并提醒患者切勿自行调整用药方案。

4. 护理人员应向患者强调定期复查的重要性。定期复查可以帮助医护人员及时了解患者的病情变化和治疗效果，以便调整治疗方案。在复查过程中，患者应积极配合医护人员的检查和建议，保持良好的营养、个人卫生和心理状态。

5. 良好的营养状态有助于提高患者的免疫力和抵抗力，促进疾病的康复。护理人员应向患者介绍合理的饮食安排和营养补充方法，提醒患者避免过度劳累和熬夜等不良生活习惯。

6. 护理人员应关注患者的心理状态。免疫治疗可能需要长时间的过程，患者可能会面临心理压力和情绪波动。护理人员应向患者介绍一些心理调适的方法，如深呼吸、冥想、与家人朋友交流等，以缓解紧张情绪和提高心理承受能力。通过坦诚的沟通和充分的解释，可以帮助患者及其家属更好地理解免疫治疗，积极参与治疗决策，并以更积极的心态应对治疗过程中的挑战。

（三）药物管理

1. 根据患者的具体情况和医师的建议，选择合适的免疫药物。

2. 药物接收与保管：科室应建立药物使用登记表，详细记录免疫治疗患者的药物信息。自备药物需在当天由专人送至病房，共同核对确认无误后才可使用。核对包括药物性质、完整性、批号、有效期、保存条件、名称与用量是否一致等。指导患者正确保存药物，尤其是获得赠药的患者，在赠药点取到病房的途中冷藏、避免阳光直射保存。

3. 肿瘤科护理人员需掌握免疫治疗技巧与注意事项，确保药物知识掌握，保障安全，提升素养。定期组织全体护理人员对免疫常用药物的输注、保管、配制、不良反应处理、用法及药理作用等进行集中学习。

三、免疫治疗期间的精准护理

（一）输注免疫药物前准备

1. 药物配制　配制前，与患者、家属及另一名护士二次核实，确保药物准确无误。药物需保存在 2～8℃冰箱中，不能冷冻结冰，不能摇晃，将免疫药物稀释于适当的溶剂中，稀释比例需根据药物说明书和医师下达的医嘱进行，在生物安全柜内配制并遵守无菌原则。配制完毕，患者及其家属再次核对，确保用药安全。废弃物按流程处理，确保环境整洁与安全。

2. 环境准备　通过减少噪声干扰，如控制人员走动、谈话声音及设备噪声等，营造一个宁静的治疗氛围，有助于患者放松心情，减轻焦虑和紧张情绪，确保患者能够在相对安静的环境中接受治疗。提供柔软舒适的床铺或座椅，保持适宜的室内温度和湿度，以及充足的光线或合适的遮光措施，让患者感到身心愉悦。严格遵循消毒隔离规范，每日清洁和消毒输注区域及周边环境，保持病房整洁有序。

3. 急救设备的准备　准备必要的急救设备和药品，如氧气、吸引器、急救药品等，以应对可能出现的紧急情况

（二）输注免疫药物过程的护理

1. 基于药物的说明书指引及患者的个体耐受状况，审慎调整输注速度。初始输注阶段，宜采取缓慢速度，以便密切观察患者是否出现畏冷、寒战、发热、皮肤瘙痒、呼吸困难等输液反应。

2. 采用专用的输液器和过滤器，确保其材质、孔径等参数完全符合药物输注的标准，同时保障输注过程的无菌性和安全性。定期更换输液器，防范因长时间使用而可能引发的污染和堵塞问题。

3. 免疫药物要现配现用，建立单独静脉通道进行输注，不与其他任何药液共管输注，以免发生配伍禁忌。输注前后均进行冲管。

4. 在整个用药期间，严格把控滴速，按时巡视病房，持续监测患者生命体征，关注输液部位有无渗血渗液。通过主动、耐心的交流沟通，深入了解患者的心理动态，同时嘱咐患者及其家属切勿擅自调整输注速度，以确保用药过程的安全与有效。

（三）输注免疫药物后的护理

1. 生命体征监测　对患者的生命体征进行持续、细致的监测，包括体温、脉搏、呼吸、血压等基本生命体征。

2. 不良反应监测与处理　输注免疫药物后,患者应密切观察自己的身体状况，

如出现发热、皮疹、呼吸困难等不良反应，应遵医嘱及时进行处理，如服用抗过敏药物、物理降温等。

3. 饮食护理　输注免疫药物后，患者的饮食应以清淡易消化为主，避免过于油腻、辛辣刺激性食物。多吃富含优质蛋白质、维生素和矿物质的食物，如瘦肉、鱼类、蛋类、新鲜蔬菜和水果等，有助于增强身体免疫力。如果患者对某些食物过敏，应避免食用，以免引发过敏反应。

4. 生活护理　保证充足的睡眠时间，避免熬夜或过度劳累，有助于身体恢复和产生免疫反应。输注免疫药物后，患者应避免剧烈运动，以免引发身体不适或影响药物疗效。保持心情愉悦，避免精神紧张和焦虑，有助于减轻药物可能带来的不良反应。

5. 心理干预　免疫治疗期间可能会给患者带来身体和心理的不适感。因此，护理人员应关注患者的心理状况，提供必要的心理支持和干预。这包括与患者及其家属进行充分、有效的沟通，解答疑问，提供必要的支持和帮助。同时，还可以寻求专业心理咨询师的帮助，为患者提供更为专业的心理支持。

四、免疫相关不良反应的精准护理

免疫检查点抑制剂（ICIs）阻断 T 细胞负性调控信号，解除免疫抑制，增强 T 细胞抗肿瘤效应的同时，也可能异常增强自身正常的免疫反应，导致免疫耐受失衡累及到正常组织时发生的不良反应，称为免疫相关不良反应（lmmune-related adverse events，irAEs）。

（一）皮肤毒性的护理

在使用过程中可能发生多种不同类型的皮肤不良反应，包括斑丘疹、瘙痒、水疱病变、色素减退等，严重者出现类似 Steven-Johnson 综合征/中毒性表皮坏死松解症（SJS/TEN）样表现。

1. 常规护理要点

（1）全面评估患者皮肤情况，积极耐心听取患者主诉。

（2）保持皮肤清洁，湿润，每天使用无乙醇，无刺激性的保湿乳肤霜；清洁皮肤使用无刺激性的皂液，水温不宜过高。

（3）外出时做好防晒，如戴遮阳帽，打遮阳伞，涂防晒霜。

（4）穿柔软宽松的纯棉衣服，不要穿化纤和布料较硬的衣物，以防摩擦皮肤。

（5）勤剪指甲，出现瘙痒时指导患者避免指甲抓挠。

（6）遵医嘱口服抗组胺药或皮质类固醇激素，使用糠酸莫米松乳膏、甘草酸苷胶囊及止痒药物后缓解。

2. Stevens-Johnson 综合征/中毒性表皮坏死松解症护理要点　该症状表现为

全身弥漫性红斑、水疱、大疱。患者易受感染,可能导致败血症。

（1）清洗皮肤：选用生理盐水或抗菌剂冲洗,聚维酮碘消毒液、高锰酸钾溶液、硼酸水等消毒患处。

（2）喷洒油性润肤剂：如凡士林和液状石蜡制剂,保持皮肤完好。

（3）处理疱皮：保留未脱落疱皮,移除坏死表皮,剪掉不易移除部分。

（4）处理水疱：小水疱自然吸收,大水疱消毒后抽吸疱液并培养,用非黏性敷料覆盖保护。

（5）使用抗菌敷料：银离子抗菌敷料等用于剥脱处,糜烂创面用敷料覆盖,促进干燥。剥脱面积大者采用暴露疗法。

（6）严重者遵医嘱给予糖皮质激素、免疫球蛋白等治疗。

（二）胃肠毒性的护理

最常见的是腹痛、腹泻,还包括便秘,便血,肠穿孔症状,败血症,腹膜刺激症,肠梗阻等症状。

腹泻的护理要点如下。

1. 对患者的情况进行全面的评估,观察其粪便颜色、性状、次数和量,做好肛周皮肤的护理。

2. 指导其进食易消化及纤维素含量少的软食或半流食,必要时饮用含钠、钾的饮料。

3. 保持室内环境整洁,减少对患者的不良刺激,严重时行抗腹泻及补充电解质治疗,情况紧急时可使用糖皮质激素。

4. 监测体重,可适当按摩,针灸等舒缓治疗方式。

（三）免疫相关性肺炎的护理

症状主要为呼吸困难、咳嗽、发热、胸痛,偶尔会发生缺氧且会快速恶化以致呼吸衰竭。

护理要点如下。

1. 评估肺功能与病史,针对高危人群加强监测与干预,疑似药物性肺损伤时停用相关药物并使用糖皮质激素。

2. 治疗中观察生命体征,评估呼吸、脉搏、血氧饱和度,及时发现并处理血氧饱和度下降。

3. 对免疫相关性肺炎患者,嘱其多休息,胸痛明显者协助取患侧卧位,痰液多者鼓励深呼吸和有效咳嗽,黏稠不易咳出时多饮水或雾化吸入。持续低流量吸氧以改善缺氧。

4. 指导患者按时用药,不自行调整剂量。

5. 对肺炎合并呼吸衰竭患者,采用高流量鼻导管吸氧降低气管插管率,预防支气管痉挛。氧疗期间密切观察病情，如30min内无改善或出现低氧血症，及时告知医师，考虑机械通气。

（四）肝脏毒性的护理

1. 症状　瘙痒、黄疸、恶心、呕吐、肝功能异常。

2. 护理要点

（1）严格掌握用药指征，监测不良反应，确保安全用药。确诊为药物性肝炎，应在医师指导下使用。

（2）用药过程中观察患者皮肤、巩膜、消化道症状等。出现上述情况，立即告知医师，并监测肝功能。

（3）症状明显时或起病初期嘱患者卧床休息，稳定好转期可活动。

（4）保持皮肤完整性，避免抓破皮肤。

（5）肝功能受损时，指导患者遵循"高热量、高纤维素、低脂肪、易消化清淡饮食"原则，稳定期进高蛋白饮食，重症肝损害期严格限制蛋白摄入。

（6）杜绝滥用药物或再次用药不当造成新的肝损害。

（五）内分泌毒性的护理

1. 甲状腺功能亢进　患者主要表现为心悸、出汗、进食、便秘和体重减少。护理要点如下。

（1）密切观察患者用药反应，重点评估患者神志、食欲和体重、发质与发量、是否耐受冷或热、是否出现心悸、是否腹泻或便秘、是否皮肤干燥，以及情绪或行为是否异常。

（2）补充足够热量、优质蛋白质，多食富含维生素食物。禁食海带、海鱼等含碘量较高的食物，不宜饮用浓茶、咖啡等刺激性饮料。

（3）指导患者充分休息，避免过度疲劳和情绪激动。

（4）对于使用激素替代治疗的患者，应在治疗前进行相关的健康教育，指导患者，定期复查，不可自行停药或减量。

2. 甲状腺功能减退　患者多数表现为嗜睡、畏寒、体重增加、毛发脱落、便秘、抑郁等典型症状，症状较轻微。护理要点如下。

（1）告知患者及其家属内分泌毒性知识，监测生命体征及血生化。

（2）体温过低者，调节室温至22～23℃，适当增衣，保暖。

（3）出现乏力、头晕，及时卧床休息。

（4）对甲状腺功能减退者，关注情绪，加强沟通，教其学会转移注意力的方法。家属配合，共同应对情绪变化。

（5）出院后注意观察行为和精神，用药前或每月查甲状腺功能，出现相关症状及时处理，可服用受体阻滞剂，严格遵循医嘱。

（6）饮食注意高蛋白、高维生素、低钠、低脂肪，保证水分摄入。

（六）疲乏的护理

1. 指导患者使用癌症疲乏量表（cancer fatigue scale，CFS），使其能准确表达乏力的程度。

2. 情绪不佳者心理疏导，通过倾听、共情及解答患者疑虑等措施消除患者的焦虑、恐惧等负面情绪，降低患者对药物不良反应的不确定感。

3. 参照美国运动医学会（American of Sports College Medicine，ACSM）指南中的标准，指导患者根据实际情况进行运动，每天的步数需要比前一天增加5%～20%，建议时间为每20分钟一次，每天3次即可。可以指导患者多听些抒情柔美的歌曲，还可以听喜欢的歌曲来参加有关支配体力的社会活动，比如太极和广场舞等活动，建议时间为每天30min即可。

（七）免疫治疗关节疼痛的护理

1. 症状　表现为肌肉、关节的疼痛、肿胀、红斑等。

2. 护理要点　口服镇痛药，低剂量口服激素；暂停免疫治疗。轻度关节疼痛，每天适当活动，改善体力和睡眠；活动过程中注意保护关节，防止跌倒；起床，久坐站起等变换体位时，动作尽量缓慢。

（八）肾毒性的护理

1. 症状　表现为血尿，尿量减少，足踝、四肢乃至全身肿胀。

2. 护理要点

（1）定期进行肾功能检查，包括肌酐、尿素氮、尿蛋白等指标，以及尿常规和尿沉渣检查，以评估肾脏毒性的严重程度。

（2）激素治疗：对于中度或重度肾脏毒性，医师可能会开具激素治疗，如泼尼松等。护理人员应确保患者按时、按量服药，并观察药物的疗效和副作用。在出现严重肾毒性时，应停止免疫治疗，并考虑替代治疗方案。护理人员应与医生密切沟通，确保治疗方案的及时调整。

（3）适当补液：在轻度肾毒性时，护理人员应确保患者有足够的液体摄入，以促进尿液排出和肾功能的恢复。

（4）限制饮食：对于肾功能受损的患者，应限制高盐、高蛋白、高脂肪等食物的摄入，以减轻肾脏负担。

（九）神经毒性的护理

1. 症状　表现为肌肉无力，麻木或不自主抖动，行走不稳，头痛，尿失禁，认知或语言障碍及昏迷等。

2. 护理要点　中度及以上神经系统不良反应，使用激素；根据严重程度，暂停或永久停用免疫治疗。

（十）眼部症状的护理

1. 症状　视物模糊，飞蚊症，色觉异常，甚至视力缺失或丧失，伴有或不伴有头痛。

2. 护理要点　中度及以上眼部不良反应，须眼科会诊，局部或系统性使用激素；根据严重程度，暂停或永久停用免疫治疗。

五、随访与居家护理指导

免疫治疗是一个长期的过程，患者出院后仍需继续接受护理和监测。因此，建立出院随访和居家护理机制是精准护理的延伸。通过定期随访和居家护理指导，可以及时了解患者的康复情况，发现并处理潜在的问题。同时，还可以为患者提供必要的康复训练和营养指导，促进其早日康复。

（一）用药指导

1. 强调继续规律服药的重要性，详细讲解药物的用法、用量、注意事项及可能出现的副作用和应对措施。

2. 指导患者正确保存药物，并告知过期药物的处理方法。

3. 提醒患者不要擅自更改药物剂量或停药，如有需要应咨询医师。

（二）复查计划

1. 明确告知患者复查的时间、地点、项目及注意事项。

2. 提醒患者按时复查，监测病情变化和治疗效果。

3. 告知患者复查前需要做的准备工作，例如空腹、憋尿等。

（三）生活方式指导

1. 继续指导患者保持良好的生活习惯，包括均衡饮食、适度运动、规律作息等。

2. 根据患者的具体情况提供个性化的建议，例如饮食禁忌、运动强度等。

3. 鼓励患者戒烟限酒，保持良好的心理状态。

（四）症状管理

1. 指导患者识别和处理可能出现的免疫治疗相关不良反应。

2. 告知患者出现严重症状时及时就医，并提供联系方式。

3. 指导患者记录症状出现的频率、程度等信息，以便医师更好地评估病情。

（五）心理支持

1. 鼓励患者保持积极乐观的心态，寻求社会支持。

2. 必要时可提供心理咨询或支持小组的信息。

3. 鼓励患者与家人、朋友多交流，积极参与社交活动。

4. 提供社会支持：帮助患者获得来自家庭、朋友、医护人员等方面的社会支持，增强患者的社会支持网络。

5.联系病友组织：鼓励患者加入病友组织，与其他患者交流经验、互相支持，获得情感共鸣和归属感。

（六）**康复指导**

1.根据患者的具体情况进行康复指导。例如，针对手术后的患者，可指导其进行呼吸功能锻炼、肢体功能锻炼等，帮助患者恢复正常生活。

2.提供康复相关的资源和信息，例如康复机构、康复器材等。

综上所述，免疫治疗的精准护理是一个综合性过程，需要护理人员具备全面的专业知识和技能，以及高度的责任心和耐心。通过入院基线评估、健康宣教、个性化护理计划、多学科团队协作、不良反应的监测与处理、心理支持与干预及出院随访与居家护理等措施的实施，可以为患者提供全面、连续的护理服务，确保其获得最佳的治疗效果和生活质量。

第10章

介入栓塞术治疗胃肠肿瘤

第一节 概 述

一、定义

胃癌和结直肠癌是最常见的消化道恶性肿瘤，胃肠道肿瘤是发生在消化道和消化系统的恶性肿瘤病变，包括结肠癌（colon cancer）、胰腺癌（pancreatic cancer）、胃癌（stomach cancer）、肝癌（liver cancer）、神经内分泌癌（neuroendocrine cancer）及食管癌（esophageal cancer）。目前，胃癌和结直肠癌的治疗主要包括外科手术、放疗以及包括化疗、靶向治疗和免疫治疗在内的全身治疗。

二、流行病学调查

胃肠肿瘤在全球的发病率和致死率都非常高，如结直肠癌是发达国家发病率最高的癌症，结直肠癌是全球第三大恶性肿瘤、胰腺癌是全球死亡率最高的癌症。根据世界卫生组织国际癌症研究机构（IARC）GLOBOCAN统计，胃肠恶性肿瘤占中国癌症相关死亡人数的45%，而发达国家（例如美国和英国）的这一数字要低得多。

胃癌发病有明显的地域性差别，在我国的西北与东部沿海地区胃癌发病率比南方地区明显为高。好发年龄在50岁以上，男女发病率之比为2∶1。大肠癌是常见的恶性肿瘤，包括结肠癌和直肠癌，近年有向近端（右半结肠）发展的趋势。

三、病因

（一）胃癌

1. 地域环境及饮食生活因素　胃癌发病有明显的地域差别，在我国的西北与东部沿海地区胃癌发病率比南方地区明显为高。长期食用薰烤、盐腌食品的人群中胃远端癌发病率高，与食品中亚硝酸盐、真菌毒素、多环芳烃化合物等致癌物或前致癌物含量高有关；吸烟者的胃癌发病危险较不吸烟者高50%。

2. 幽门螺杆菌（Hp）感染　我国胃癌高发区成人Hp感染率在60%以上。幽门螺杆菌能促使硝酸盐转化成亚硝酸盐及亚硝胺而致癌；Hp感染引起胃黏膜慢性炎症加上环境致病因素加速黏膜上皮细胞的过度增殖，导致畸变致癌；幽门螺杆菌的毒性产物 CagA、VacA 可能具有促癌作用，胃癌患者中抗 CagA 抗体检出率较一般人群明显为高。

3.癌前病变胃疾病　包括胃息肉、慢性萎缩性胃炎及胃部分切除后的残胃，这些病变都可能伴有不同程度的慢性炎症过程、胃黏膜肠上皮化生或非典型增生，有可能转变为癌。癌前病变系指容易发生癌变的胃黏膜病理组织学改变，是从良性上皮组织转变成癌过程中的交界性病理变化。

4.遗传和基因遗传与分子生物学　研究表明，胃癌患者有血缘关系的亲属其胃癌发病率较对照组高4倍。胃癌的癌变是一个多因素、多步骤、多阶段发展过程，涉及癌基因、抑癌基因、凋亡相关基因与转移相关基因等的改变，而基因改变的形式也是多种多样的。

（二）大肠癌

大肠癌的发生与高脂肪低纤维素饮食、大肠慢性炎症、大肠腺瘤、遗传因素和其他因素如血吸虫病、盆腔放射、环境因素、吸烟等有关。

四、临床表现

（一）胃癌

早期胃癌多数患者无明显症状，少数人有恶心、呕吐或是类似溃疡病的上消化道症状。疼痛与体重减轻是进展期胃癌最常见的临床症状。患者常有较为明确的上消化道症状，如上腹不适、进食后饱胀，随着病情进展上腹疼痛加重，食欲减退、乏力。根据肿瘤的部位不同，也有其特殊表现。贲门胃底癌可有胸骨后疼痛和进行性吞咽困难；幽门附近的胃癌有幽门梗阻表现；肿瘤破坏血管后可有呕血、黑粪等消化道出血症状。腹部持续疼痛常提示肿瘤扩展超出胃壁，如锁骨上淋巴结肿大、腹水、黄疸、腹部包块等。

（二）大肠癌

大肠癌早期无症状，或症状不明显，仅感不适、消化不良、粪便隐血阳性等。随着癌肿发展，症状逐渐出现，表现为大便习惯改变、腹痛、便血、腹部包块、肠梗阻等，伴或不伴贫血、发热和消瘦等全身症状。肿瘤因转移、浸润可引起受累器官的改变。

1.右半结肠癌　右半结肠癌导致缺铁性贫血，表现疲劳、乏力、气短等症状。右半结肠因肠腔宽大，肿瘤生长至一定体积才会出现腹部症状，这也是肿瘤确诊时，分期较晚的主要原因之一。

2.左半结肠癌　左半结肠肠腔较右半结肠肠腔窄，左半结肠癌更容易引起完全性或部分性肠梗阻。肠阻塞导致大便习惯改变，出现便秘、便血、腹泻、腹痛、腹部痉挛、腹胀等。带有新鲜出血的大便表明肿瘤位于左半结肠末端或直肠。

3. 直肠癌的主要临床症状　便血、排便习惯的改变及梗阻。癌肿部位较低、粪块较硬者，易受粪块摩擦引起出血，多为鲜红或暗红色，不与成形粪便混和或附于粪柱表面，误诊为痔出血。

4. 肿瘤浸润及转移　大肠癌最常见的浸润形式是局部侵犯，肿瘤侵及周围组织或器官，造成相应的临床症状。肛门失禁、下腹及腰骶部持续疼痛是直肠癌侵及骶神经丛所致。大肠癌的远处转移主要有两种方式：淋巴转移和血行转移。肿瘤细胞通过淋巴管转移至淋巴结，也可通过血行转移至肝、肺、骨等部位。

五、检查

（一）胃癌

1. X线钡剂检查　数字化X线胃肠造影技术的应用，目前仍为诊断胃癌的常用方法。常采用气钡双重造影，通过黏膜相和充盈相的观察做出诊断。

2. 纤维胃镜检查　直接观察胃黏膜病变的部位和范围，并可获取病变组织做病理检查，是诊断胃癌的最有效方法。

3. 腹部超声　在胃癌诊断中，腹部超声主要用于观察胃的邻近脏器受浸润及淋巴结转移的情况。

4. 螺旋CT与正电子发射成像检查　多排螺旋CT扫描结合三维立体重建和模拟内腔镜技术，是一种新型无创检查手段，有助于胃癌的诊断和术前临床分期。利用胃癌组织对于 ^{18}F-氟代脱氧葡萄糖（^{18}F-FDG）的亲和性，采用正电子发射成像技术（PET）可以判断淋巴结与远处转移病灶情况，准确性较高。

（二）大肠癌

1. 实验室检查　血常规、生化全项（肝、肾功能+血清铁）、粪便常规+粪便隐血等化验检查，有助于了解患者有无缺铁性贫血、肝肾功能等基本情况。进行血肿瘤标志物癌胚抗原（CEA）检测，有助于肿瘤的诊断。在大肠癌患者中，CEA水平高并不表示均存在远处转移；有少数转移瘤患者，CEA并不增高。

2. 内镜检查　结肠镜检查是将纤维结肠镜伸入到结肠起始部位回盲部，检查结肠和直肠肠腔，并在检查过程中进行活检和治疗。结肠镜检查比钡剂灌肠X线更准确，尤其对结肠小息肉，通过结肠镜摘除并行病理确诊。

3. 活体组织检查和脱落细胞学检查　活体组织检查对大肠癌，尤其是早期癌和息肉癌变的确诊以及对病变进行鉴别诊断有决定性意义，可明确肿瘤的性质、组织学类型及恶性程度、判断预后和指导临床治疗。脱落细胞学检查准确性高，取材烦琐，不易获得满意的标本，临床应用少。诊断播报编辑根据临床表现，相关检查，组织病理特征性即可诊断。

六、治疗原则

（一）胃癌

1. 手术治疗

（1）根治性手术：原则为整块切除包括癌灶和可能受浸润胃壁在内的胃的部分或全部，按临床分期标准整块清除胃周围的淋巴结，重建消化道。

（2）姑息性手术：原发灶无法切除，为了减轻由于梗阻、穿孔、出血等并发症引起的症状而作的手术，如胃空肠吻合术、空肠造口、穿孔修补术等。

2. 化疗　用于根治性手术的术前、术中和术后，延长生存期。晚期胃癌患者采用适量化疗，能减缓肿瘤的发展速度，改善症状，有一定的近期效果。早期胃癌根治术后原则上不必辅助化疗，常用的胃癌化疗给药途径有口服给药、静脉给药、腹膜腔给药、动脉插管区域灌注给药等。常用的口服化疗药有替加氟、优福定、氟铁龙等。常用的静脉化疗药有氟尿嘧啶、丝裂霉素、顺铂、多柔比星、依托泊苷、甲酰四氢叶酸钙等。近年来紫杉醇、草酸铂、拓扑酶抑制剂、希罗达等新的化疗药物用于胃癌。

3. 其他治疗　包括放疗、热疗、免疫治疗、中医中药治疗等。胃癌的免疫治疗包括非特异生物反应调节剂如卡介苗、香菇多糖等；细胞因子如白介素、干扰素、肿瘤坏死因子等；以及过继性免疫治疗如淋巴细胞激活后杀伤细胞（LAK）、肿瘤浸润淋巴细胞（TIL）等的临床应用。抗血管形成基因是研究较多的基因治疗方法，可能在胃癌的治疗中发挥作用。

（二）大肠癌

1. 手术治疗

（1）结肠癌治疗的方案是以手术切除为主的综合治疗方案。Ⅰ、Ⅱ和Ⅲ期患者常采用根治性的切除+区域淋巴结清扫，根据癌肿所在部位确定根治切除范围及其手术方式。Ⅳ期患者若出现肠梗阻、严重肠出血时，暂不做根治手术，可行姑息性切除。

（2）直肠癌根治性治疗的基础是手术。直肠手术较结肠困难。常见手术方式有经肛门切除术（极早期近肛缘）、直肠全系膜切除手术、低位前切术、经腹肛门括约肌腹会阴联合切除。对于Ⅱ、Ⅲ期直肠癌，建议术前行放射、化学治疗，缩小肿瘤，降低局部肿瘤期别，再行根治性手术治疗。

2. 综合治疗

（1）辅助化学治疗：奥沙利铂联合氟尿嘧啶类药物（5-氟尿嘧啶）的方案是目前Ⅲ期结直肠癌和部分具有高危因素结直肠癌患者的标准治疗方案，治疗时间为6个月。适用于术前未接受新辅助放射治疗的直肠癌患者，术后需要进行辅助放射治疗者。

（2）结直肠癌的治疗：主要是以化学治疗为主的综合治疗方案，化疗药物包括 5- 氟尿嘧啶、卡培他滨、奥沙利铂、伊立替康、贝伐珠单抗、西妥希单抗、帕尼单抗等多种药物，常用化疗方案有 FOLFOX、XELOX、FOLFIRI 等，在化疗基础上酌情联合靶向药物治疗（贝伐珠单抗、西妥昔单抗、帕尼单抗）。

3. 放射治疗　目前效果较好、研究较多的是外科和放疗的综合治疗，包括术前放疗、术中放疗、术后放疗、"三明治"式放疗等，各有其特点。对晚期直肠癌患者、局部肿瘤浸润者、有外科禁忌证者，应用姑息性放疗。

第二节　介入栓塞术的临床新技术

一、定义

介入性血管内栓塞术，又称超选择性动脉内栓塞术（superselective intra-arterial embolization），是介入性血管内治疗技术的一种。

介入治疗是介于外科、内科治疗之间的新型治疗方法，包括血管内介入和非血管内介入，它是在放射诊断学设备（数字减影 X 线机、CT 机、磁共振和常规 X 线机等）的指导下，通过米粒大小的创口将特定的机械导入人体病变部位进行治疗的方法。具有不开刀、创伤小、恢复快、效果好的特点。

（一）血管内介入治疗

主要是针对肿瘤的供血动脉，或将抗癌药物注射到肿瘤区，直接杀癌；或栓塞肿瘤供血动脉，阻断肿瘤的营养供应，使瘤体体积缩小；或施行双介入，将抗癌药物和栓塞剂有机结合在一起注入靶动脉，既阻断供血，同时药物停留于肿瘤区起到局部化疗，杀死肿瘤组织的作用。

（二）非血管内介入治疗

非血管内介入治疗是在医学影像设备如 X 线、CT、B 超、MRI 的导引下，利用各种器械，对肿瘤感染脏器进行诊断和治疗。主要包括经皮穿刺活检、管腔扩张和内支架成形术、经皮穿刺瘤内注药术、经皮多电极射频消融术等。

二、介入栓塞术的分类

（一）经动脉栓塞术（transcatheter arterial embolization，TAE）

经动脉栓塞术是运用栓塞材料将肿瘤供血血管部分或完全阻塞，从而使肿瘤细胞缺血、坏死，达到治疗的目的，主要用于不适合给予化疗药物的实体肿瘤的介入治疗。

(二)经导管动脉化疗栓塞(transarterial chemoembolization,TACE)

在将化疗药物注入肿瘤供血动脉的同时,运用栓塞材料阻断供血血流,从而提高局部药物浓度,延长药物与肿瘤接触的时间。TACE是中晚期不可切除肝癌的首选治疗方式。

(三)经动脉放射性栓塞术(transarterial radioembolization,TARE)

经动脉放射性栓塞术是指经动脉导管选择性地向肿瘤供血动脉注入载有放射性核素微球(最常用钇-90微球),释放高能量射线持续近距离照射,使肿瘤组织坏死,它属于近距放射治疗范畴,又称选择性内放射治疗(selective internal radiation therapy,SIRT)。钇-90微球放射性栓塞是治疗原发性肝癌和肝转移瘤的方法之一。

三、临床上常用的栓塞材料

明胶海绵颗粒、弹簧圈、聚乙烯醇颗粒、碘油、微球和氰基丙烯酸正丁酯等。TAE术中应综合考虑肿瘤血供、血管解剖和造影结果等合理地选择栓塞材料。经动脉栓塞(TAE)与经导管动脉化疗栓塞(TACE)的区别在于前者未使用化疗药物,一般不单独使用。

四、介入栓塞术的适应证

(一)控制出血

1. **外伤性出血** 身体各部闭合性和贯通性外伤出血均可应用。栓塞可达到根治和为手术创造条件的目的。肝、脾外伤性破裂出血,骨盆骨折所致腹膜后大出血等,经导管栓塞可治愈。有时经导管栓塞是作为抢救生命、为手术创造条件的术前准备。

2. **胃食管静脉曲张破裂出血** 经皮肤穿刺做胃冠状静脉插管栓塞,止血成功率达95%。其他部位的血管畸形等也可采取栓塞治疗。

3. **肿瘤出血** 全身各部位肿瘤出血均可行栓塞治疗,而且安全有效。

4. **溃疡出血** 胃十二指肠出血,经胃十二指肠动脉栓塞。

(二)治疗血管性疾病

动静脉畸形、动静脉瘘及动脉瘤等,可用栓塞治疗,对中枢神经系统的病变治疗价值更大。动静脉畸形多用NBCA,动静脉瘘和动脉瘤用弹簧圈。

(三)治疗肿瘤

1. **手术前栓塞** 手术前栓塞肿瘤供血动脉和肿瘤血管,可以阻断肿瘤血供,使肿瘤缩小,减少手术时出血,且使肿瘤邻近组织分界清楚,利于彻底切除。肿瘤血供阻断,回流静脉中若有瘤栓,手术时可避免肿瘤扩散。肿瘤缺血坏死,对机体起抗原刺激作用，有可能改善机体的免疫能力。

2. 姑息治疗　对不能手术切除的肿瘤，为缓解症状，减少痛苦，可用栓塞治疗。其中部分病灶在栓塞后由于肿瘤缩小，患者情况改善，由不能手术而转变成可手术切除。在姑息治疗的患者中也可采用放射性微粒作为栓塞物，注入肿瘤血管内起内放疗作用。

五、介入栓塞术的相对禁忌证

1. 严重脏器功能不全　对于那些心脏、肝、肾等重要脏器功能明显受损的患者，特别要谨慎考虑介入治疗。
2. 出凝血功能障碍　对于凝血功能异常的患者，应仔细权衡风险和益处。
3. 严重感染　患有严重感染的患者可能需要等待感染得到控制后再进行介入治疗。
4. 心血管疾病　近期心肌梗死、严重冠心病、心肌储备能力差等情况可能需要避免使用血管加压素。
5. 碘造影剂过敏　对碘造影剂过敏的患者需要采取特殊预防措施或考虑替代方法。

六、优点

1. 提高疗效　医学影像技术引导使得整个治疗过程变得高度可见，从而提高了诊断的准确度并可以通过有针对性治疗提高患者的治疗效果。
2. 降低风险　与传统手术相比，介入治疗可以降低出血量和感染的发生风险及避免开放手术带来的常见并发症。此外，由于仅使用局部麻醉和（或）中度镇静，麻醉风险较高的患者也会受益。最后，由于精准引导，降低了对周围健康身体部位造成损害的可能性。
3. 减少疼痛　介入手术通过小切口进行，因此不需要缝线、缝合钉或大绷带。使用局部麻醉，因此在手术过程中或手术后疼痛相对轻微。
4. 更短的恢复时间　由于介入治疗的微创本质，介入治疗后只需要很短的恢复时间。一般来说，与传统手术相比，介入治疗后患者能够更快地恢复日常生活。
5. 可以进行门诊手术　由于介入治疗的微创本质，许多介入治疗可以在门诊完成，能够使患者在接受治疗的同一天回家。
6. 医疗费用降低　门诊手术通常比住院手术费用低得多。

七、缺点

肿瘤介入治疗往往不是根治性治疗，而是一种相对姑息性治疗，单纯应用这种血管介入治疗不能完全达到根治肿瘤的效果，因此往往需要联合其他局部或全身性治疗手段。血管介入治疗（图10-1）通常需要在射线透视下完成，患者会遭受一定的辐射危害。

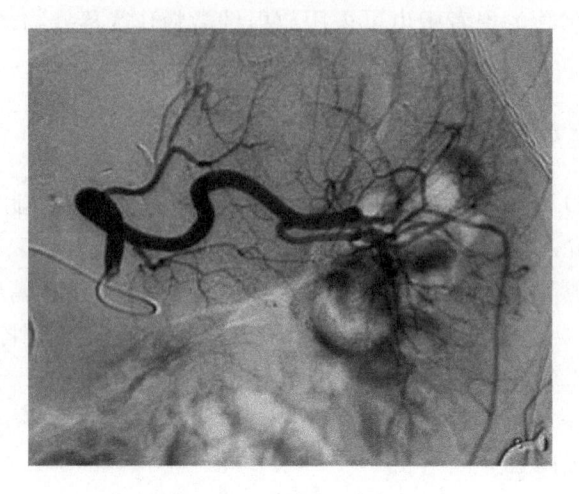

图 10-1　血管介入治疗

八、介入栓塞术的临床应用新进展

介入栓塞治疗可用于胃肠道肿瘤的术前新辅助治疗，尤其是对于肿瘤较大、切除困难的患者，术前介入治疗可以使肿瘤缩小从而增加手术切除的可能性。不能外科手术切除的胃肠道肿瘤患者、高龄或拒绝外科手术的患者、术后复发而不能或不愿再次手术者，介入治疗可以改善患者的生活质量，延长生存期。此外，胃肠道肿瘤伴远处转移者可做局部动脉内化疗以增加综合治疗的疗效。

（一）新型栓塞材料的优势

相对传统的碘化油，聚乙烯醇载药微球作为新型栓塞剂，与化疗药物的亲和性高，可延长化疗药物在病灶的作用时间。具有纳米结构的微球可以吸附更多化疗药物。由于电荷的作用，化疗药物只能非常缓慢释放到血液里，可以持续产生动脉化疗作用并且减少身体伤害。栓塞微球总共分为 100μm 至 700μm 的型号，可以有选择性持久栓塞对应肿瘤的微小血管，使得肿瘤严重缺血、坏死，达到杀灭肿瘤的目的。

（二）操作要点

1. 一侧股动脉穿刺置鞘，将导引导管置入颈内动脉、颈外动脉或椎动脉，选择优势供血动脉，采用微导管技术将微导管置于靶病变部位（动静脉畸形血管巢或动静脉瘘瘘口近端供血动脉末梢）。

2. 若微导管头端所在供血动脉潜在供应脑、眼、脑神经及脊髓等功能区，则应进行激发试验。若激发试验提示安全，则可进行栓塞。

3. 微导管超选择性血管造影证实微导管到达预期部位，调整球管投照角度，选取最佳工作角度，以清晰显示微导管头端及畸形血管团、引流静脉为选择标准。

4. 再经微导管超选择性血管造影，证实微导管位置，观察靶病变血管构筑（供血动脉、畸形血管巢或瘘口、引流静脉）、测定动静脉循环时间。

5. 胶浓度配制

（1）浓度：胶的浓度直接关系到胶凝固的速度。浓度过高则凝固速度太快，不仅栓塞剂在病灶内弥散不好而且易发生粘管并发症；浓度过低则凝固速度太慢，易发生引流静脉栓塞甚至静脉窦栓塞。理想的浓度是使胶有足够的时间在畸形血管团内弥散，既不使静脉窦发生栓塞，又不使导管粘住。栓塞术中神经介入医师主要根据微导管位置和微导管造影所提供的动静脉循环时间决定配置胶的浓度。动静脉循环时间越短，所需胶的浓度就越高。通常情况下，纯胶加钽粉仅用于瘘口栓塞，动静脉循环时间 < 1s，胶浓度至少应配 70%；动静脉循环时间 > 2s，胶浓度应 ≤ 50%，20% ～ 50% 浓度的胶较为常用。

（2）配制方法：用专用注射器抽取 1ml Glubran 或 NBCA，再根据所需配制胶的浓度抽取适量超液化碘油，并予以混合。如配制胶浓度为 66.7%，抽取 1ml Glubran 或 NBCA、0.5ml 超液化碘油；配制浓度为 50%，抽取 1ml Glubran 或 NBCA、1ml 超液化碘油。

6. 将胶兼容性三通与微导管端口连接，用装满 5% 葡萄糖水的 2.5ml 注射器反复冲洗微导管，清除微导管腔内残留的生理盐水和血液，一般 5 ～ 10ml。

7. 将充满胶的专用注射器与三通的一个端口连接，而另一个端口与充满 5% 葡萄糖水的 2.5ml 注射器相连，在空白路图监视下缓慢手推注射胶。注射中，应注意胶反流情况、胶进入引流静脉以及胶经畸形血管巢其他供血动脉反流情况。高浓度胶一旦观察到反流，应立即停止注射，同时立即撤离微导管。低浓度 NBCA，在观察到胶反流或停滞不前 2 ～ 3s 后亦应立即撤出微导管。若胶浓度较低，快速进入引流静脉，则应减小注射压力、减慢注射速度或停止注射 2 ～ 3s 后继续注射，直至胶向微导管近端反流。必要时可使用球囊或血流控制导管控制血流速度后，再行栓塞。一旦血管巢栓塞达到预期目的，或胶注射速度调整后胶仍然反流或向非安全区弥散，则应立即停止注射，并回抽微导管腔，快速后撤至体外，最后微导管连同导引导管一同后撤。

8. 检查导引导管 Y 阀是否有胶残留，回抽并冲洗三通、Y 阀、导引导管，确认无胶残留后，再将导引导管置入颈内动脉、颈外动脉或椎动脉。用同样的方法逐根栓塞其他供血动脉及畸形血管巢或瘘口，通常一次栓塞的供血动脉不要超过 3 ～ 4 根，一次性栓塞的范围不要超过 30%。

9. 栓塞完成后，经导引导管行标准前后位及侧位血管造影，观察动静脉畸形或动静脉瘘栓塞情况、颅内血管是否有缺损及其他血管异常。

10. 将引导管撤至颈总动脉或椎动脉近端行血管造影，观察是否有血管夹层。

第三节　介入栓塞术治疗胃肠肿瘤的精准护理

一、术前护理

（一）术前评估

全面评估患者的身体状况，了解患者的病史，完成各项相关检查及化验，包括心电图、肝肾功能检查、血常规检查、出凝血时间等，准备好抢救用品；明确患者肿瘤的类型、大小、位置及是否有转移等信息；基于患者的身体状况和肿瘤的特点，术前评估还需要选择合适的治疗方案。

（二）心理护理

胃肠晚期肿瘤患者在治疗期间，常受到来自生理和心理的双重压迫，容易产生焦虑、暴躁、抑郁等情绪，对手术治疗怀有抵触、恐惧的心理，过重的心理压力和不良情绪非常不利于患者的手术治疗和术后康复。因此，对患者展开术前的心理护理是非常重要的。介入治疗的成功状况受患者的精神状态影响，患者过度的紧张和压抑容易导致发生动脉痉挛和不良的药物反应等。护理人员应当在术前及时排解患者的不良情绪，与患者交流，建立良好的信任关系，应当及时为讲解介入治疗的相关知识，如医师的专业技能、临床经验，本院实施该手术的成功案例及成功率及介入治疗的优点及疗效等，促使患者减轻对介入治疗的抵触、恐惧心理，增加患者对手术治疗成功的信心，积极配合医护工作人员的治疗。

（三）饮食护理

护理人员指导患者摄入高蛋白、高热量、高维生素、易消化的食物，保障患者介入手术治疗的营养需要。

（四）术前准备

1. 碘过敏试验。

2. 术前 4h 内禁食水。

3. 穿刺处皮肤准备。

4. 术前 30min 皮下注射鲁米那 0.1g 及阿托品 0.5mg。

5. 药物及器械准备。

6. 在合适肢体侧留置静脉留置针。

7. 术前详细介绍介入手术流程，术中配合事项及术后可能出现的不良反应。

8. 做好心理护理，加强与患者沟通交流，缓解患者不安情绪，帮助其树立战胜肿瘤的信心。

9.手术前一天，指导患者锻炼床上大小便的能力，并使患者保持充足睡眠。

（五）术前抗生素的使用

术前不建议常规预防性使用抗生素，但对于有高危因素的患者建议预防性用药，可选用覆盖阴性菌的第二代头孢菌素。

二、术中护理

（一）导管室准备

护理人员应当在介入治疗前配合好导管室的相关准备工作，调整导管室的温、湿度，根据手术需要准备穿刺针、导管、导丝、血管鞘、微导管等器械和造影消毒包及相关手术药物等。

（二）引导患者

引导患者进入导管室并做好手术前准备，检查病历本中患者既往史及相关检查诊断，明确介入治疗禁忌证，引导患者做好术前体位，做好术前的消毒工作，建立静脉通道，准备氧气及心电监护等。为了确保介入导管不会受到血管痉挛的影响，提前30min为消化肿瘤介入患者静脉滴注止吐药。

（三）术中配合

医师在进行股动脉穿刺、插管，造影剂、化疗药及栓塞剂介入导管注入过程中，注入5～10ml的低分子肝素钠盐水，以防止血栓的形成。并时刻观察患者在手术中有无不良反应的出现，以及心电监护和生命体征的变化等，如发现患者异常情况，应当及时告知医师。

三、术后护理

（一）观察下肢血供情况

压迫穿刺点10～15min止血，纱布绷带包扎穿刺点，必要时沙袋压迫6h。根据患者的下肢末梢血运情况，判断是否存在颈动脉栓塞风险。因此在手术结束后，每隔30min观察患者一次，记录足背动脉情况，并认真观察皮肤颜色变化，对于主诉小腿疼痛、足趾端苍白，或者皮温下降的情况，应高度警惕动脉栓塞风险。

（二）做好肢体制动

在手术结束后，注意对创口部位保护，平卧，穿刺侧下肢伸直维持8h，不能弯曲，叮嘱患者绝对卧床休息24h，术后72h内避免剧烈运动，保证穿刺部位安全，避免出血。

（三）观测患者生命体征变化

针对血压下降、大汗、呕吐患者，需要及时采取应对措施；在治疗后鼓励患者多饮水，一般在术后8h的饮水量应该达到1500～2000ml，加快造影剂排泄。在介入治疗结束后，患者经常出现恶心呕吐等情况，所以在睡眠期间应该将头偏向一侧，避免误吸。

（四）做好健康指导

在患者排尿期间，要避免因为放置便盆时肢体过度用力而造成穿刺部位出血等；对于排尿困难的患者，应在无菌操作下做好导尿。

（五）饮食护理

1. 禁食阶段　患者经介入治疗之后的2～3d的时间，需要进行是否排便、排气情况的密切观察，护理人员要仔细观察患者的肠蠕动情况，从而决定是否将禁食停止。根据患者当前的病情情况和体重情况计算其所需要的热量，采用静脉滴注的方式补充身体所需要的营养和液体。根据医嘱及时补充蛋白质、水、维生素等，最大限度保障患者水、电解质及酸碱平衡。另外，根据患者自身的病情状况制订出合理的营养支持方案，注意在输入营养液的过程中要控制好输入营养液的浓度、温度（与体温相当）和速度，在每次输入营养液的前后，要使用25ml左右的温水或盐水进行冲管。

2. 流食阶段　待患者经介入治疗后恢复了肠鸣音和排气后，即可将胃肠减压去除，改为流食。在正式进食前，指导患者服用少量的水进行吞咽训练，每次用量在30ml以内。如果患者并未出现不良反应情况，则于第二天指导患者食用营养丰富且容易消化的流食。要坚持少食多餐的原则，每餐食量根据患者情况增加，然后逐渐过渡到软食。

3. 软食及普通饮食阶段　当患者经历3d左右的流食、半流食状态后没有出现不良反应情况，则给予患者软食服用。服用软食的过程中，观察患者的反应情况，如果患者感觉良好，则正常进行饮食。不过要注意进食的速度和次数，依然是坚持少食多餐的原则。还要注意食物选择，注意不能食用不易消化的食物，建议多食用新鲜的蔬菜，这样就能够给患者提供丰富的无机盐和维生素。在进食后30min内不要平卧，要适当的进行走动。

4. 出院护理　告知患者及其家属出院注意事项，叮嘱患者定期复查，与患者保持密切联系，及时解答患者提出的各种问题，以电话、走访等形式，了解患者康复情况，针对患者情况，进行康复指导。

四、介入栓塞治疗后的常见不良反应、并发症的精准护理

（一）疼痛

镇痛可按照癌症疼痛三阶梯镇痛疗法，充分了解患者癌痛类型，按时记录患者疼痛持续时间、强度、疼痛部位及范围，根据数字分级法（numeric rating scales，NRS）或面部表情评估量表法（faces pain scale，FPS）对患者疼痛情况进行准确评估，对不同疼痛程度进行不同的护理干预，包括药物干预、物理镇痛及心理暗示等。对患者术后疼痛给予合理剂量镇痛药物进行镇痛，并向患者及其家属详细阐明药物可能带来的不良反应并告知应对措施。另外，还可进行物理镇痛措施缓解疼痛，如热敷等方式放松患者疼痛部位，播放音乐转移其注意力，缓解疼痛感。

（二）发热

这是术后最常见的症状，由于放射介入治疗后，患者体内肿瘤被栓塞剂栓塞，产生坏死的情况，患者自身强烈的免疫反应对于坏死细胞进行处理从而导致患者体温升高、发热，同时还会伴有手术部位的短暂疼痛感。通常这些症状会在3～5d消失，因患者的个人恢复情况而有所不同。对于术后发热，要警惕感染可能，注意与栓塞后综合征相鉴别，并积极进行血培养、降钙素原检测，甚至进行影像学检查。对于有感染证据患者，要果断使用抗生素。

如覆盖阴性菌的抗生素效果不佳，则需考虑肠球菌等阳性菌感染的可能。

（三）胃肠道反应

这是由于介入治疗需要向患者体内灌送化疗药物，从而导致消化道（如胃肠道等）产生不良反应，患者的呕吐感强烈。化疗药物并不具有识别性，对于接触的细胞都会具有杀伤力，难免会导致患者自身正常细胞的死亡。其次胃肠道黏膜细胞都属于增殖型细胞，对于这类具有杀伤力的药物都会极其敏感，受到刺激后非常容易产生呕吐的情况。

（四）穿刺部位血肿

由于介入治疗并非完全无创，而且介入治疗的股动脉穿刺需要压迫更长的时间，一般都会超过6h。一般患者由于长期遭受肿瘤的迫害，其免疫系统本身功能欠佳，再加上动脉穿刺带来的出血量较大，其术后形成的血块、肿块较大，从而导致穿刺部位血肿情况比较严重。

（五）感染

介入手术过程中，没有严格按照无菌操作，把导管或其他医疗器械插入体内时极有可能造成感染。

（六）肾功能损害

介入手术时一般需用碘造影剂，碘造影剂主要经肾排泄，从而增加肾负担。尤其是对肾功能不全者来说，可能会加重肾损伤。建议在正规医院做介入手术，术后严格按照医嘱做好护理，提供清淡且易消化的饮食，多注意休息。

第11章
腹腔热灌注化疗技术治疗胃肠肿瘤腹膜转移

第一节 概 述

一、定义

胃肠肿瘤腹膜转移是指原发部位的肿瘤迅速生长，侵袭力强，能够穿透脏器表面的浆膜组织，进而癌细胞脱落并播散至腹腔，最终在腹膜上形成多发性的转移病灶。这一过程可能因术中未能妥善隔离癌细胞，或因癌细胞随胃肠液经残端流入腹腔而发生。此外，手术中切断的血管和淋巴管内的癌栓随血流和淋巴液扩散至腹腔。在手术区域内，癌细胞被纤维素样物质凝固后形成了一层保护层，这使得癌细胞不易被免疫细胞识别和杀伤，从而在手术区域形成了难以察觉的微小癌灶。加之手术和麻醉等因素导致的机体免疫力下降，这些微小的癌灶得以迅速增殖，最终形成肿块，从而引发腹腔局部区域的复发和转移，属于继发性腹膜肿瘤。腹膜转移是胃肠肿瘤的常见转移方式之一。约20%的胃癌和4%的结直肠癌患者，在初诊时已发生腹膜转移。综合治疗后，约有50%的T3～T4期胃癌和5%的Ⅰ～Ⅲ期结直肠癌会以腹膜转移方式复发。胃肠肿瘤腹膜转移的病理类型各异，具体如下。

（一）胃癌腹膜转移主要类型

1. **乳头状腺癌** 具有乳头结构，由柱状或立方状癌细胞覆盖，间质小中等，可见腺体囊性扩张。多见于胃癌早期，可发展为乳头管状腺癌或管状腺癌。

2. **管状腺癌** 分为高、中分化型，腺管结构清晰，瘤细胞呈柱状，中分化型腺管小或不完整，瘤细胞呈立方或扁平型。

3. **低分化腺癌** 局部见腺管形成或黏液分泌，大部分癌细胞呈片状、巢状排列，异型性大，核分裂象易见，常有坏死。

4. **印戒细胞癌** 由含不等黏液的印戒细胞组成，局部有腺管形成倾向。在腹膜转移癌中常见。

5. **黏液腺癌（胶样癌）** 含大量黏液，形成黏液池，癌细胞漂浮其中。可含有印戒细胞癌成分。

6. 特殊类型　含腺鳞癌、鳞癌、肝样腺癌、未分化癌、伴淋巴样间质的癌和类癌等。

（二）结直肠癌腹膜转移主要类型

1. 管状腺癌　乳头状浸润性生长，分高、中、低分化3类。

2. 黏液腺癌　肿瘤中细胞外黏液占比超过50%，有两种主要生长方式。

3. 印戒细胞癌　主要由含有胞质内黏液的癌细胞组成，发病更年轻，预后很差。

4. 髓样癌　肿瘤组织呈实片状、梁状排列，伴明显淋巴细胞浸润。

5. 鳞癌和腺鳞癌　腺鳞癌由腺癌和鳞癌两种成分组成。

6. 未分化癌　呈团块状或弥漫成片生长，无腺样结构及提示向腺体分化的特征。

7. 其他罕见类型　如肝样腺癌、锯齿状腺癌等。

二、高危因素

（一）胃癌继发腹膜转移的高危因素

1. 肿瘤浸润深度达浆膜层。

2. 腹腔冲洗液中游离癌细胞检查阳性。

3. 腺癌伴印戒细胞。

4. 淋巴结转移阳性。

5. 肿瘤为多发病灶。

6. Bormann 分型为 Ⅲ、Ⅳ型。

7. Lauren 组织学分型为弥漫型。

8. 肿瘤穿孔或破裂。

9. 伴有血管/淋巴管癌栓、神经侵犯。

（二）结直肠癌继发腹膜转移的高危因素

1. 腹腔冲洗液中游离癌细胞检查阳性。

2. 肿瘤穿孔或破裂。

3. 肿瘤引起肠梗阻。

4. 切缘阳性。

5. T3、T4 期肿瘤。

6. 淋巴结转移或淋巴结清扫不彻底。

7. 伴有血管/淋巴管癌栓、神经侵犯。

三、临床表现

胃肠肿瘤继发腹膜转移的主要表现为腹部包块、腹胀、腹水、消化系统症状及全身症状严重并发症，预后极差。

（一）腹部包块

腹膜转移的腹部包块常呈多发散在分布。转移瘤较小时，常不能触及腹部包块，部分肿瘤较大查体时可在不同区域触及多个活动度各异的腹部包块。因肿瘤所处部位、病理性质不同，活动度、大小、质地等均有差异，腹壁肿瘤可表现为腹壁固定性肿块，质地较硬，明显压痛。

（二）腹胀及腹水

腹胀及腹水是继发性腹膜肿瘤最常见的临床症状。腹部胀痛较早出现，腹水量一般不大。查体时，腹水较多者腹部膨隆，甚至呈蛙状腹移动性浊音阳性。触诊可扪及不规则肿块，腹部穿刺抽取引流腹水为无色或淡黄色微浑浊，也见血性腹水，提示瘤组织可能侵犯血管出血或局部组织坏死出血。PMP的特征为弥漫性腹腔内"胶状腹水"。对腹水细胞学检查可查见肿瘤细胞。

（三）消化系统症状

可表现明显的消化系统症状，腹痛、恶心、呕吐等消化系统症状常为首发症状肿瘤侵犯腹部消化道及其他脏器，可出现腹痛、恶心、呕吐、食欲缺乏和腹泻等症状，初期不明显，当疾病进展侵犯消化道引起粘连、梗阻，甚至扭转、套叠时，症状较为明显，表现为明显腹胀、腹痛、恶心呕吐等，严重者出现休克症状，当肿瘤侵犯肝胆、胰等可出现发热、黄疸、肝功能不全等表现。

（四）原发疾病症状

原发疾病为胃癌，可出现消化道出血、幽门梗阻、呕吐、腹痛等。结直肠癌患者可表现为腹痛、腹胀、呕吐、肛门不排气、不排便等肠道梗阻症状。

四、治疗原则

腹膜转移是胃肠肿瘤进展期常见的转移方式之一，其病情复杂严重，对患者的生存质量和预后产生重大影响。癌细胞通过腹膜腔的广泛传播，可能累及多个脏器，包括肝、肠道、胰腺、肾等，形成广泛的转移病灶。这种多系统受累的情况不仅增加了治疗难度，也使得患者的预后状况堪忧。自然病程往往很短，病情发展迅速，治疗目标主要为减轻痛苦、改善生活质量及延长生存期。通过综合性治疗方案（包括化疗、靶向治疗、免疫治疗、中医药治疗及姑息性手术等）手段，可以在一定程度上缓解症状，控制疾病进展，并在一定程度上改善患者的生活质量和延长生存期。

（一）胃癌腹膜转移

1. 细胞减灭术　细胞减灭术（cytoreductive surgery，CRS）是一种手术方法，旨在尽可能完全切除腹腔内肉眼可见的肿瘤，以降低肿瘤负荷。该方法涉及从腹膜壁层和脏层切除所有肿瘤,包括受影响的器官或组织、腹膜及相关区域淋巴结的清扫。其目标是将残余肿瘤的最大径减小到 0.25cm 以下,以实现最佳的肿瘤控制效果。

2. 化疗　全身系统化疗是晚期胃癌治疗的有效手段,能够控制病情发展、减轻症状,并降低肿瘤分期,增加手术切除的机会,提高总体疗效。常用的化疗方案以氟尿嘧啶类为基础,联合铂类或紫杉醇类,构成两药或三药联合方案。

（1）一线治疗方案

1）XELOX（3 周 / 疗程）：奥沙利铂 + 卡培他滨。

2）FOLFOX（2 周 / 疗程）：奥沙利铂 + 亚叶酸钙 + 氟尿嘧啶。

3）SOX（3 周 / 疗程）：奥沙利铂 + 替吉奥。

4）DF（4 周 / 疗程）：顺铂 + 氟尿嘧啶。

5）DCF（2 周 / 疗程）：①多西他赛 + 亚叶酸钙 + 氟尿嘧啶 + 顺铂；②多西他赛 + 氟尿嘧啶 + 奥沙利铂。

（2）二线治疗方案：①紫杉醇 / 多西他赛单药；②伊利替康单药。

具体治疗方案和剂量请参考 2021 年 NCCN 胃癌指南的"全身治疗原则"。

3. 腹腔化疗　将化疗药物直接输入腹腔作用于肿瘤细胞,无须经过血 – 腹膜屏障,可提高药物在腹腔内的局部浓度,与病灶充分接触发挥作用,能够降低全身反应。

4. 靶向治疗

（1）一线治疗方案：曲妥珠单抗联合化疗方案（如奥沙利铂或顺铂 + 氟尿嘧啶或卡培他滨）是 HER-2 阳性患者的一线治疗方案。

（2）二线治疗方案：雷莫芦单抗（抗 VEGFR2 单抗）单药或联合紫杉醇,被 2022 年 NCCN 胃癌指南推荐为二线治疗方案；还可联合伊立替康 + 氟尿嘧啶作为二线化疗方案。

（3）三线治疗方案：甲磺酸阿帕替尼（VEGFR 2 小分子酪氨酸激酶抑制剂）被推荐为晚期胃癌或食管胃结合部腺癌三线或三线以上治疗方案。NTRK 基因融合阳性的晚期胃癌,2022 年 NCCN 胃癌指南推荐使用恩曲替尼或拉罗替尼。另外,新型抗 HER-2 抗体偶联药物（ADC）为晚期 HER-2 表达阳性的胃癌患者三线治疗提供了全新的靶向药。

具体治疗方案和剂量请参考 2021 年 NCCN 胃癌指南的"全身治疗原则"。

5. 免疫治疗　纳武利尤单抗和帕博利珠单抗治疗复发性胃癌,能明显降低死亡风险,有明显生存获益。

具体治疗方案和剂量请参考 2021 年 NCCN 胃癌指南的"全身治疗原则"。

6. 放射治疗　胃癌腹膜转移一般是多发癌灶,单纯放疗常达不到满意效果。

放疗常作为一种姑息性治疗手段，以缓解局部症状，改善和提高生活质量。但行放疗前需经 MDT-HIM 讨论后确定方案。

（二）结直肠癌腹膜转移

1. 结直肠癌腹膜转移整体预后较差，行 CRS 尽可能达到满意程度。

2. 化疗

（1）一线化疗方案

1) mFOLFOX6（2周/疗程）：奥沙利铂+亚叶酸钙+氟尿嘧啶。

2) FOLFIRI（2周/疗程）：伊利替康+亚叶酸钙+氟尿嘧啶。

3) CAPEOX（3周/疗程）：奥沙利铂+卡培他滨。

4) FOLFOXIRI（2周/疗程）：奥沙利铂+伊利替康+亚叶酸钙+氟尿嘧啶。

（2）二线化疗方案

1) mFOLFOX6 或 CAPEOX。

2) FOLFIRI。

3) 奥沙利铂+雷替曲塞（氟尿啶不能耐受）。

4) 伊立替康+雷替曲塞（氟尿嘧啶不能耐受）。

具体治疗方案和剂量请参考 2021 年 NCCN 结直肠癌的"全身治疗原则"。

3. 靶向治疗

（1）一线治疗方案：贝伐珠单抗联合双药化疗、西妥昔单抗联合双药化疗。

（2）二线治疗方案：贝伐珠单抗、西妥昔单抗、康奈非尼。

（3）三线治疗方案包括瑞戈非尼、曲氟尿苷替匹嘧啶、呋喹替尼、HER-2 抗体和抑制剂。

具体治疗方案和剂量请参考 2021 年 NCCN 结直肠癌指南的"全身治疗原则"。

第二节 腹腔热灌注化疗的临床新技术

腹腔热灌注化疗（hyperthermic intraperitoneal chemotherapy，HIPEC）是指将含化疗药物的灌注液精准恒温、循环灌注、充盈腹腔并循环灌注一定时间，通过化疗、热疗协同作用和机械冲洗的综合作用，起到容量清除腹腔游离癌细胞(peritoneal free cancer cell，PFCC)、亚临床病灶和 3mm 以下微小癌结节，达到预防和治疗恶性肿瘤的腹膜、网膜等腹腔种植转移的一种治疗手段。其综合利用局部化疗、热疗和大容量化疗液对腹腔的机械灌洗作用，具有药代动力学及流体动力学优势。热疗能够增加肿瘤组织对化疗药物的敏感性，促进肿瘤细胞的凋亡，同时减少正常组织受热损伤的风险；而局部化疗则能直接作用于肿瘤部位，提高药物局部浓度，增强杀伤效果。有效清除游离癌细胞及微小癌灶，防治术后腹腔复发和转移，提高生存率、生存质量，是一种安全、操作方便实用、毒副作用小、并发症少、可重复应用的有效治疗方法，这一突破性技术为腹腔恶性肿瘤的治疗开辟了新路径。

近年来，国内外学者对 HIPEC 在胃肠恶性肿瘤防治方面的应用进行了广泛而深入的研究，使 HIPEC 在理论、方法及临床实践上得到了进一步完善，成为预防和治疗恶性肿瘤腹腔复发的重要手段，尤其是预防和治疗胃肠肿瘤术后腹腔复发和转移的一项重要措施。

HIPEC 是在 CRS 术后立即实施的治疗手段，CRS 联合 HIPEC 治疗策略在胃肠肿瘤腹膜转移方面具有重要意义，它代表着一种全新的、多模态的整合治疗手段，是外科手术技术与现代肿瘤治疗理念的完美结合。

一、HIPEC 原理

1. 研究报道，癌细胞在 40～41℃的环境持续 30～60min 就开始出现严重内环境紊乱，处于 43℃环境中，持续被液体浸泡和冲刷，可出现不可逆的损伤，正常人体细胞在 47℃的高温环境下 1h 仍能够耐受。利用不同组织温度耐受的差异，以特定温度进行肿瘤的定向杀伤。温热对肿瘤细胞的杀伤作用主要体现在以下几个方面。

（1）正常组织在遭遇高温时，能够通过血管扩张，加速血流速度，有效地降低组织温度。肿瘤组织内的血管在正常温度下处于开放状态，遇到热量时无法进一步扩张以增加血流来降温。肿瘤组织内的血管分布不均，血流速度缓慢，导致肿瘤组织内的营养分布不均，低 pH、缺氧及营养不良的细胞对温热更加敏感，增强化疗药物对肿瘤细胞的毒性，强化药物的渗透作用。肿瘤坏死因子（TNF）也会选择性地破坏肿瘤组织内的血管，引发血栓和缺血性坏死。

（2）在分子层面，温热效应会导致癌细胞膜上的蛋白质变性，影响维持细胞内自稳状态的某些多分子复合物，如受体、转导或转录酶的功能。温热干扰蛋白质的合成，激活溶酶体，破坏胞浆和胞核的结构，导致氧分压和 pH 下降，创造了瘤内酸性环境，提高了癌细胞对温热的敏感性。

（3）在细胞层面，由于癌细胞分裂过程中的 S 期和 M 期对温热尤为敏感，因此温热效应可直接导致 S 期或 M 期癌细胞死亡。

（4）在组织层面，温热会导致肿瘤内微小血管栓塞，进而引发癌细胞缺氧、酸中毒或营养摄入障碍。这些障碍最终可能导致肿瘤细胞变性、坏死。基于肿瘤组织与正常组织在耐热性上的显著差异，选择 42～43℃的温热范围可以有效杀伤肿瘤细胞，同时保护正常组织免受损害。

2. 腹膜和血液之间有天然屏障，灌进腹腔的化疗药不易返回到外周血液，导致腹腔内化疗药的浓度较高，杀伤肿瘤细胞的效率更高，而恰好因为吸收入外周血的化疗药物浓度极低，化疗相关的全身反应极少甚无。

3. 大容量腹腔持续灌注可清除腹腔内残留的癌细胞，高温化疗液冲刷防止纤维素样凝固物形成，利于免疫细胞吞噬恶性肿瘤细胞。

二、HIPEC 技术方法

HIPEC 分为开放式 HIPEC 和闭合式 HIPEC。开放式是在开腹治疗或探查结束时放置热灌注治疗管，2 根出水管、2 根进水管，共 4 根，在开放状态下持续腹腔冲洗灌注，过程中可在人为操作下动态搅动腹腔内灌流液，保证灌流液温度均衡和腹腔内间隙充分浸泡。闭合式用于腹腔镜治疗或探查结束后，在腹腔镜或开腹直视下放置 4 根灌注管，2 进 2 出，在腹腔关闭状态下持续腹腔冲洗灌注。

三、HIPEC 技术标准参数操作细则

1. 开放式或闭合式　开放状态下或关闭腹腔后。
2. 容量　灌注液一般为生理盐水和化疗药物混合液，有效注液一般为 4～6L，以腹腔充盈和循环通畅为原则。
3. 化疗药物选择　原发肿瘤敏感药物，同时穿透性高、分子量大、腹膜吸收率低、与热效应有协同作用、腹膜刺激性小。
4. 化疗药物剂量　参考静脉化疗剂量。
5. 温度　（43.0±0.1）℃。
6. 时间和次数　根据不同药物选择不同的治疗时间，一般每次 60～90min，每次治疗间隔不小于 24 h。
7. 循环流速　400～600ml/min。

四、HIPEC 适应证

1. 年龄 20～75 岁。
2. KPS 评分＞70 分。
3. 术中 FCC 检测阳性。
4. 胃癌、结直肠癌、胆管癌、胰腺癌、卵巢癌、子宫内膜癌等腹膜转移（PCI＜20 或 PCI＞20 分，但仍可达到满意 CRS 切除者，也可以酌情考虑）。
5. 癌性腹水。
6. 高危腹膜播散患者，如肿瘤穿孔、穿透浆膜层或侵及邻近器官者。

五、HIPEC 禁忌证

1. 年龄＞75 岁或＜20 岁。

2. 术前常规检查发现远处器官（肝、肺、脑或全身骨骼）多处转移或腹膜后淋巴结转移。

3. 小肠系膜有中、重度挛缩。

4. 各种原因所致腹腔内广泛粘连。

5. 吻合口存在水肿、缺血、张力等愈合不良因素。

6. 完全肠梗阻。

7. 明显肝肾功能不全。

8. 合并骨髓抑制，外周血白细胞、血小板低下。

9. 严重心血管系统病变。

10. 感染性疾病，尤其是严重腹腔感染。

11. 出血倾向或者凝血功能障碍。

12. 生命体征不稳定。

13. 恶病质。

六、HIPEC 药物与灌注液选择

腹腔内给药比静脉给药具有更好的药代动力学活性，药物须有直接的细胞毒活性，与热协同作用，无全身扩散或全身毒性。根据化疗药物的特性、患者情况及肿瘤敏感性选择合适药物行 HIPEC 治疗。灌注液一般选择 5% 葡萄糖液、生理盐水或蒸馏水等，总量控制为 4～6L 为宜，保持腹腔充分灌注，构建完整循环系统。奥沙利铂由于其特殊性，生理盐水稀释易导致药物疗效不稳定，故均用 5% 葡萄糖液作为灌注液，糖尿病患者需慎用甚至不采用。HIPEC 具体灌注药物的选择需结合药物效果和患者情况。

七、HIPEC 治疗模式

HIPEC 的应用逐渐精细化和规范化，国内学者研发了高精度、大容量、恒温灌注、持续循环等优点的中国腹腔热灌注化疗（China hyperthermic intraperitonealchemotherapy，C-HIPEC）技术，同时提出了肿瘤治疗 C-HIPEC 模式，包括预防模式、治疗模式和转化模式。

1. 预防模式 肿瘤根治术（curativeintentsurgery，CIS）+HIPEC 即 C-HIPEC，适用于接受 CIS 后的腹膜转移高危人群。HIPEC 治疗可预防性清除微小、亚临床病灶及 FCC，预防腹膜肿瘤的发生，提高治愈率。

2. 治疗模式 CRS+HIPEC，即 C-HIPEC，适用于接受 CRS 术后的腹膜肿瘤，经 HIPEC 治疗，争取使细胞减灭程度满意者（CCR-0 或 CCR-1）实现临床治愈，非满意者（CCR-2 或 CCR-3）延长生存期及提高生活质量。

3. 转化模式　Conversion+HIPEC，即 C-HIPEC，适用于首诊伴大量腹水或腹腔广泛转移者，经过 HIPEC 联合全身治疗后，肿瘤病灶减少或缩小，争取转化为 CRS+HIPEC。

第三节　腹腔热灌注化疗技术治疗胃肠肿瘤腹膜转移的精准护理

腹腔热灌注化疗是治疗腹腔肿瘤非常有效的治疗方法，主要是将化疗的药物加温以后，通过注射到腹腔里边循环利用高浓度的化疗药物，直接作用于腹腔的肿瘤，可以起到很好的治疗效果。考虑到肿瘤细胞的增殖特性，HPEC 治疗应在根治术或 CRS 术后尽早开始，推荐在 1 周内完成，以确保最佳治疗效果。

一、术前护理

1. 患者评估：在进行腹腔热灌注化疗前，医师会对患者的身体状况进行全面评估，包括病情、身体状况、肝肾功能、心肺功能、患者的病史、过敏史等信息，评估患者的身体状况和耐受性。护理人员需要密切关注患者的体温、脉搏、血压等关键生命体征，以及心率、呼吸等辅助指标，确保患者具备接受治疗的身体条件。根据患者的具体情况，制订个性化治疗方案。

2. 签署知情同意书：在了解治疗流程、可能的风险和并发症后，患者需要签署知情同意书。

3. 认知干预与心理支持

（1）认知干预：在腹腔热灌注化疗之前，详细向患者及其家属阐述该治疗手段的目的及具体治疗方案，讲解热灌注的知识、治疗的可行性和优点。同时，全面而准确地告知患者整个治疗流程，包括术前准备、术中操作及术后恢复等各个环节，以及可能出现的并发症和风险，帮助患者建立正确的治疗预期，使其对治疗过程有清晰的认知，从而更好地配合治疗。

（2）心理支持：在面对癌症这一重大疾病时，患者及其家属往往承受着巨大的心理压力。护理人员应耐心倾听他们的担忧和疑虑，并适时给予安慰和鼓励，通过沟通交流帮助患者树立战胜疾病的信心。同时，还要向患者强调保持良好心态对于治疗和康复的重要性，鼓励他们积极面对疾病，提高治疗效果。

4. 肠道准备：术前一天行肠道准备，进食无渣流质。术前晚清洁灌肠，确保肠道清洁。

5. 每日测量患者腹围和体重并做好记录，术前留置胃管，嘱患者排尿，以便术中操作。测量生命体征，有异常者暂停灌注。

6.环境准备：确保手术室或治疗室的温、湿度适宜，环境整洁，保护患者隐私。病房内减少人员走动，以降低感染的风险。

7.物品准备：准备好所需的手术器械、化疗药物、灌注管道等，做好无菌准备。常规准备好抢救物品及氧气等。

8.灌注前做好疼痛评分，评估患者对疼痛的耐受程度

二、术中护理

（一）生命体征监测

治疗前给予氧气吸入、持续心电监护及建立静脉通道。护理人员应实时观察患者的面色、意识等表现，密切关注患者的心率、血压、呼吸等生命体征，确保在治疗过程中患者的生命体征稳定。注意与患者做好沟通，安慰和鼓励患者，使其心情放松，安心接受治疗。

（二）药物管理

在腹腔热灌注化疗过程中，确保化疗药物的正确配制和灌注至关重要。护理人员应严格遵守医嘱和无菌操作规程，注意药物的保存和使用期限，避免药物失效、污染、浪费和不良反应的发生。同时，还需要对药物进行充分稀释和混合均匀，以降低药物浓度对人体的刺激和损伤。通过精细的操作和严格的监控，能够提高化疗药物的治疗效果和安全性。

（三）热灌注操作配合

1.麻醉与消毒：操作者洗手、戴口罩、穿一次性无菌隔离衣、戴双层无菌手套做好职业防护。患者接受全身麻醉或局部麻醉，护士协助医师进行腹部皮肤的消毒处理。麻醉未清醒者应取去枕平卧位，头偏向一侧；神志清楚者可平卧或低半卧位，屈膝放松腹部。

2.置管：医师通过开腹手术、腔镜手术或B超引导下手术，在腹腔内放置4条腹腔热灌注化疗专用管道。通常在腋前线平面，左右两侧膈下各留置1根，两侧盆底各留置1根。上腹部的2根作为灌注管，盆底的2根作为流出管。灌注管应尽量靠近肿瘤附近，而流出管则应远离肿瘤部位。原则上，灌注面应覆盖整个腹腔，确保无遗漏部位。

3.连接设备：将腹腔内的专用引流管与腹腔热灌注化疗外循环管道及设备连接。灌注液体前确保中心静脉导管在腹腔中，灌注过程中严格执行无菌技术操作，各管道之间衔接紧密，防止药液渗漏。注意倾听患者主诉，应注意保暖，减少腹部皮肤的暴露。

4.设定治疗参数：根据治疗计划，设定腹腔的治疗温度为43℃（范围可在42～45℃），循环流速为400～600ml/min，腹腔热灌注的时间越长，效果越好，

但一般灌注时间为 30～60min。

5. 预热及治疗：循环灌注液在管道内预热至设定温度后，协助医师将加热后的化疗药物通过导管灌注到腹腔内，进行持续循环灌注。监测腹腔内温度，密切观察患者对温度的耐受情况并随时调整灌注液的温度，确保温度恒定，避免高温对正常组织的损伤以避免烫伤或其他不适感产生。通过精准的温度控制和细致的观察调整能够提高治疗效果并保障患者的安全舒适度。嘱咐患者每 30 分钟变换一次体位，左右侧卧位交替进行，使腹腔内药物充分吸收。注意观察患者的腹部情况，如有无出血、感染等情况，询问患者有无不适，根据患者耐受情况调节灌注的流速和容量。如患者出现面色苍白、大汗淋漓、头晕、心悸、恶心、呕吐、一过性血压下降等虚脱症状或疼痛明显不能耐受时，应立即停止治疗，启动应急预案，进行相应的处理。

6. 管道管理：确保灌注管道的通畅性，防止管道扭曲、打折或脱落，影响药物的灌注效果。注意治疗曲线变化，若是蓝色出体温度曲线下降应注意是否堵管。注意液袋液面变化：若液面上升则调大速率或调小出体流量回水阀；若液面下降则注意是否堵管，解决堵管后再继续治疗。

7. 治疗结束后，放出腹腔内的灌注液。常规消毒后加压包扎双侧穿刺点，并在留观室观察 30min。

三、术后护理

（一）生命体征监测

返回病房后持续监测患者的生命体征，特别是体温、心率、血压等指标，及时发现并处理异常情况。

（二）体位管理

灌注后 2h 指导患者变换体位，有助于药物充分与腹膜接触并增强治疗效果，与此同时还要注意不要让患者感到疲劳不适等症状出现才更有利于发挥治疗作用。嘱患者注意保暖，防止受凉，协助患者及时更换潮湿衣裤，3h 内禁止洗澡。

（三）基础护理

确保病室环境整洁且通风良好。协助患者进行身体清洁，更换病号服，并安排半卧位休息，以减轻患者的疼痛和不适感，同时有助于腹腔引流。在必要时，及时与医师沟通，为伤口更换药物。肿瘤患者免疫力较弱，部分患者可能存在营养不良的状况，加之术后较长时间的卧床休息，容易诱发压疮等并发症。因此，护理人员应加强对患者皮肤的护理，指导患者定时翻身，以降低并发症的风险。为确保患者得到充足的休息和良好的睡眠质量，减少探视，避免交叉感染的风险。

（四）引流管护理

1. 为有效预防堵管情况的发生，置管后应尽早启动灌注治疗。若因特殊情况需延长灌注管的留置时间，治疗间歇日使用生理盐水 10～20ml 冲洗每根灌注管，注意严格无菌操作。务必确保灌注管得到妥善固定，避免因拉扯、压迫、扭转等导致脱出，定时巡视病房，并挤压引流管，以确保引流通畅。

2. 要密切关注引流液的颜色、性状和量，以及引流管口是否有渗血渗液。一旦发现灌注时管口渗水，可及时使用干辅料或蝶形胶布进行压迫，必要时对管口进行再次缝合。

3. 引流管应始终保持低于引流口水平，以严防逆流现象的发生。在操作过程中，严格遵循无菌原则，更换引流袋、引流管口敷料，以及拔除灌注管时均需遵循无菌操作。

4. 在最后一次灌注结束后，可先行拔除 3 根灌注管，保留 1 根引流通畅的灌注管，次日再拔除。若需进一步延长留置时间，可根据具体情况决定拔除时机。在拔除灌注管时，需注意确保灌注管完整拔出，拔除后及时进行缝合。

（五）饮食调理与营养支持

根据患者的具体情况，制订个性化的饮食计划。鼓励患者进食高蛋白、高维生素、易消化饮食，少食多餐，确保患者获得足够的营养支持。避免进食刺激性的食物，以免加重胃肠道负担。同时，根据患者的具体情况调整饮食计划，密切关注患者的体重、白蛋白等指标变化情况，通过合理的饮食指导，能够帮助患者更好地调整饮食结构，提高身体免疫力。

（六）疼痛控制

1. 护理人员应详细指导患者如何使用疼痛评分量表进行自我评估，以便医护人员能够及时、准确地掌握患者的疼痛程度。通过有效的沟通与交流，确保患者能够正确理解评估目的和方法，从而为后续的治疗和护理提供有力依据。

2. 评估患者的疼痛程度，根据患者的疼痛程度，适时给予适当的镇痛药物是关键。护理人员应密切关注患者的疼痛变化情况，当疼痛评分较高时，应及时与医师沟通并遵医嘱给予相应的镇痛药物。同时，还需根据患者的个体差异和药物反应情况，调整用药剂量和频次，确保患者在治疗过程中保持舒适与疼痛控制。鼓励患者通过深呼吸、放松等技巧缓解疼痛。

四、症状的精准护理

（一）肺部感染

大量液体进入腹腔，可能导致膈肌抬高和胸廓扩张，进而影响呼吸功能。化疗药物的刺激可能引发反应性胸腔积液，增加肺部感染的风险。护理措施如下。

1. 密切关注患者的呼吸状况，必要时采取辅助呼吸措施。
2. 定期进行胸部 X 线或 CT 检查，以监测肺部状况。
3. 若出现肺部感染，应积极进行抗感染治疗，并配合使用提高免疫力的药物。

（二）腹腔出血

灌注液体的冲击可能导致线结或血管夹滑脱，以及超声刀结扎血管的焦痂脱落。手术操作过程中的周围脏器损伤，术中未能及时处理，灌注过程导致损伤加重而出血。护理措施如下。

1. 手术前应仔细检查并妥善固定线结和血管夹。
2. 手术过程中应谨慎操作，避免损伤周围脏器。
3. 若出现腹腔出血，应立即停止灌注，并进行止血处理。

（三）发热

高热的灌注液在杀死腹腔肿瘤细胞的同时，也容易导致患者体温升高。护理措施如下。

1. 治疗过程中应密切监测患者的体温变化。
2. 若体温升高，可采取物理降温措施，如冰敷、酒精擦浴等。
3. 必要时可使用退热药物进行对症治疗。
4. 根据"腹腔热灌注化疗技术临床应用专家共识"，腹腔热灌注化疗的温度应控制在 43℃，上下波动少于 0.1℃。

（四）腹膜炎

腹腔灌注治疗液在腹腔的进出增加了感染源进入腹腔内的概率。化疗药物的灌注可能诱发药物性腹膜炎，可能出现腹痛、腹胀、恶心、呕吐等症状。护理措施如下。

1. 灌注过程中应严格执行无菌操作。
2. 密切观察患者的腹部症状和体征变化。
3. 若出现腹膜炎症状，应立即停止灌注，并进行抗感染治疗。
4. 必要时可进行腹腔引流或手术治疗。

（五）肠梗阻

肠梗阻是腹腔热灌注化疗时常遇到的并发症之一。其发生原因多种多样，一是灌注液温度过高，可能损害肠黏膜，进而引发肠梗阻。二是手术操作中的不慎可能导致肠管浆膜层受损，从而引发浆膜表面出现炎性反应，最终导致肠梗阻。三是腹腔感染或腹膜炎也可能导致肠管间发生粘连，进而形成机械性肠梗阻。其临床症状多样，患者可能出现腹痛腹胀、恶心呕吐，甚至出现肛门停止排气排粪的情况。护理措施如下。

1. 密切观察病情　包括腹痛、腹胀、呕吐及排便等症状的严重程度和持续时间。

同时，关注患者腹部听诊肠鸣音的变化，以及有无压痛、反跳痛等体征。

2. 体位护理　生命体征稳定者取半卧位。重症患者平卧，头转向一侧。

3. 活动护理　病情稳定后鼓励下床活动，避免剧烈运动。

4. 饮食调整　肠梗阻未缓解前禁食，之后逐渐进食流质、半流质食物，避免刺激性食物。

5. 营养补充　制订合理饮食计划，确保营养支持。

6. 用药护理　遵医嘱用药，避免自行增减药物剂量或停药。密切观察不良反应，并及时报告医生。

7. 心理疏导　医护人员应主动与患者沟通，解释病情和治疗，消除恐惧心理。鼓励患者保持乐观的心态，家属也应给予患者充分的情感支持。

五、护理要点

1. 预防感染：医护人员应定期检查腹部切口并保持其清洁干燥以预防感染的发生。同时还应指导患者注意个人卫生和伤口护理避免感染的发生。对于已经出现的感染症状如红肿、疼痛等应及时采取措施进行处理避免病情恶化。

2. 处理不良反应：虽然所有的化疗药物都会引起不同程度的不良反应，如恶心、呕吐、腹泻等，但有些药物比其他药物更容易引起这些反应。医护人员应密切观察患者有无出现不良反应并及时采取措施进行处理以缓解症状并提高患者的生活质量和治疗效果。同时还应与医师和其他医护人员密切合作共同制订最佳的治疗方案以减少不良反应的发生。

3. 监测尿量：在治疗期间医护人员还需注意观察并记录患者的尿量以防并发症的发生。通过监测尿量可以了解患者的肾功能和电解质平衡情况及时发现并处理可能出现的并发症如尿量减少、水肿等。同时还应指导患者注意尿量的变化情况如出现异常情况应及时向医护人员报告以便及时处理避免病情恶化。

4. 医护人员应密切监控患者的腹部状况，时刻留意是否出现腹痛、腹胀等不适反应，以确保能迅速识别并妥善处理可能引发的并发症，如肠粘连、肠穿孔等严重状况。

六、康复指导

1. 治疗后，通过定期回访，以了解治疗效果是否达到预期，以及病情是否出现变化。医师会根据这些信息调整治疗方案，确保患者得到最佳的治疗效果。

2. 在康复过程中，鼓励患者保持良好的生活习惯和心态至关重要。良好的生活习惯包括充足的睡眠、合理的饮食及适当的锻炼。这些措施有助于增强患者的身体免疫力，提高抵抗力，从而更好地应对疾病。

3. 向患者和家属传授有关腹腔热灌注化疗的知识，如注意事项、预防措施等。指导他们如何正确配合治疗、如何观察病情变化、如何正确护理管道等。同时，提醒患者定期复查血常规、肝肾功能等指标，以监测病情变化。

4. 针对患者的病情和营养状况，制订合适的饮食计划，确保患者获得充足的营养支持。具体来说，患者应摄入富含蛋白质、维生素和矿物质的食物，避免高脂肪、高盐和高糖的食物。

附 录

附录一 营养风险筛查工具

1. 营养风险筛查2002（nutritional risk screening 2002，NRS 2002）是2002年欧洲临床营养与代谢协会（ESPEN）德国慕尼黑年会报告，2003年在ESPEN杂志《临床营养》发表，被ESPEN指南推荐使用的住院患者营养风险筛查方法。NRS 2002评分系统（附表1-1，附表1-2）基于128篇随机对照试验（RCT），循证医学证据充分。NRS 2002也被美国肠外肠内营养学会（ASPEN）和中华医学会肠外肠内营养学分会（CSPEN）等指南及共识推荐。

附表1-1 营养风险筛查NRS 2002初筛表

	问题	是	否
1	体重指数（BMI）< 20.5kg/m²		
2	最近3个月内患者体重有丢失吗		
3	最近1周内患者的膳食摄入有减少吗		
4	患者的病情严重吗（如在重症监护中）		

注：如果任何一个问题的答案为"是"，则按表1-2进行最终筛查；如果所有问题的答案均为"否"，每隔一周要重新进行筛查。如果患者有大手术，则要考虑预防性营养治疗计划以避免大手术所伴随的风险。

附表1-2 NRS 2002筛查表

营养状况			疾病严重程度（=需要量的增加）		
无	0分	正常营养状态	无	0分	
轻度	1分	3个月内体重丢失>5%；或前1周的食物摄入低于正常食物需求的50%~70%	轻度	1分	髋骨骨折、慢性病有急性并发症；肝硬化、慢性阻塞性肺疾病、长期血液透析、糖尿病、恶性肿瘤

续表

中度	2分	2个月内体重丢失＞5%；或者体重指数在18.5～20.5，且基本营养状况差；或前一周的食物摄入量为正常食物需求量的25%～60%	中度	2分	腹部大手术、卒中、重症肺炎、血液系统恶性肿瘤
严重	3分	1个月内重体丢失＞5%（3个月内＞15%）；或体重指数＜18.5且基本营养状况差；或前2周的食物摄入量为正常食物需求量的0～25%	严重	3分	头部损伤、骨髓移植、重症监护的患者（APACHE Ⅱ＞10）
得分：			得分：		
年龄：如果年龄≥70岁，在总分基础上加1分			总分：		

注：分数≥3，说明患者存在营养风险，需要营养支持；分数＜3，患者需要每周重测，如果患者安排有重大手术，要考虑预防性的营养支持以避免联合风险状况。

2. 体重变化率：体重变化率（%）=（原体重－现体重）/原体重×100%，正数为体重丢失率，负数为体重增加率。

附录二　PG-SGA营养评定量表

PG-SGA（patient-generated subjective global assessment）营养评定量表是一个简便、无创、方便、有效、灵敏度及特异度均较高的复合评定工具，临床可通过营养筛查及时发现有营养风险和营养不良的胃肠恶性肿瘤患者，采取针对性的治疗和护理干预措施，从而改善患者的营养状况和临床结局。

PG-SGA营养评定量表评估（附表2-1）包括两大模块：一是患者自评模块（包括体重变化、进食变化、营养相关症状、活动及身体功能）；二是医务人员评估模块（包括疾病与营养需求、代谢方面的需求、体格检查）均以A、B、C三级进行评价，A级（0～1分）：营养良好；B级（2～8分）：轻/中度营养不良；C级（≥9分）：重度营养不良。

附表 2-1　PG-SGA 营养评定量表评估

1. 体重			2. 进食情况
1 个月内体重下降率	评分	6 个月内体重下降率	在过去的一个月里，我的进食情况与平时情况相比： □无变化（0） □大于平常（0） □小于平常（1） 我目前进食： □正常饮食（0） □正常饮食，但比正常情况少（1） □进食少量固体食物（2） □只能进食流质食物（3） □只能口服营养制剂（3） □几乎吃不下食物（4） □只能依赖管饲或静脉营养（0）
≥10%	4	≥20%	^
5%～9.9%	3	10%～19.9%	^
3%～4.9%	2	6%～9.9%	^
2%～2.9%	1	2%～5.9%	^
0～1.9%	0	0～1.9%	^
2 周内体重无变化	0		^
2 周内体重下降	1		^
第 1 项计分			

3. 症状	4. 活动和身体功能
近 2 周来，我有以下的问题，影响我的饮食： □没有饮食问题（0） □恶心（1）　　　□口干（1） □便秘（1）　　　□食物没有味道（1） □食物气味不好（1）□吃一会儿就饱了（1） □其他（如抑郁、经济问题、牙齿问题）（1） □口腔溃疡（2）　　□吞咽困难（2） □腹泻（3）　　　　□呕吐（3） □疼痛（部位）（3） □没有食欲，不想吃饭（3） 　　　　　　第 3 项计分：＿＿＿	在过去的一个月里，我的活动： □正常，无限制（0） □与平常相比稍差，但尚能正常活动（1） □多数时候不想起床活动，但卧床或坐着时间不超过 12h（2） □活动很少，一天多数时间卧床或坐着（3） □几乎卧床不起，很少下床（3） 　　第 1～4 项计分（A 评分）：＿＿＿

5. 合并疾病	
疾病	评分
肿瘤	1
艾滋病	1
呼吸或心脏疾病	1
恶病质	1
存在开放性伤口或肠瘘或压疮创伤	1

续表

>65岁	1
第5项计分（B评分）	

6. 应激

应激	无（0）	轻（1分）	中（2分）	重（3分）
发热	无	37.2～38.3℃	38.3～38.8℃	>38.8℃
发热持续时	无	<72h	72h	>72h
是否用激素（泼尼松）	无	低剂量（<10mg/d泼尼松或相当剂量的其他激素）	中剂量（10～30mg/d泼尼松或相当剂量的其他激素）	大剂量（>30mg/d泼尼松或相当剂量的其他激素）
第6项计分（C评分）				

7. 体格检查

项目	0分	1分	2分	3分
肌肉状况				
颞部（颞肌）				
锁骨部位（胸部三角肌）肩部（三角肌）				
肩胛部（背阔肌、斜方肌、三角肌）手背骨间肌				
大腿（四头肌）				
小腿（腓肠肌）总体肌肉丢失评分				
第7项计分（D评分）				

总分 =A+B+C+D=_____
评估结果：_____
0～1分：营养良好；
2～3分：可疑或轻度营养不良；
4～8分：中度营养不良；
≥9分：重度营养不良

附录三　住院患者静脉血栓栓塞症风险评估表（Caprini）

1. 住院患者静脉血栓栓塞症风险评估表基于美国胸科医师学院（American College of Chest Physicians，ACCP）指南。
2. 普通外科围手术期血栓预防和管理指南（2016年）。

住院患者静脉血栓栓塞症风险评估表（Caprini）

	姓名：	科室：	病区：	住院号：	诊断：	年龄：	
评分标准	危险因素						日期
1分/项	□年龄41～60岁 □妊娠期或产后（1个月内） □不明原因的死胎史或反复自发流产（≥3次），由于毒血症或发育受限原因早产 □服避孕药或激素替代治疗 □炎性肠病史 □严重的肺部疾病，含肺炎（1个月内） □充血性心力衰竭（1个月内） □大手术（1个月内）			□肥胖（体重指数≥25kg/m²）□因内科疾病卧床 □下肢水肿 □下肢静脉曲张 □急性心肌梗死（1个月内） □败血症（1个月内） □肺功能异常（FEV%＜50%） □计划小手术（＜45min） □其他风险因素			
2分/项	□年龄61～74岁 □石膏固定（1个月内） □大手术（＞45min） □关节镜手术			□需卧床＞72h □恶性肿瘤（既往或现患） □腹腔镜手术（＞45min） □中心静脉置管			
3分/项	□年龄≥75岁 □VTE病史 □抗心磷脂抗体阳性 □因子VLeiden阳性 □狼疮抗凝物阳性			□VTE家族史 □肝素诱导的血小板减少症 □凝血酶原20210A阳性 □血清同型半胱氨酸升高 □其他先天或获得性易栓症			
5分/项	□脑卒中（1个月内）、急性脊髓损伤（瘫痪）（1个月内） □选择性下肢关节置换髋关节、骨盆或下肢骨折 □多发性创伤（1个月内）						
	总分						
	风险判断： □0～1分：低危； □2分：中危； □3～4分：高危； □≥5分：极高危			评估者签名			

附录四　全面疼痛评估（OPQRSTUV）

全面疼痛评估（OPQRSTUV）

强度（severity）	疼痛强度评分？（0代表无痛，10代表最痛），当前、最轻、最重、平均疼痛程度？
时间/治疗（timing/treatment）	疼痛持续吗？时有时无？特定时间加重吗？目前用药及治疗？疗效如何？有副作用吗？
理解/影响（understanding/Impact）	引起疼痛的原因、疼痛的其他伴随症状疼痛对患者及其家庭的影响
价值观（values）	对疼痛治疗的目标？舒适目标或可接受的疼痛水平？还有其他对患者及其家庭来说重要的看法或感觉？还有其他需要讨论或询问的
疼痛的发作（onset）	何时开始？持续时间？发生频次？
加重或缓解因素（provoking/palliating）	导致疼痛的原因？好转或加重的因素？
性质（quality）	疼痛的感觉？能描述吗？
部位（region/radiation）	哪儿痛？向其他地方放射吗？

附录五　Karnofsky（卡氏，KPS）活动状态评分标准

治疗前应该对患者一般健康状态作出评价，一般健康状态的一个重要指标是评价其活动状态（performance status，PS）。活动状态是从患者的体力来了解其一般健康状况和对治疗耐受能力的指标。国际常用的有 Karnofsky 活动状态评分表。如果 Kamofsky 活动状态评分若在 40 分以下，治疗反应常不佳，且往往难以耐受化疗反应。

Karnofsky 活动状态评分表

体力状况	评分
正常，无症状和体征	100
能进行正常活动，有轻微症状和体征	90
勉强可进行正常活动，有一些症状或体征	80
生活可自理，但不能维持正常生活工作	70

续表

体力状况	评分
生活能大部分自理，但偶尔需要别人帮助	60
常需人照料	50
生活不能自理，需要特别照顾和帮助	40
生活严重不能自理	30
病重，需要住院和积极的支持治疗	20
病危，临近死亡	10
死亡	0

附录六 ECOG 评分标准
[Zubrod-ECOG-WHO（ZPS，5分法）]

美国东部肿瘤协作组（Eastern Cooperative Oncology Group，ECOG）则制定了一个较简化的活动状态评分表。将患者的活动状态分为 0～5 级共 6 级。一般认为活动状况 3、4 级的患者不适宜进行化疗。

ECOG 活动状态评分表

级别	体力状态
0	无症状，活动没有影响
1	有症状，但几乎完全可以自由活动
2	有时卧床，但白天卧床时间不超过 50%
3	需要卧床，卧床时间白天超过 50%
4	卧床不起
5	死亡

附录七 癌症患者生活质量量表（EORTC QLQ-C30）

指导语：以下问题询问的是您过去一周内的情况，请根据您的实际情况在合适的选项出打"√"。

癌症患者生活质量量表（EORTC QLQ-C30）

条目	选项			
1. 您从事一些费力的活动有困难吗？	没有	很少	相当多	非常多
2. 长距离行走对您来说有困难吗？	没有	很少	相当多	非常多
3. 户外短距离行走对您来说有困难吗？	没有	很少	相当多	非常多
4. 您白天需要呆在床上或椅子上吗？	没有	很少	相当多	非常多
5. 您在吃饭、穿衣、洗澡或如厕时需要别人帮忙吗？	没有	很少	相当多	非常多
6. 您在工作或日常活动中是否受到限制？	没有	很少	相当多	非常多
7. 您在从事您的爱好或休闲活动时是否受到限制？	没有	很少	相当多	非常多
8. 您有气促吗？	没有	很少	相当多	非常多
9. 您有疼痛吗？	没有	很少	相当多	非常多
10. 您需要休息吗？	没有	很少	相当多	非常多
11. 您睡眠有困难吗？	没有	很少	相当多	非常多
12. 您觉得虚弱吗？	没有	很少	相当多	非常多
13. 您觉得没有胃口吗？	没有	很少	相当多	非常多
14. 您觉得恶心吗？	没有	很少	相当多	非常多
15. 您有呕吐吗？	没有	很少	相当多	非常多
16. 您有便秘吗？	没有	很少	相当多	非常多
17. 您有腹泻吗？	没有	很少	相当多	非常多
18. 您觉得疲乏吗？	没有	很少	相当多	非常多
19. 疼痛影响您的日常活动吗？	没有	很少	相当多	非常多
20. 您集中精力做事有困难吗？如看电视	没有	很少	相当多	非常多
21. 您觉得紧张吗？	没有	很少	相当多	非常多
22. 您觉得忧虑吗？	没有	很少	相当多	非常多
23. 您觉得脾气急躁吗？	没有	很少	相当多	非常多
24. 您觉得情绪低落吗？	没有	很少	相当多	非常多
25. 您感到记忆困难吗？	没有	很少	相当多	非常多
26. 您的身体状况或治疗影响您的家庭生活吗？	没有	很少	相当多	非常多

条目	选项			
27. 您的身体状况或治疗影响您的社交活动吗？	没有	很少	相当多	非常多
28. 您的身体状况或治疗使您陷入经济困难吗？	没有	很少	相当多	非常多
29. 你如何评价在过去一周内您总的健康状况？ □非常差　□比较差　□差　□一般　□尚可　□好　□非常好				
30. 您如何评价在过去一周内您总的生活质量 □非常差　□比较差　□差　□一般　□尚可　□好　□非常好				

附录八　QLQ-C30各领域计分方法

代号	领域名称	性质	粗分	标准分
QL	总体生存质量量表	功能	（29+30）/2	[1-（RS-1）/6]×100
PF	躯体功能量表	功能	（1+2+3+4+5）/5	[1-（RS-1）/3]×100
RF	角色功能量表	功能	（6+7）/2	[1-（RS-1）/3]×100
EF	情绪功能量表	功能	（21+22+23+24）/4	[1-（RS-1）/3]×100
CF	认知功能量表	功能	（20+25）/2	[1-（RS-1）/3]×100
SF	社会功能量表	功能	（26+27）/2	[1-（RS-1）/3]×100
FA	疲乏量表	症状	（10+12+18）/3	[（RS-1）/3]×100
NV	恶心呕吐	症状	（14+15）/2	[（RS-1）/3]×100
PA	疼痛量表	症状	（9+19）/2	[（RS-1）/3]×100
DY	呼吸困难	症状	8	[（RS-1）/3]100
SL	睡眠障碍	症状	11	[（RS-1）/3]×100
AP	食欲丧失	症状	13	[（RS-1）/3]×100
CO	便秘	症状	16	[（RS-1）/3]×100
DI	腹泻	症状	17	[（RS-1）/3]×100
FI	经济困难	症状	28	[（RS-1）/3]×100

附录九　简易疲乏量表中文版（BFI-C）

简易疲乏量表中文版（BFI-C）

1. 请选择一个能够描述你现在疲乏的数值

没有疲乏	极度疲乏

0 1 2 3 4 5 6 7 8 9 10

2. 请选择一个能够描述你过去 24 h 内异常疲乏程度的数值

没有疲乏	极度疲乏

0 1 2 3 4 5 6 7 8 9 10

3. 请选择一个能够描述你过去 24 h 内最差疲乏程度的数值

没有疲乏	极度疲乏

0 1 2 3 4 5 6 7 8 9 10

4. 请选择过去 24 h 内疲乏影响你的方式

A. 对日常活动的影响

没有影响	完全影响

0 1 2 3 4 5 6 7 8 9 10

B. 对情绪的影响

没有影响	完全影响

0 1 2 3 4 5 6 7 8 9 10

C. 对行走能力的影响

没有影响	完全影响

0 1 2 3 4 5 6 7 8 9 10

D. 对日常生活（包括日常家务和正常工作）的影响

没有影响	完全影响

0 1 2 3 4 5 6 7 8 9 10

E. 对他人关系的影响

没有影响	完全影响

0 1 2 3 4 5 6 7 8 9 10

F. 对日常兴趣的影响	
没有影响	完全影响

0 1 2 3 4 5 6 7 8 9 10

注："0分"表示无，"10分"表示最严重；1～3分：轻度疲乏；4～6分：中度疲乏；7～10：重度疲乏

附录十　数字评定量表（numerical rating scale，NRS）

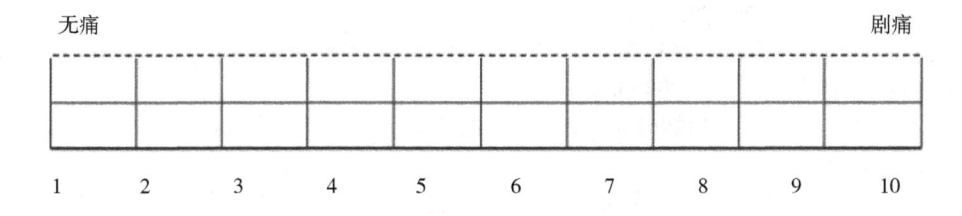

无痛　　　　　　　　　　　　　　　　　　　　　　　　　　　剧痛

1　2　3　4　5　6　7　8　9　10

数字评定量表（NRS）评分标准

疼痛程度	分值
轻度	1～3
中度	4～7
重度	>7

注：图片出自中国医促会急诊医学分会. 非创伤性软组织疼痛急诊管理专家共识（2022）[J]. 中国急救医学，2022，42（3）：197-203.

附录十一　Wong-Baker 面部表情疼痛量表

Wong-Baker 面部表情疼痛量表

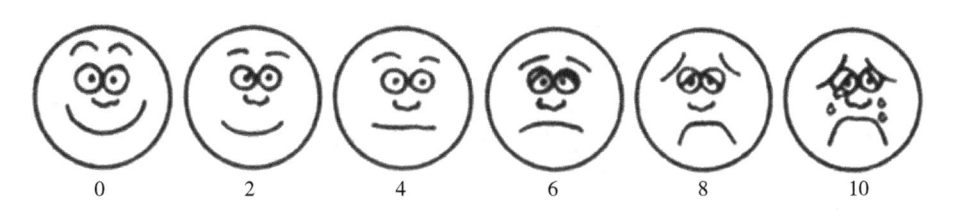

0　　2　　4　　6　　8　　10

0 分为无痛；2 分为有点痛；4 分为轻微疼痛；6 分为疼痛明显；8 分为疼痛严重；10 分为疼痛剧烈

参考文献

安庆艳, 2022. 消化系统晚期肿瘤介入治疗的围手术期护理分析 [J]. 糖尿病天地, 19(3): 242-243.

白洁, 陶凯雄. 达芬奇机器人在代谢手术领域的应用 [J]. 外科理论与实践, 2018, 23(6): 491-494.

白龙, 夏翔, 曹晖, 等, 2023. 腹腔灌洗液循环肿瘤 DNA 在预测胃肠道恶性肿瘤腹膜转移中应用的研究进展. 上海交通大学学报 (医学版)[J], 43(12): 1554-1561.

白敏, 伍青, 2022. 肿瘤免疫治疗相关不良反应护理研究进展 [J]. 现代医药卫生, 38(02): 249-253.

标准化项目组胃癌中西医结合诊疗指南, 胃癌中西医结合诊疗指南 (2023 年). 中国中西医结合杂志, 2024. 44(03): 261-272.

别敏娟, 向艳华, 张高鹏, 2021. 基于最佳证据的癌症患者化疗所致周围神经毒性循证护理方案的构建 [J]. 现代临床护理, 20(08): 63-72.

薄陆敏, 徐灿. (2021). 内镜超声引导下细针穿刺抽吸术的适应证和临床应用进展. 中华胰腺病杂志, 21(5), 321-324.

蔡逊, 马丹丹, 邵俊伟, 等. 胃旁路术治疗 2 型糖尿病的临床疗效及机制探讨 [J]. 腹部外科, 2013, 26(5): 302-305.

柴宁莉, 汤小伟, 李惠凯, 等, 中国胃肠间质瘤内镜下诊治专家共识 (2020, 北京)[J]. 中华消化内镜杂志 2021, 7(38): 505-514.

陈北秀, 王彩芳, 何勇, 等, 2022. ERAS 理念在晚期卵巢癌患者肿瘤细胞减灭术联合腹腔热灌注化疗的护理实践 [J]. 医学理论与实践, 35(10): 1764-1766.

陈春生, 张辉, 王勇, 等. (2016). 经肛肠梗阻导管置入术对急性低位肠梗阻患者肠道功能恢复的影响. 中国实用外科杂志, 36(7), 778-781.

陈帆, 王峰, 徐瑞华, 2024. 免疫治疗在胃肠道肿瘤中的研究进展及实践挑战 [J]. 中华胃肠外科杂志, 27(01): 24-34.

陈灏珠, 林果为, 王吉耀. 实用内科学 (第 16 版)[M]. 北京：人民卫生出版社, 2022: 5-85.

陈倩倩, 张楠, 袁静, 等。消化内镜超级微创手术全层切除早期胃癌 1 例 [DB/OL]. 中国临床案例成果数据库, 2023(2023-12-04).

陈顺, 仵朝晖, 解右成, 等, 2023. 局部进展期结直肠癌新辅助免疫治疗临床研究及应用进展 [J]. 中国肿瘤临床, 50(02): 92-97.

陈孝平, 汪建平, 赵继宗, 等, 2018. 外科学 (第 9 版). 北京：人民卫生出版社, 390-391

陈孝平, 汪建平, 赵继宗. (2018). 外科学 (9 版). 人民卫生出版社.

陈孝平, 张英泽, 兰平, 等, 2024.《外科学》(第 10 版). 北京：人民卫生出版社, 458-459

陈新华, 王璟, 2019. 临床护理路径在进展期胃癌患者腹腔热灌注化疗期间的构建及实践作用 [J]. 临床医学研究与实践, 4(35): 182-183.

陈旭旭, 2021. 细胞减灭术联合腹腔热灌注对胃肠癌腹膜转移患者的治疗效果分析 [J]. 黑龙江科学, 12(22): 50-51.

陈艳, 杨雪, 王华, 等, 2021. 细节干预护理在分子靶向治疗非小细胞肺癌所致皮疹中的应用 [J]. 成都医学院学报, 16(4): 516-519.

参考文献

陈瑶, 2024. 优质护理在肿瘤患者介入手术中应用的临床效果 [J]. 现代养生, 24(12): 916-918.

陈莹, 刘子荣. 减重手术改善代谢的新机制 [J]. 国际内分泌代谢杂志, 2020, 40(4): 275-278.

陈锃烺, 郜永顺, 韩记, 2021. 术前区域性动脉化疗栓塞联合全身静脉化疗对局部进展期胃癌的效果分析 [J]. 河南医学研究, 30(20): 3684-3687.

程康耀, 杨姮, 吕伟波, 章隽宇, 2019. 消化系统恶性肿瘤患者癌因性疲乏现状及中西医护理研究进展 [J]. 护士进修杂志, 34(1): 32-34, 40.

程柳柳, 李红, 王西勇, 2022. 卡瑞丽珠单抗治疗期间发生免疫相关甲状腺不良事件的影响因素分析 [J]. 实用医院临床杂志, 19(6): 71-74.

程思洁, 丁菲, 陈君红, 2023. 卡瑞利珠单抗治疗晚期食管癌患者不良反应及护理策略 [J]. 交通医学, 37(06): 653-655+658.

褚衍六, 李冰, 宋向锋. 胃癌群体性筛查联合机会性筛查的初步研究 [J]. 中华消化内镜杂志 2023(11): 886-891.

戴飞翔, 杜晓辉, 2024. 远程手术在胃肠外科领域应用的初步探索 [J]. 中华胃肠外科杂志, 27(8): 779-783

丁平安, 杨沛刚, 田园, 等, 2021. 腹腔热灌注化疗联合全身系统化疗及阿帕替尼转化治疗对胃癌腹膜转移的疗效 [J]. 中国肿瘤临床, 48(08): 409-414.

丁小龙, 王帅, 马耀臻, 等, 2024. 经动脉灌注化疗联合碘化油化疗栓塞治疗晚期结直肠癌 [J]. 介入放射学杂志, 33(2): 186-190.

丁中航, 王晓辉, 顾晓芬, 等, 2024. 中晚期结直肠癌患者生活质量及健康相关影响因素分析 [J]. 中华肿瘤防治杂志, 31(19): 1209-1215.

董方方, 邓燕妹, 池晓玲. (2017). 基于精益管理的肝穿活检术住院患者中医护理初探. 深圳中西医结合杂志, 27(11), 161-162.

董庆松, 田霞, 刘爱玲, 2021. 晚期胃癌患者两种不同姑息性治疗的效果对比 [J]. 健康之友, (22): 138.

董婷婷, 2018. 整体护理在胃肠道肿瘤患者腹腔热灌注化疗围术期中的应用方法和效果 [J]. 中国实用医药, 13(28): 167-168.

樊志明, 2024. 洛铂与顺铂联合氟尿嘧啶在胃肠道肿瘤肝转移介入治疗中的临床应用价值探究 [J]. 中外医学研究, 22(27): 65-68.

冯欣滢, 王冰, 刘培峰, 2024. 腹膜转移癌腹腔化疗的创新与挑战 [J]. 中国癌症杂志, 34(09): 827-837.

冯叶, 郭海, 赵军斌, 等, 2024. 贝伐珠单抗联合 TOMIRI 化疗治疗晚期结直肠癌患者的临床研究 [J]. 中国临床药理学杂志, 40(15): 2170-2173.

付先锋, 晏燕, 黄筠, 2024. 含奥沙利铂化疗方案联合艾迪注射液对晚期结直肠癌患者免疫功能及生活质量的影响 [J]. 中国当代医药, 31(22): 68-71.

腹腔热灌注化疗技术临床应用专家协作组, 2016. 腹腔热灌注化疗技术临床应用专家共识 (2016 版)[J], 中华胃肠外科杂志, 19(2): 121-125. DOI: 10.3760/cma.j.issn.1671-0274.2016.02.001

高莉, 2020. 规范化护理流程在肿瘤分子靶向治疗中的临床应用效果观察 [J]. 临床医药文献电子杂志, 7(99): 136, 143.

高良杰, 彭东, 陶威, 等, 2022. 经导管超选动脉介入化疗及栓塞肿瘤血管治疗进展期胃癌的临床

研究 [J]. 现代医药卫生, 38(15): 2557-2560.

高鸣菊, 陈静, 2016. 护理干预对胃癌化疗病人消化道反应的影响 [J]. 全科护理, 14(04): 368-370.

高云鹤等, 胃癌肝转移诊断与综合治疗中国专家共识 (2024 版). 中国实用外科杂志, 2024. 44(05): 481-489.

郜玉兰, 曹梦. 早期胃癌内镜黏膜下剥离术前评估 [J]. 现代消化及介入诊疗 2020, 25(10): 1316-1320.

葛晗, 张殿彩与徐泽宽, 第 6 版日本《胃癌治疗指南》更新要点解读. 中国实用外科杂志, 2022. 42(01): 35-40.

葛楠, 孙思予, 金震东. (2017). 中国内镜超声引导下细针穿刺临床应用指南. 中华消化内镜杂志, 34(1), 3-13.

顾峰, 李栋, 杨磊, 等, 2024. 胃癌靶向治疗及免疫治疗的研究进展 [J]. 甘肃医药, 43(1): 4-8.

顾晋. (2020). 中国直肠癌诊疗规范 (2020 年版). 中华胃肠外科杂志, 23(8), 686-694.

关坤, 贾晓丹, 张建新, 杨露, 刘鑫, 2021. 综合康复护理干预对胃癌患者营养不良状况及化疗依从性的影响 [J]. 中国实用医药, 16(33): 187-190.

郭春玉, 王立敏. 上消化道出血的临床诊断思路探讨 [J]. 中国社区医师, 2020, 36(22): 79-81.

郭丹丹, 李娜, 张娜, 等, 2019. 优质护理干预对腹腔热灌注化疗的晚期结直肠癌患者生活质量的影响 [J]. 河北医药, 41(16): 2547-2549+2553.

郭俊宇, 朱丽等. 疼痛评估及护理对胸外科术后疼痛患者护理的效果 [J]. 现代临床护理学杂志, 2021, 20(12): 13-15.

郭梦洁, 郭园丽, 王文颖, 2023. 多角度护理干预对姑息治疗晚期癌症患者负面情绪及癌性疼痛的影响 [J]. 保健医学研究与实践, 20(9): 109-113.

郭少静, 熊伟昕, 2020. 优质护理在胃肠癌患者腹腔热灌注化疗中的应用效果评价 [J]. 实用临床护理学电子杂志, 5(46): 81-82.

郭思明, 杨鑫, 王敏等. 35 例无痛消化内镜手术患者术中穿孔镜下闭合的护理 [J]. 护理学报, 2019, 26(08): 61-64.

国家卫生健康委员会医政司, 中华医学会肿瘤学分会, 2023. 中国结直肠癌诊疗规范 (2023 版)[J]. 协和医学杂志, 14(4): 706-733.

何丽, 曾玉, 喻晓芬, 等, 2024. 机器人手术护理配合中国专家共识 (2024 版)[J]. 机器人外科学杂志 (中英文), 5(2): 288-298

何绍娟, 杨绍兰, 2024. 预知护理联合叙事护理在免疫治疗进展期非小细胞肺癌患者中的护理效果 [J]. 医学信息, 37(16): 157-160.

何英, 陈娟, 胡艳, 2016. 循证护理干预对胃癌化疗患者心理状况和并发症的影响 [J]. 中国肿瘤临床与康复, 23(10): 1253-1256.

何永娜, 2019. 细节护理在胃肠肿瘤术后腹腔热灌注化疗中的应用效果分析 [J]. 临床医药文献电子杂志, 6(66): 111-112.

赫捷, 陈万青, 李兆申, 等. 中国胃癌筛查与早诊早治指南 (2022, 北京)[J]. 中国肿瘤 2022, 31(7): 488-527.

洪楚原, 吴德庆, 杜嘉林, 等. (2016). 腹腔镜与开腹粘连松解术治疗粘连性肠梗阻的对比研究. 中国微创外科杂志, 16(11), 996-1000.

参考文献

洪援助，许燕红，2024. 增强康复干预联合排气策略对结直肠癌患者外科术后早期肠道功能及并发症的影响 [J]. 中国医学创新，21(21): 119-122.

胡芳，2021. 流程化护理在恶性淋巴瘤靶向治疗中的应用及对睡眠质量影响 [J]. 安徽医专学报，20(6): 69-70, 73.

胡丽莎，彭淑华，祝玲，等，2024. 肿瘤患者免疫治疗相关胃肠道反应预防及管理的证据总结 [J]. 上海护理，24(07): 49-56.

胡祥，日本《胃癌治疗指南》的变更与胃癌治疗新动向. 中国实用外科杂志，2019. 39(03): 第231-236.

胡秀花，侯明星，等，2021. 达芬奇机器人辅助结直肠癌根治术前，术后患者的心理护理 [J]. 内蒙古医科大学学报，43(S1): 124-125

黄大平，张宏，梁桂春，于蕾，2018. 浅析针对性护理干预在胃癌化疗患者护理中的有效应用 [J]. 中外女性健康研究，(13): 153-154.

黄定凤，刘玥，郑利媛，等，2024. 前列腺癌患者放射性肠炎预防护理流程改进的行动研究 [J]. 护理学杂志，39(09): 30-35.

黄浩哲，陈红，郑德重，等，2024. 基于CT的影像组学诺模图预测结直肠癌肺转移射频消融后的局部肿瘤进展 [J]. 中国癌症杂志，34(09): 857-872.

黄玲燕，胡敏春，2019. 个性化疼痛护理在肿瘤介入术后疼痛中的应用 [J]. 现代实用医学，，31(7): 956-957.

黄明远，明月，杨惠杰，2024. 聚焦解决模式联合阶梯式心理护理在胃癌免疫治疗患者中的应用研究 [J]. 黑龙江医学，48(19): 2409-2411+2415.

黄炎，程丹，杨继元，2017. 胃肠道肿瘤的靶向治疗 [J]. 国际肿瘤学杂志，44(1): 71-74.

黄银英，陈娜，陈岳霞，邱洁华，刘增琼，2021. 卵巢癌腹腔热灌注化疗患者的护理体会 [J]. 中国城乡企业卫生，36(12): 206-207.

黄子菁，王颖，朱丽，等，2023. 胃肠道肿瘤患者术前口服营养补充护理干预方案的构建及应用 [J]. 护理学杂志，38(09): 1-5.

纪红丽，2020，区域动脉化疗栓塞联合全身化疗对局部进展期胃癌的疗效观察 [J]. 医学美学美容，29(11): 25-26.

蒋莉莉，丁晓飞，2020. 针对性护理干预在胃癌化疗患者护理中的有效应用 [J]. 中华肿瘤防治杂志，27(S1): 232+234.

焦慧，2019. 规范化护理流程在肿瘤分子靶向治疗中的效果观察 [J]. 实用临床护理学电子杂志，4(35): 95, 101.

焦玉红，2016. 索拉非尼靶向治疗的毒副反应及护理 [J]. 当代护士 (中旬刊), (2): 14-16.

金爱萍，2021. 肿瘤介入治疗术中并发症的护理 [J]. 自我保健，(16): 176.

金鹏，2024 版 CACA 胃癌整合诊治指南 (精简版). 中国肿瘤临床 [J], 2024. 51(13): 650-657.

金晓婷，田梓蓉，刘永玲，等，2023. 护理门诊医护一体化管理对头颈部肿瘤术后放疗患者的影响 [J]. 中国护理管理，23(12): 1784-1788.

康杰，陈芙蓉，武曼群，等，2023. 胃癌根治术后上消化道出血的原因及对策分析 [J]. 宁夏医学杂志，45(8): 734-735.

赖伟芬，杨婷 . (2019). 超声引导下组织学穿刺活检的护理配合 . 罕少疾病杂志，26(3), 90-93.

赖叶琼，2019. 整体护理在胃肠道肿瘤患者围术期持续腹腔热灌注化疗中的应用 [J]. 临床医学工程，26(11): 1583-1584.

乐音子，顾云慧，王雅慧，等，2024. 人结肠癌 5- 氟尿嘧啶耐药细胞模型的构建及筛选 [J]. 中国老年学杂志，44(18): 4559-4564.

李爱利，熊伟昕，成玲，2016. 腹腔热灌注化疗治疗晚期胃肠癌并腹膜转移的疗效观察及护理体会 [J]. 消化肿瘤杂志 (电子版)，8(2): 96-100.

李壁霜，2020. 基于 FMEA 模式的延续性护理对进展期胃癌腹腔热灌注化疗患者的影响 [J]. 齐齐哈尔医学院学报，41(16): 2067-2070.

李春香，韩许燕，2019. 综合护理干预对肺癌靶向治疗患者应对方式和生活质量的影响 [J]. 实用临床护理学电子杂志，4(48): 83.

李丹，2020. 穴位按摩联合心理护理在消化系肿瘤患者介入治疗后胃肠道反应中的应用 [J]. 中西医结合护理 (中英文)，6(12): 73-76.

李丹，孙鹏，2019. 消化系统晚期肿瘤介入治疗的围手术期护理 [J]. 世界最新医学信息文摘，19(68): 323-324.

李发中，任铁军，曾卫，2021. 动脉介入栓塞化疗联合手术治疗胃癌的疗效及对患者 MMP2、VEGF 等指标及预后的影响 [J]. 实用癌症杂志，36(3): 505-507.

李乐之，路潜，等，2022. 外科护理学第 7 版 [M]. 人民卫生出版社，416-425

李乐之，路潜 . (2017). 外科护理学 (6 版). 人民卫生出版社 .

李娜，唐志红，许静，等 . ICU 术后患者真实操作性疼痛体验与护士认知差异的调查研究 [J]. 护士进修杂志，2021, 36(24): 2290-2293

李千红，李艳，张赛娜，2023. PD-1 抑制剂联合瑞戈非尼治疗结直肠癌患者药物不良反应的护理 [J]. 护理学杂志，38(15): 27-30.

李前进，高金保，刘宇翔，2022. 术前动脉灌注化疗加栓塞介入治疗原发性胃癌的疗效及安全性评价 [J]. 海南医学，33(14): 1806-1809.

李三云，俞姝情，张袁静，等 . (2024). 规范化护理在新型细针滑膜盲穿活检术中的应用研究 . 广州医科大学学报，52(3), 64-67.

李沈，薛侃，戴红梅，等，2023. 腹腔镜热灌注化疗联合腹腔及系统化疗模式治疗胃癌腹膜转移的疗效 [J]. 中华胃肠外科杂志，26(5): 442-447.

李书有，聂荣军，苏凤婵，等，2024. 替吉奥联合胃肿瘤血管介入栓塞治疗中老年晚期胃癌的临床研究 [J]. 智慧健康，10(3): 184-192.

李松岩，闻巍，戴飞翔，等，2024. 超远程手术机器人辅助直肠癌根治术临床初步研究 [J]. 中国使用外科杂志，3(44): 308-311

李索林，张中喜，仲智勇，等 . (2018). 小儿外科疾病诊疗规范 (2 版). 人民卫生出版社 .

李腾宇，黑志军，连玉贵，等，2022. PD-1 抑制剂联合新辅助放化疗治疗微卫星稳定 / 错配修复正常的局部进展期直肠癌的短期效果 [J]. 郑州大学学报 (医学版)，57(04): 585-587.

李文华，翟威娜，柴幸，等，2019. 具有两个不相容工件族单位工件的有界分批在线排序问题 [J]. 运筹学学报，23(04): 105-110.

李秀华，王泠，胡爱玲，等，2018. 伤口造口失禁专科护理 [M]. 人民卫生出版社，何红叶，俞士卉，胡少华，等，2023. 肠造口患者自我报告结局评估工具的研究进展 [J]. 现代临床护理，22(5): 80-86

李亚楠，2020. 综合性护理对胃癌患者化疗效果、免疫功能的影响 [J]. 实用临床护理学电子杂志，

5(13): 74.

李雁，周云峰，梁寒，等，2015. 细胞减灭术加腹腔热灌注化疗治疗腹膜表面肿瘤的专家共识 [J] 中国肿瘤临床，42(04): 198-206. DOI: 10. 3969/j. issn . 1000-8179. 20150013

李燕，张咏梅，徐小艳，等，2024. 衰弱对结直肠癌病人术后转归影响的研究进展 [J]. 护理研究，38(18): 3265-3271.

李勇，樊代明 . 中国肿瘤整合诊治指南：胃肠间质瘤 2022[M]. 天津：天津科学技术出版社，2022: 10.

李雨晴，胡静，钱晓萍，2024. HER2 阳性转移性结直肠癌靶向治疗研究进展 [J]. 肿瘤预防与治疗，37(7): 618-623.

李玉林，步宏，李一雷，等，2019.《病理学》(第 9 版)[M] 北京 人民卫生出版社，P245

李月，魏思萌，武欣，等，2024. 二肽基肽酶 -4 抑制剂阿拉格列汀抑制结直肠癌肺转移瘤的形成及其机制 [J]. 解剖学报，55(05): 582-588.

李泽茂，王雅静，周伟，等，2024. 基于临床、能谱 CT 及 CT 影像组学特征构建机器学习模型术前预测结直肠癌患者 KRAS 基因状态 [J]. 临床放射学杂志，43(10): 1737-1743.

李兆申，金震东，邹多武，等 . (2019). 中国内镜下消化道支架置入术临床应用指南 (2019 年版). 中华消化内镜杂志，36(1), 1-12.

李臻，石洋，魏亚雯，等，2021. 载药微球经动脉化疗栓塞治疗老年消化道癌的疗效 [J]. 实用放射学杂志，37(7): 1173-1177.

李子禹，闫超，李沈 . 胃癌围手术期营养治疗中国专家共识 (2019 版)[J]. 中国实用外科杂志，2020, 40(2): 145-151.

李宗娟，2021. 肿瘤靶向治疗护理在乳腺癌患者治疗中的应用探讨 [J]. 中国社区医师，37(18): 157-158.

力一凡，赵依庞，韩博远，等，2024. 经含奥沙利铂方案化疗的脾肾阳虚证和非脾肾阳虚证结直肠癌患者不良反应发生的差异研究 [J]. 中医杂志，65(19): 2010-2017.

梁寒，徐惠绵，2024. 2024 版 CACA 胃癌整合诊治指南 (精简版)[J]. 中国肿瘤临床，51(13): 650-657.

梁辉，2024. 主动防范风险程序护理对乳腺癌术后放疗放射性皮炎的影响 [J]. 光明中医，39(13): 2709-2712.

梁琪，王冰洁，刘洋，等，2024. 结直肠癌造口病人智谋的潜在剖面分析及其影响因素 [J]. 护理研究，38(20): 3621-3627.

梁秋婷，杨丽，叶夏兰，等，2024. 鼻咽癌同步放化疗病人骨骼肌质量与握力、疲劳及生活质量的相关性 [J]. 护理研究，38(14): 2587-2591.

梁赟，虞先濬，陈洁，2022. 从 NCCN 指南的更新谈 G3 级神经内分泌瘤的诊治 [J]. 中华医学杂志，102(14): 982-987.

廖慧斌，李汝，朱苗娟，等 . (2024). 超声内镜引导下经支气管针吸穿刺活检术在胸部病变诊断中的应用价值 . 武汉大学学报 (医学版)，45(7), 820-824.

林滨滨，盛华英，2018. 进展期胃癌术后循环式腹腔热灌注化疗的护理体会 [J]. 浙江实用医学，23(5): 380-382.

林成，李岳勇，韦忠恒，等，2021. 超选择性动脉灌注化疗栓塞术治疗大肠癌所致机械性肠梗阻的效果分析 [J]. 中国肿瘤外科杂志，13(2): 164-166, 176.

林丽清，2020. 癌症患者靶向药物治疗中综合护理干预的效果观察 [J]. 中外医学研究，18(1): 89-90.

林丽英，肖惠敏，方一芳，2023. 结直肠癌造口患者出院计划的最佳证据总结 [J]. 中华护理杂志，58(16): 2012-2019.

林如佳，杨柳，林桂娇，等，2024. 结直肠癌放疗病人营养管理的最佳证据总结 [J]. 循证护理，10(17): 3065-3070.

林艺兰，陈友兰，郭志南，等，2024. 2020年福建省厦门市恶性肿瘤流行特征及生存情况分析 [J]. 中国肿瘤，33(11): 901-907.

令狐恩强. 消化内镜隧道技术专家共识(2017,北京)解读 [J]. 中华胃肠内镜电子杂志，2017, 4(4): 159-161.

刘宝华，张安平，童卫东，等. (2015). 经肛肠梗阻导管置入术在急性低位肠梗阻治疗中的应用. 中华胃肠外科杂志，18(12), 1202-1206.

刘金钢. 减重代谢外科理念的变迁 [J]. 中华消化外科杂志，2017, 16(6): 548-550.

刘丽，陈嘉兵，陈成，2022. 结肠癌肝转移应用聚乙烯醇载药微球介入栓塞的临床效果 [J]. 肝脏，27(2): 185-192.

刘曼丽，林清然，皮美娟，等，2024. 结直肠癌病人口服营养补充依从性评估量表的构建 [J]. 护理研究，38(02): 252-257.

刘绵春，2020. 血管造影与介入治疗对胃肠道肿瘤的诊治价值和临床意义 [J]. 中外医疗，22(76): 76-78.

刘萍凤，2021. 综合护理对卵巢癌术后经腹腔热灌注化疗患者依从性及免疫功能的影响 [J]. 黑龙江医药，34(01): 244-246.

刘秋宁，祝雨田，许云，等，2025. VEGF信号通路在结直肠癌病理机制中的作用及中医药干预研究现状 [J]. 中国实验方剂学杂志，31(09): 289-296.

刘淑华，何虹，何满兰，等，2023. 结直肠癌化疗患者癌症复发恐惧影响因素的纵向研究 [J]. 军事护理，40(03): 54-58.

刘续宝. (2017). 中国肠梗阻的流行病学特点及诊治现状. 中国普外基础与临床杂志，24(10), 1171-1175.

卢恒哲，莫中成，邱媛，等，2024. 肿瘤相关巨噬细胞与结直肠癌：从机制到治疗的研究进展 [J]. 现代肿瘤医学，32(22): 4366-4372.

卢婷，王媛媛，周凤瑜，等，2024. 影像学评估局部进展期结直肠癌新辅助治疗后肿瘤退缩分级的研究进展 [J]. 磁共振成像，15(05): 209-215+221.

陆振琦. 预见性护理对四级手术后感染的预防效果 [J]. 中国城乡企业卫生，2023, 38(12): 19-22.
吕泽荟，王湛博，李惠凯. 贲门间质瘤并发平滑肌瘤经口超级微创切除1例 [J]. 中华胃肠内镜电子杂志 2024(2): 137-139.

罗红. (2022). 消化内镜诊断新技术--超声内镜. 江苏卫生保健, (8), 22-23.

罗茜，施咏梅，陈科. 应用改良版病人主观综合评估量表评估胃肠癌症病人的研究 [J]. 外科理论与实践 2022(06): 545-550.

马丽，赵晶，何丽，等，2020. MRI引导下介入手术围手术期护理标准专家共识 [J]. 中国介入影像与治疗学，19(1): 7-11.

马明宣，刘敬，刘艳侠. (2024). 协同护理结合赏识干预对经皮肾穿刺活检术患者焦虑抑郁情绪及

参考文献

健康知识掌握情况的影响. 心理月刊, 19(15), 168-170.

马茹, 姬忠贺, 张颖, 李雁, 2021. 胃肠道癌腹膜转移的核心病理机制 [J]. 中华胃肠外科杂志, 24(3): 198-203.

马盛哲, 2023. 微卫星稳定型直肠癌新辅助放化疗联合免疫治疗的研究进展 [J]. 肿瘤, 43(05): 411-420.

马子龙, 张淑娴, 孙嘉璋, 等, 2024. 背景抑制扩散加权成像及动脉自旋标记技术 FAIR 在直肠癌术前评估中的价值 [J]. 临床放射学杂志, 43(11): 1913-1917.

(美) 奥文茨. 巴尔达克乔奥卢主编, 杜晓辉, 张忠涛主译, 2023. 微创与机器人结直肠外科新技术 (第 2 版). 北京: 科学出版社, 30-31

莫潘艳, 余文洁, 廖国平, 等. (2017). 超声引导麦默通乳腺微创旋切活检术护理干预效果研究. 齐齐哈尔医学院学报, 38(23), 2831-2833.

莫少波, 冯赟, 彭俊杰, 等, 2024. 循环肿瘤 DNA 在结直肠癌中的研究现状 [J]. 中国临床药理学杂志, 40(21): 3186-3190.

穆华夏, 卜伟晓, 高梦瑶, 等, 2024. 随机生存森林在结直肠癌患者基因数据预后分析中的应用研究 [J]. 中国卫生统计, 41(04): 532-538.

聂凤妹, 黎少芳, 苏焕玲, 2020. 舒适护理在恒温腹腔热灌注化疗治疗结直肠癌并恶性腹水患者中的应用 [J]. 实用临床护理学电子杂志, 5(26): 121+137.

宁波, 令狐恩强. 消化内镜超级微创手术不同治疗通道的新进展 [J]. 中华消化内镜杂志 2021(12): 969-973.

宁晓东, 谭艳玲, 潘慧, 等, 2024. 基于时机理论的鼻咽癌患者放射性口腔黏膜炎预防护理方案的构建及应用 [J]. 护理学杂志, 39(15): 51-55.

潘凯, 杨雪霏, 等, 2016. 腹腔镜胃肠外科手书学第 2 版 [M]. 人民卫生出版社.

潘巧, 李滴基于指南的成人腹部手术患者术后疼痛评估与管理的循证实践 [J]. 护理学杂志 2023, 38(7): 110-117.

潘旭红, 马未节, 邵香香, 等, 2023. 胃癌靶向治疗的研究进展 [J]. 中南药学, 21(3): 735-741.

潘艳丽, 胡佳佳, 杨丽. 巨大胃肠间质瘤并发非胰岛细胞肿瘤性低血糖患者一例的护理 [J], 军事护理 2024(10): 106-109.

裴新荣, 荣菲, 孙敏, 等, 2023. 腹腔热灌注化疗联合全流程护理干预对胃肠肿瘤术后患者的应用效果观察 [J]. 中国社区医师, 39(02): 111-113.

彭磊, 魏舒纯, 党旖旎, 等. 内镜下袖状胃成形术在治疗肥胖中的应用 [J]. 中华消化内镜杂志, 2020, 37(1): 71-73.

彭柳. 基于人文关怀的优质护理在消化内镜超级微创手术中的临床价值分析 [J]. 黑龙江中医药 2023(3): 267-269.

彭智, 卢瑗瑗, 聂勇战, 2024. 《2024 NCCN 胃癌临床实践指南 (第 2 版)》解读 [J]. 中国临床医生杂志, 52(10): 1158-1162.

彭智; 卢瑗瑗; 聂勇战, 2024. 《2024 NCCN 胃癌临床实践指南 (第 2 版)》解读 [J]. 中国临床医生杂志, 52(10): 1158-1162.

祁冰洁, 曾晶, 邓颖, 等, 2025. 2017-2022 年四川省居民恶性肿瘤死因及潜在寿命损失分析 [J]. 中国肿瘤, 34(1): 37-42.

綦晓, 姚雪, 鹿子龙, 等, 2024. 2030 年山东省结直肠癌死亡负担预测及危险因素控制效果模拟 [J].

267

中华疾病控制杂志, 28(09): 1061-1068.

钱焱, 蔡世荣, 2024. 胃癌免疫治疗和靶向治疗的进展与挑战 (2023-2024 年)[J]. 消化肿瘤杂志 (电子版), 16(3): 272-283.

强淑英, 于桂春, 2017. 低位晚期直肠癌患者术前新辅助放化疗的护理体会 [J]. 中国继续医学教育, 9(28): 163-164.

乔金翰, 刘德华, 王少雷, 等, 2020. 经动脉灌注化学治疗中晚期胃癌的临床效果 [J]. 中国介入影像与治疗学, 17(4): 198-201.

饶佳伟, 陈创奇, 2024. 晚期结直肠癌免疫治疗现状与挑战 [J]. 消化肿瘤杂志 (电子版), 16(3): 284-290.

任思思, 陆璐, 潘家姝, 等, 2024. 基于网络药理学与实验验证探究马齿苋治疗结直肠癌的作用机制 [J]. 世界科学技术 - 中医药现代化, 26(9): 2265-2277.

任晓东, 胡震, 李超亿, 等, 2024. 胸腺肽 α1 联合 XELOX 方案治疗结直肠癌术患者的临床研究 [J]. 中国临床药理学杂志, 40(19): 2796-2800.

任秀昀, 梁莉, 舒清明, 等. (2021). 超声引导下穿刺活检术对肝移植后肺部病变的诊断价值. 中国超声医学杂志, 37(2), 160-163.

上海市抗癌协会癌症康复与姑息治疗专业委员会, 上海市抗癌协会肿瘤药物临床研究专业委员会, 中国老年保健协会肿瘤防治与临床研究管理专业委员会, 2024. 抗肿瘤治疗所致恶心呕吐全程管理上海专家共识 (2024 年版)[J]. 中国癌症杂志, 34(01): 104-134.

尚红, 王毓三, 申子瑜. (2015). 全国临床检验操作规程 (4 版). 人民卫生出版社.

尚品杰, 夏永欣, 刘晓政. 内镜黏膜下挖除术与内镜下黏膜切除术治疗消化道神经内分泌肿瘤的效果及安全性 [J]. 河南医学研究 2023, 32(14): 2587-2590.

邵思辉, 杨蕾, 李立会, 等. (2017). CT 引导下经同轴套管针肺部病变穿刺活检术并发症的预防及处理. 医学影像学杂志, 27(12), 2299-2301.

邵竹丽, 田菲, 温融冰, 等, 2024. 1 例复发淋巴瘤患者应用替雷利珠单抗致免疫相关 Stevens-Johnson 综合征的护理 [J]. 天津护理, 32(02): 219-222.

沈海洋, 宋浩, 李倩, 等, 2020. 动脉灌注化疗栓塞治疗进展期胃癌 30 例疗效观察 [J]. 影像研究与医学应用, 4(15): 16-18.

沈少艳, 李征, 米登海, 等, 2019. 腹腔热灌注化疗治疗进展期胃肠癌的疗效与安全性的 Meta 分析 [J]. 现代肿瘤医学, 27(22): 4029-4036.

沈永师, 冯烨, 叶勇, 2021. 胃癌术后腔内出血和腔外出血 85 例临床处理 [J]. 福建医药杂志, 43(6): 54-57.

盛欢, 付丹丹, 胡晓云, 等, 2025. 具有编码功能的环状 RNA circPRELID2 在结直肠癌组织中的表达及对癌细胞增殖和凋亡的影响 [J]. 现代肿瘤医学, 33(2): 199-207.

盛金晶, 2022. 综合干预方案对胃癌新辅助化疗患者营养及情绪的影响 [J]. 河北北方学院学报 (自然科学版), 38(06): 34-36.

施莉蓉. 减重手术围术期快速康复护理最佳证据总结 [C]// 上海市护理学会. 第五届上海国际护理大会论文摘要汇编 (下). 复旦大学附属中山医院 ;, 2022: 1.

石汉平, 李薇, 齐玉梅, 等. 营养筛查与评估 [M]. 北京 : 人民卫生出版社, 2014: 6-53

石汉平. 肿瘤营养疗法 [J]. 中国肿瘤临床 2014, 41(18): 1141-1145.

史亚丽, 于宏伟, 王丽慧, 等, 2024. 机器人辅助下结直肠癌根治术患者强化康复护理干预体会 [J].

机器人外科学杂志 (中英文), 5(3): 386-391

舒国亮 , 侯湘德 , 黄邵斌 , 2022. 贝伐珠单抗联合 FOLFOX 化疗方案治疗晚期胃癌的临床疗效及其安全性 [J]. 临床合理用药杂志 , 15(33): 70-73.

束俊玫 , 丁洁 , 王洁 , 2024. PD-1 抑制剂免疫相关不良反应 8 例的护理体会 [J]. 现代医学 , 52(08): 1284-1287.

司亚杰 , 崔仁善 , 辛悦 , 胡雯雯 , 2024. 恶性肿瘤患者免疫治疗相关不良反应影响因素的研究进展 [J]. 沈阳医学院学报 , 26(05): 524-528.

宋娟 , 尹梅荣 , 杨娟娟 , 等 , 2022. 优化延伸护理对胃癌日间化疗患者化疗安全、满意度及生活质量的影响 [J]. 齐鲁护理杂志 , 28(21): 147-149.

宋琴 , 2018. 化疗全程延续护理指导对胃癌患者化疗效果体会 [J]. 实用临床护理学电子杂志 , 3(23): 128+131.

苏鑫 , 范雯怡 , 徐昕晔 , 等 , 2024. 中国居民癌症等四大慢病危险因素及归因疾病负担分析 [J]. 中国癌症防治杂志 , 16(04): 442-447.

苏昭然 , 束宽山 , 李坤峰 , 等 , 2021. 局部晚期不可切除胃癌转化治疗方案的初步研究 [J]. 中国普外基础与临床杂志 , 28(2): 248-251.

孙梦莹 , 荚恒娅 , 闫红丽 , 等 , 2024. 结直肠癌术后化疗早期病人益处发现的潜在剖面分析及影响因素 [J]. 护理研究 , 38(17): 3052-3058.

孙鹏 , 唐永菁 . (2021). 消化道内镜技术的现状与发展趋势 . 医疗装备 , 34(13), 192-194.

孙萍萍 , 马红梅 , 李欠欠 , 2019. 细节护理在 car-t 治疗淋巴瘤护理中的应用研究 [J]. 现代养生 , (24): 208-209.

孙永艳 , 王洲 , 殷延华 , 等 . (2019). 预见性护理在肺周病变合并 COPD 患者穿刺活检术中的应用价值 . 中华全科医学 , 17(10), 1789-1792.

谭煌英 , 2017. 胃神经内分泌肿瘤临床分型的共识和争议 [J]. 中华胃肠外科杂志 , 20(9): 977-981.

谭可 , 胡康 , 田跃 , 等 , 2022. 机器人与腹腔镜直肠癌根治术疗效对比分析 : 一项倾向性评分匹配队列研究 [J]. 中国实用外科杂志 , 42(08): 906-912+919

檀碧波 , 王盈盈 , 刘文博 , 李勇 , 2024. 胃癌免疫治疗 : 现状与挑战 [J]. 肿瘤学杂志 , 30(08): 623-629.

唐鸿生 , 雷子颖 , 廖权星 , 等 , 2023. 腹腔热灌注化疗临床研究进展 [J]. 广东医学 , 44(6): 666-671.

唐鸿生 , 阮强 , 崔书中 , 2023. 《中国肿瘤整合诊治指南 : 腹膜肿瘤》解读 [J]. 消化肿瘤杂志 (电子版), 15(2): 109-113.

唐静姬 , 吴光峰 , 2023. 胃肠道肿瘤患者 PD-1 抑制剂治疗所致免疫相关不良反应及其护理 [J]. 福建医药杂志 , 45(05): 169-171.

唐淑慧 , 李丽 , 侯黎莉 , 2021. PD-1 抑制剂免疫相关不良反应的研究进展 [J]. 临床与病理杂志 , 41(03): 720-725.

陶凯雄 , 白洁 , 帅晓明 , 等 . 合并食管裂孔疝肥胖症患者的减重手术策略 [J]. 中华消化外科杂志 , 2019, 18(9): 834-837.

田英 , 操寄望 . 超声内镜在胃肠道间质瘤诊断中的应用进展 [J]. 胃肠病学和肝病学杂志 2024, 33(3): 310-314.

佟春雨 , 杨玲 , 2021. 姑息治疗对晚期癌症患者癌性疼痛、食欲、睡眠质量及焦虑抑郁的影响 [J]. 国际精神病学杂志 , 48(4): 718-722.

万学红, 卢雪峰. (2018). 诊断学 (9 版). 人民卫生出版社.

汪燃, 黄菲, 2023. 中老年肺癌患者胸部放疗期间症状群的调查及护理对策 [J]. 中华护理杂志, 58(13): 1596-1602.

汪曙红, 王根和, 钱六七, 等, 2024. 循环腹腔热灌注化疗治疗恶性腹腔积液的疗效及预后影响因素 [J]. 中国肿瘤外科杂志, 16(4): 388-392.

王彩云, 2019. 心理护理对靶向治疗肠癌患者不良情绪的影响 [J]. 中国继续医学教育, 11(23): 196-198.

王丹, 2018. 细节护理在胃肠肿瘤术后腹腔热灌注化疗中的应用效果 [J]. 医学理论与实践, 31(18): 2808-2810.

王丹, 高时娟, 肖雨, 等, 2024. 认知干预在结直肠癌术后化疗患者中的应用效果 [J]. 中国护理管理, 24(06): 942-946.

王单, 朱沭, 王建华, 等. (2019). 超声引导与 CT 引导下经皮肺组织穿刺活检术在中晚期周围型肺占位病变中的临床对比研究. 中国超声医学工程学会第五届全国介入超声医学学术交流大会论文汇编 (pp. 2). 华中科技大学同济医学院附属同济医院.

王贵玉, 王锡山, 姜争, 等. (2016). 内镜下支架置入术在结直肠癌梗阻治疗中的应用. 中华胃肠外科杂志, 19(9), 993-997.

王恒星, 王慧, 柳溪. (2024). 全程护理配合对行经直肠超声引导下前列腺穿刺活检术患者护理依从性的影响. 中西医结合护理 (中英文), 10(8), 163-165.

王洪义, 寿成超, 2014. 胃肠道肿瘤的分子标志物与个体化治疗 [J]. 中华胃肠外科杂志, 17(1): 6-9.

王静. (2020). 超声引导下细针穿刺抽吸活检技术辅助诊断 5mm 以上甲状腺结节的效果分析. 中国社区医师, 36(25), 119-120.

王娟, 2018. 综合止呕护理对肺癌化疗患者胃肠道毒副反应的影响 [J]. 当代临床医刊, 31(06): 4136-4137.

王娟, 2022. 临终关怀护理对癌症晚期患者的影响分析 [J]. 中外女性健康研究, (12): 162-163.

王娟, 李小琳, 康晓娜, 等, 2024. 健康教育处方护理模式在鼻咽癌放疗患者中的应用 [J]. 齐鲁护理杂志, 30(15): 164-167.

王丽菲, 刘珊山, 罗龙龙, 等, 2024. 1990-2019 年中国归因于饮酒的结直肠癌疾病负担变化及未来趋势预测 [J]. 现代预防医学, 51(15): 2707-2712+2736.

王泠, 高志东, 等, 2019. 成人肠造口护理 [J]. 中华护理学会团体标准.

王朦, 陆静, 尹如兰, 等, 2023. 结直肠术后患者加速康复护理中实施早期活动的范围综述 [J]. 护理学杂志, 8(09): 22-26.

王朦, 施小青, 陆静, 等, 2024. 老年结直肠癌衰弱患者围手术期运动方案的构建及应用研究 [J]. 中华护理杂志, 59(18): 2189-2196.

王敏, 王燕, 2024. 针对性护理在胃癌化疗患者护理中的应用效果分析 [J]. 中国社区医师, 40(28): 104-106.

王娉, 刘佳, 2021. 消化系统晚期肿瘤介入治疗的围手术期护理 [J]. 中国农村卫生, 13(18): 12-14.

王强, 李明阳, 王贵和, 等. (2017). 经肛肠梗阻导管置入术联合腹腔镜手术治疗左半结肠梗阻的临床研究. 中国普外基础与临床杂志, 24(11), 1315-1319.

王荣娟, 王硕傲, 罗中华, 等, 2024. 人工智能在肿瘤介入治疗的应用进展 [J]. 实用放射学杂志, 40(5): 845-847.

王少静, 2018. 综合护理干预在卵巢癌术后患者腹腔热灌注化疗中的应用效果观察 [J]. 河南医学研究, 27(09): 1701-1702.

王思凯, 王明亮, 罗荣奎, 等, 2022. 胃间质瘤多层螺旋 CT 影像学特征预测病理 NIH 危险度分级的可行性分析 [J]. 中华医学杂志, 102(13): 954-960.

王伟, 2020. 预见性护理对胃癌化疗患者预后及并发症的影响 [J]. 当代护士 (中旬刊), 27(11): 94-96.

王犨, 程晋坤, 杨政道, 2024. 伊立替康联合卡培他滨和贝伐珠单抗治疗结直肠癌伴肝转移患者的临床研究 [J]. 中国临床药理学杂志, 40(18): 2660-2664.

王锡山, 姜争, 王贵玉, 等. (2019). 中国结直肠癌流行病学及预防和筛查现状. 中华胃肠外科杂志, 22(7), 605-610.

王小娟, 梁树辉, 丁杰, 2017. 胃肠道肿瘤腹膜转移治疗进展 [J]. 现代肿瘤医学, 25(21): 3520-3523.

王小燕, 濮巧英, 2018. 奥沙利铂联合 5- 氟尿嘧啶治疗胃肠道肿瘤的应用及护理方式研究 [J]. 实用临床护理学电子杂志, 3(01): 137+139.

王晓冰, 张一红, 田文芳, 赵锐谨, 2019. 综合性护理在进展期胃癌围手术期腹腔热灌注化疗患者中的应用效果 [J]. 中国民康医学, 31(13): 157-159.

王晓双, 2024. 鼻咽癌放疗患者全程应用精细化护理对放疗效果及生存质量的影响评价 [J]. 基层医学论坛, 28(28): 79-82.

王效华, 韩世范, 丁志英, 等, 2024. 不同饮食模式与癌症发生发展关系的研究进展 [J]. 护理研究, 38(21): 3846-3851.

王新林, 温玉蓉, 萧冰, 等, 2023. 动脉灌注化疗栓塞对高龄晚期胃癌患者胃肠道耐受性和 ECOG 评分的影响 [J]. 西藏医药, 44(3): 34-35.

王亚明 . (2017). 全程舒适护理在经皮肺穿刺活检术中的应用效果 . 中国现代医生, 55(27), 151-154.

王妍, 曹丽君, 2019. 赫赛汀靶向治疗 HER-2 过度表达乳腺癌患者的效果观察及不良反应干预 [J]. 健康必读, (11): 238.

王毅, 赵红梅, 郭鹏伟, 等, 2024. CEA、CA125、CA199 评估贝伐单抗靶向治疗联合 XELOX 辅助化疗方案对晚期结直肠癌的效果 [J]. 河北医药, 46(8): 1207-1209, 1213.

王勇, 王存川, 朱晒红, 等. 中国肥胖及 2 型糖尿病外科治疗指南 (2019 版)[J]. 中国实用外科杂志, 2019, 39(4): 301-306.

王云锋, 韩涛, 王智杰, 等 . 内镜全层切除术的应用进展 [J]. 中国消化内镜杂志 . 2019, 36(11): 873-876.

王贞, 吴元玉, 连树林, 2024. 原发性胃弥漫大 B 细胞淋巴瘤治疗的进展 [J]. 长春中医药大学学报, 40(3): 345-349.

王忠耕, 宋瑞敏, 甄亚平, 2021. CT 多层灌注成像对直肠癌患者临床分期、TACE 疗效评估的价值分析 [J]. 实用癌症杂志, 36(10): 1682-1685.

王珠, 刘雪怡, 张丽燕, 2023, . 综合护理对恩沃利单抗注射液的不良反应的影响 [J]. 养生大世界, (20): 213-214.

韦巍巍, 李健, 吴晓云, 等 . (2021). 超声内镜下胰腺穿刺活检术及其护理配合效果探讨 . 名医, (4), 89-90.

文亦男 . (2024). 超声引导下乳腺肿块穿刺活检过程中的护理配合分析 . 山西卫生健康职业学院学报 , 34(4), 100-102.

吴华 , 2020. 胃肠肿瘤术后腹腔热灌注化疗中细节护理的应用效果探讨 [J]. 健康之友 , (19): 171-172.

吴梦雨 , 张健锋 . (2022). 超声内镜引导下细针穿刺抽吸 / 活检术相关辅助技术的研究进展 . 南通大学学报 (医学版), 42(2), 137-141.

吴日娜 , 孙凤娇 , 姜中倩 , 杨洪彬 , 2024. 整体护理在胃癌术后化疗患者中的应用效果分析 [J]. 中国社区医师 , 40(18): 113-115.

吴伟霞 , 2024. 基于联合评估策略的个案式护理在结直肠癌病人中的应用 [J]. 护理研究 , 38(11): 2058-2062.

吴文朝 , 赖运庆 , 曾欧阳 , 2024. 内镜黏膜下剥离术与内镜下黏膜切除术治疗老年早期结直肠癌的疗效 [J]. 中国老年学杂志 , 44(20): 4928-4931.

吴小燕 , 刘家欢 , 韩雨 , 鲍书欣 , 2024. 预康复策略在进展期胃癌患者行新辅助化疗期间的效果观察 [J]. 当代护士 (中旬刊), 31(05): 72-76.

吴在德 , 吴肇汉 . (2013). 外科学 (8 版). 人民卫生出版社 .

夏媛媛 , 梅丁莲 , 祁亚龙 , 等 , 2023. 经皮动脉化疗栓塞术治疗中晚期胃癌的临床分析 [J]. 中国现代药物应用 , 17(10): 46-49.

项李娜 , 万宏伟 , 朱毓 , 等 , 2022. 接受放疗的头颈部肿瘤病人心理弹性变化轨迹及其影响因素 [J]. 护理研究 , 36(18): 3202-3208.

熊德君 , 丁晓凌 , 周晓荣 , 2024. 免疫治疗在胃癌中的应用研究进展 [J]. 中国肿瘤临床 , 51(07): 359-365.

徐玲玲 , 2015. 胃癌晚期化疗并发上消化道反复出血 1 例护理 [J]. 上海护理 , 15(1): 86-88.

徐攀攀 , 梁晶 , 杨怡萍 , 2021. 全程新辅助治疗在直肠癌治疗中的意义 [J]. 现代肿瘤医学 , 29(14): 2555-2559.

徐向上与曹志新 , 精准医学在胃癌中的研究进展 . 腹部外科 , 2021. 34(01): 4-9.

徐小青 , 魏红霞 , 苏益芳 , 2019. 循证护理在预防胃癌患者化疗并发症中的作用分析 [J]. 实用临床护理学电子杂志 , 4(13): 129+133.

徐岩 , 王振宁 , 2023. 胃癌腹膜转移的临床治疗进展与未来展望 [J]. 中华胃肠外科杂志 , 26(5): 414-418.

许平平 , 许剑民 , 2016. 机器人手术系统在结直肠癌手术临床应用现状 [J]. 中国实用外科杂志 , 36(11): 1144-1148

许秀梅 , 崔苗苗 , 雒晓燕 , 等 , 2023. 免疫检查点抑制剂治疗恶性肿瘤的免疫相关不良反应及护理 [J]. 中国医药科学 , 13(01): 53-56+77.

薛驰 , 高鹏 , 朱志 , 王振宁 , 2024. 免疫治疗在胃癌的围手术期及转化治疗中的应用和挑战 [J]. 中国癌症杂志 , 34(03): 259-267.

严超等 , 《日本胃癌治疗指南 2021(第 6 版)》解读及瑞金实践 . 外科理论与实践 , 2023. 28(04): 326-354.

严广斌 . NRS 疼痛数字评价量表 numerical rating scale[J]. 中华关节外科杂志 (电子版), 2014, 8(3): 410.